DEPRESSÃO
GUIA PRÁTICO

DEPRESSÃO
GUIA PRÁTICO

EDITOR
Ivan Aprahamian

EDITORES ASSOCIADOS
Marina Maria Biella
Marcus Kiiti Borges
Salma Rose Imanari Ribeiz

MANOLE

Copyright © Editora Manole Ltda., 2020 por meio de contrato com o editor

Editora gestora: Sônia Midori Fujiyoshi
Editora: Cristiana Gonzaga S. Corrêa

Projeto gráfico, diagramação e capa: Departamento Editorial da Editora Manole
Imagem da capa: Freepik.com

CIP-BRASIL. CATALOGAÇÃO NA PUBLICAÇÃO
SINDICATO NACIONAL DOS EDITORES DE LIVROS, RJ

D47

Depressão : guia prático / editor Ivan Aprahamian ; editores associados Marina
Maria Biella, Marcus Kiiti Borges, Salma Rose Imanari Ribeiz. - 1. ed. - Barueri [SP] :
Manole, 2020.

Inclui bibliografia
ISBN 9786555760811

1. Depressão mental. 2. Saúde mental. I. Aprahamian, Ivan. II. Biella, Marina
Maria. III. Borges, Marcus Kiiti. IV. Ribeiz, Salma Rose Imanari.

| 20-65205 | CDD: 616.8527 |
| | CDU: 616.89-008.454 |

Camila Donis Hartmann - Bibliotecária - CRB-7/6472

Todos os direitos reservados.
Nenhuma parte deste livro poderá ser reproduzida,
por qualquer processo, sem a permissão expressa dos editores.
É proibida a reprodução por fotocópia.

A Editora Manole é filiada à ABDR – Associação Brasileira
de Direitos Reprográficos

Edição – 2020

Editora Manole Ltda.
Av. Ceci, 672 – Tamboré
06460-120 – Barueri – SP – Brasil
Tel.: (11) 4196-6000
www.manole.com.br
https://atendimento.manole.com.br/

Impresso no Brasil
Printed in Brazil

Dedicatória

Dedicamos esta obra aos que sofrem calados, na escuridão da desesperança, no leito da solidão, em horizonte cinza; com dor no corpo e na alma, alguém refere ser aquilo depressão.

Que este livro traga uma brecha de luz no cuidado do próximo que sofre e seja conforto ao provedor de saúde.

Durante o processo de edição desta obra, foram tomados todos os cuidados para assegurar a publicação de informações técnicas, precisas e atualizadas conforme lei, normas e regras de órgãos de classe aplicáveis à matéria, incluindo códigos de ética, bem como sobre práticas geralmente aceitas pela comunidade acadêmica e/ou técnica, segundo a experiência do autor da obra, pesquisa científica e dados existentes até a data da publicação. As linhas de pesquisa ou de argumentação do autor, assim como suas opiniões, não são necessariamente as da Editora, de modo que esta não pode ser responsabilizada por quaisquer erros ou omissões desta obra que sirvam de apoio à prática profissional do leitor.

Do mesmo modo, foram empregados todos os esforços para garantir a proteção dos direitos de autor envolvidos na obra, inclusive quanto às obras de terceiros e imagens e ilustrações aqui reproduzidas. Caso algum autor se sinta prejudicado, favor entrar em contato com a Editora.

Finalmente, cabe orientar o leitor que a citação de passagens da obra com o objetivo de debate ou exemplificação ou ainda a reprodução de pequenos trechos da obra para uso privado, sem intuito comercial e desde que não prejudique a normal exploração da obra, são, por um lado, permitidas pela Lei de Direitos Autorais, art. 46, incisos II e III. Por outro, a mesma Lei de Direitos Autorais, no art. 29, incisos I, VI e VII, proíbe a reprodução parcial ou integral desta obra, sem prévia autorização, para uso coletivo, bem como o compartilhamento indiscriminado de cópias não autorizadas, inclusive em grupos de grande audiência em redes sociais e aplicativos de mensagens instantâneas. Essa prática prejudica a normal exploração da obra pelo seu autor, ameaçando a edição técnica e universitária de livros científicos e didáticos e a produção de novas obras de qualquer autor.

Editora Manole

Editor

Ivan Aprahamian

Médico Especialista em Clínica Médica, Geriatria e Psiquiatria. Mestre em Gerontologia pela Universidade Estadual de Campinas (Unicamp). Doutor em Psiquiatria e Livre-docente em Geriatria pela Universidade de São Paulo (USP). Professor Associado do Departamento de Clínica Médica, Chefe da Disciplina e Residência Médica de Geriatria da Faculdade de Medicina de Jundiaí (FMJ). Professor de Medicina da Universidade Cidade de São Paulo. Coordenador do Ambulatório de Alterações Comportamentais em Idosos (ACId) da Disciplina de Geriatria da Faculdade de Medicina (FM) da USP. *Honorary Research Fellow*, University of Groningen, University Medical Center Groningen, Department of Psychiatry, Groningen, The Netherlands. *Fellow* eleito pelo American College of Physicians.

Editores associados

Marina Maria Biella

Médica com Residência em Clínica Médica pela Faculdade de Medicina do ABC (FMABC) e em Geriatria pelo Hospital das Clínicas (HC) da Faculdade de Medicina da Universidade de São Paulo (FMUSP). Especialização em Psiquiatria Geriátrica pelo Instituto de Psiquiatria (IPq) da FMUSP. Título de Especialista em Geriatria pela Sociedade Brasileira de Geriatria e Gerontologia (SBGG). Coordenadora do Ambulatório de Alterações Comportamentais em Idosos (ACId) da Disciplina de Geriatria do HC-FMUSP. Doutoranda em Psiquiatria pelo IPq-FMUSP.

Marcus Kiiti Borges

Médico Psiquiatra pelo Instituto de Psiquiatria (IPUB) da Universidade Federal do Rio de Janeiro (UFRJ). Título de Especialista em Psiquiatria e Psicogeriatria pela Associação Brasileira de Psiquiatria (ABP). Mestre em Ciências pelo Departamento de Psiquiatria e Psicologia Médica da Escola Paulista de Medicina da Universidade Federal de São Paulo (Unifesp-EPM). Especialização em Saúde Mental na Atenção Primária pela Escola de Saúde Pública do Paraná (ESPP). Especialização em Preceptoria de Residência Médica do SUS pelo Instituto de Ensino e Pesquisa do Hospital Sírio-Libanês (IEP-HSL). Aperfeiçoamento em Psiquiatria Geriátrica e Doutorando pelo IPq-FMUSP, com parte do Doutorado na Universidade de Groningen (UMCG, Holanda).

Salma Rose Imanari Ribeiz

Médica com Residência em Psiquiatria e em Psiquiatria Geriátrica pelo IPq-FMUSP. Título de Especialista em Psiquiatria e Psiquiatria Geriátrica pela ABP. Doutora em Ciências pela USP, com parte do Doutorado na Universidade de Duke, Estados Unidos. Pós-doutorado pela FMUSP. Médica Pesquisadora em Projetos de Pesquisas no Programa Terceira Idade (PROTER) do IPq-HC-FMUSP. Professora Organizadora do Curso de Aperfeiçoamento em Psicogeriatria do IPq-HC-FMUSP. Professora Adjunta do Departamento de Clínica Médica da FMJ.

Autores

Adriana Mattos Fráguas
Psicóloga e Psicoterapeuta Individual, de Casal e Família pela Pontifícia Universidade Católica de São Paulo (PUC-SP). Especialização em Psicodiagnóstico e Psicomotricidade Infantil pelo Instituto Sedes Sapientiae e em Terapia Familiar e de Casal pelo Instituto de Terapia Familiar de São Paulo (ITF-SP). Sócia Fundadora do Instituto Sistemas Humanos. Membro da Associação Paulista de Terapia Familiar (APTF) e Associação Brasileira de Terapia Familiar (ABRATEF).

Alaise Silva Santos de Siqueira
Psicóloga. Doutoranda pela Faculdade de Medicina da Universidade de São Paulo (FMUSP). Especialista em Neuropsicologia pelo Instituto de Psiquiatria (IPq) do Hospital das Clínicas (HC) da FMUSP. Colaboradora do Ambulatório de Alterações Comportamentais no Idoso (ACId) da FMUSP.

Aline Santos Sampaio
Psiquiatra da Infância e Adolescência. Professora Adjunta de Psiquiatria do Departamento de Neurociências e Saúde Mental da Faculdade de Medicina da Bahia (FMB) da Universidade Federal da Bahia (UFBA).

Antonio de Pádua Serafim
Diretor Técnico de Saúde do Serviço de Psicologia e Neuropsicologia e do Núcleo Forense do IPq-HC-FMUSP. Professor Colaborador do Departamento de Psiquiatria da FMUSP. Professor do Programa de Neurociências e Comportamento do Instituto de Psicologia da Universidade de São Paulo (IPUSP).

Camila Muniz de Souza Pedro
Médica Psiquiatra. Residência Médica em Psicogeriatria pelo IPq-HC--FMUSP. Título de Especialista em Psiquiatria e em Psicogeriatria pela Associação Brasileira de Psiquiatria (ABP). Supervisora do Ambulatório Didático do Programa da Terceira Idade (PROTER) do IPq-FMUSP.

Carmita Helena Najjar Abdo
Psiquiatra, Livre-docente e Professora Associada do Departamento de Psiquiatria da FMUSP. Coordenadora do Programa de Estudos em Sexualidade (ProSex) do IPq-HC-FMUSP.

Carolina de Mello Santos
Médica pela Universidade de Santo Amaro (UNISA). Residência em Psiquiatria pelo IPq-HC-FMUSP. Iniciou o estudo sobre suicídio em 1998, na Organização Mundial da Saúde, Genebra. Participou do projeto da Prefeitura de São Paulo para captação dos profissionais de saúde no manejo do paciente com comportamento suicida. Autora de diversos capítulos de livros sobre o tema Suicídio.

Daniel G. Lichtenthaler
Residência em Clínica Médica e em Geriatria pelo HC-FMUSP. Título de Especialista em Geriatria pela Sociedade Brasileira de Geriatria e Gerontologia (SBGG).

Débora Pastore Bassitt
Psiquiatra pelo Instituto de Assistência Médica ao Servidor Público Estadual de São Paulo (IAMSPE) e FMUSP. Doutora em Ciências da Saúde pela FMUSP. Coordenadora da Enfermaria Geriátrica do IPQ-HC-FMUSP. Professora Colaboradora do Departamento de Psiquiatria da FMUSP. Professora da Pós-graduação do IAMSPE.

Eric Cretaz

Psiquiatra pela Santa Casa de Misericórdia de São Paulo. Psicogeriatra pela USP. Médico Assistente do Serviço de Eletroconvulsoterapia do IPq-HC-FMUSP.

Fabiana Saffi

Doutoranda e Mestre em Ciências pela USP. Especialista em Psicologia Jurídica pelo Conselho Federal de Psicologia e em Avaliação Psicológica e Neuropsicológica pelo Serviço de Psicologia do IPq-HC-FMUSP. Psicóloga Perita do NUFOR (Programa de Psiquiatria Forense e Psicologia Jurídica) do IPq-HC-FMUSP. Coordenadora do Ambulatório NUFOR – Unidade Pericial.

Guilherme Kenzzo Akamine

Psiquiatra e Psicogeriatra. Colaborador do PROTER-IPq-HC-FMUSP.

Ivan Aprahamian

Médico Especialista em Clínica Médica, Geriatria e Psiquiatria. Mestre em Gerontologia pela Universidade Estadual de Campinas (Unicamp). Doutor em Psiquiatria e Livre-docente em Geriatria pela USP. Professor Associado do Departamento de Clínica Médica, Chefe da Disciplina e Residência Médica de Geriatria da Faculdade de Medicina de Jundiaí (FMJ). Professor de Medicina da Universidade Cidade de São Paulo. Coordenador do Ambulatório de Alterações Comportamentais em Idosos (ACId) da Disciplina de Geriatria da FMUSP. *Honorary Research Fellow*, University of Groningen, University Medical Center Groningen, Department of Psychiatry, Groningen, The Netherlands. *Fellow* eleito pelo American College of Physicians.

Lais Tonetti Karepovs

Psicóloga Especialista em Psicologia Clínica pelo IPq-HC-FMUSP. Mestranda em Psicologia no Núcleo de Neurociências e Comportamento do Instituto de Psicologia da USP.

Marcus Kiiti Borges

Médico Psiquiatra pelo Instituto de Psiquiatria (IPUB) da Universidade Federal do Rio de Janeiro (UFRJ). Título de Especialista em Psiquiatria e Psicogeriatria pela ABP. Mestre em Ciências pelo Departamento de Psiquiatria e Psicologia Médica da Escola Paulista de Medicina da Universidade Federal de São Paulo (Unifesp-EPM). Especialização em Saúde Mental na Atenção Primária pela Escola de Saúde Pública do Paraná (ESPP). Especialização em Preceptoria de Residência Médica do SUS pelo Instituto de Ensino e Pesquisa do Hospital Sírio-Libanês (IEP-HSL). Aperfeiçoamento em Psiquiatria Geriátrica e Doutorando pelo IPq-HC-FMUSP, com parte do Doutorado na Universidade de Groningen (UMCG, Holanda).

Marina Maria Biella

Médica com Residência em Clínica Médica pela Faculdade Medicina do ABC (FMABC) e em Geriatria pelo HC-FMUSP. Especialização em Psiquiatria Geriátrica pelo IPq-HC-FMUSP. Título de Especialista em Geriatria pela SBGG. Coordenadora do ACId da Disciplina de Geriatria do HC-FMUSP. Doutoranda em Psiquiatria pelo IPq-FMUSP.

Moacyr Rosa

Médico Psiquiatra. Mestre e Doutor pela USP. Pós-doutorado na Universidade de Columbia, Estados Unidos. Diretor do Instituto de Psiquiatria Avançada e Neuromodulação (IPAN).

Nairton Lopes Cruz

Psiquiatra e Psicogeriatra pela USP. Médico Voluntário no HC-FMUSP. Interconsultor A.C.Camargo Cancer Center/Instituto do Câncer do Ceará (ICC).

Natália Oliani Rossi

Residência Médica em Psiquiatria pela Santa Casa de Misericórdia de São Paulo/Centro de Atenção Integrada à Saúde Mental – Franco da Rocha, e em Psicogeriatria pelo PROTER-IPq-HC-FMUSP.

Paula Villela Nunes

Médica Psiquiatra pela FMUSP. Doutora em Psiquiatria Geriátrica pela FMUSP. Professora e Coordenadora da Disciplina de Psiquiatria da FMJ. Pesquisadora do Grupo de Transtorno Bipolar (PROMAN) do IPq-HC-FMUSP.

Priscila Teresa Peranovich Rocco
Especialista em Psiquiatria pelo IPq-HC-FMUSP e ABP. Doutora em Ciências Médicas pela FMUSP.

Rafael Teixeira de Sousa
Residência em Psiquiatria pelo IPq-HC-FMUSP. Doutor em Psiquiatria pelo Departamento de Psiquiatria da USP. Pós-doutorado no National Institutes of Health, Estados Unidos. Coordenador do Grupo de Transtornos do Humor do LIM27 do IPq-HC-FMUSP. Professor Colaborador do Departamento de Psiquiatria da USP.

Renato Soleiman Franco
Doutor em Medicina pela Faculdade de Medicina da Universidade do Porto (FMUP), Portugal. Professor Assistente da Escola de Medicina da PUC-PR. Coordenador do Programa de Residência em Psiquiatria da Secretaria Municipal de Saúde (SMS)/Fundação Estatal de Atenção à Saúde (FEAS), Curitiba.

Roberto Ratzke
Mestre em Psiquiatria pelo Departamento de Psiquiatria da FMUSP. Professor Assistente do Departamento de Medicina Forense e Psiquiatria da Universidade Federal do Paraná (UFPR). Coordenador da Residência Médica em Psiquiatria da Clínica Heidelberg.

Rodrigo da Silva Dias
Psiquiatra. Pesquisador e Colaborador do PROMAN e Programa de Inovação em Saúde Mental (INOVA-IPq).

Salma Rose Imanari Ribeiz
Médica com Residência em Psiquiatria e em Psiquiatria Geriátrica pelo IPq-FMUSP. Título de Especialista em Psiquiatria e Psiquiatria Geriátrica pela ABP. Doutora em Ciências pela USP, com parte do Doutorado na Universidade de Duke, Estados Unidos. Pós-doutorado pela FMUSP. Médica Pesquisadora em Projetos de Pesquisas no PROTER-IPq-HC-FMUSP. Professora Organizadora do Curso de Aperfeiçoamento em Psicogeriatria do IPq-HC-FMUSP. Professora Adjunta do Departamento de Clínica Médica da FMJ.

Sarah Cristina Zanghellini Rückl

Doutora em Psiquiatria pela Universidade de Heidelberg, Alemanha. Professora do Departamento de Medicina Forense e Psiquiatria da UFPR.

Silvia Stahl Merlin

Médica Psiquiatra e Neurologista pela Unicamp. Especialista em Psiquiatria Geriátrica e em Neurologia Cognitiva e do Comportamento. Colaboradora do Grupo de Distúrbios Cognitivos da FMUSP. Pós-graduanda em Neurologia pela FMUSP. Especialização em Neurologia Cognitiva e do Comportamento pela FMUSP. Doutoranda pela FMUSP.

Sivan Mauer

Mestre em Pesquisa Clínica pela Boston University School of Medicine. Doutor em Psiquiatria pelo IPq-HC-FMUSP. Clinical Assistant Professor na Tufts University School of Medicine, Boston, Estados Unidos.

Suelen Pereira Arcanjo

Médica com Residência em Clínica Médica pela Faculdade de Medicina de Catanduva (FAMECA). Especialização em Geriatria pelo HC-FMUSP e em Psiquiatria Geriátrica pelo IPq-HC-FMUSP. Título de Especialista em Geriatria pela SBGG.

Tania Corrêa de Toledo Ferraz Alves

Psiquiatra e Psicogeriatra pela ABP/Associação Médica Brasileira (AMB). Professora Colaboradora do Departamento de Psiquiatria da FMUSP. Diretora das Unidades de Internação do IPq-HC-FMUSP.

Vanessa de Albuquerque Citero

Médica Psiquiatra. Pós-doutora em Psiquiatria pela Virginia Commonwealth University. Professora Afiliada do Departamento de Psiquiatria da EPM-Unifesp. Coordenadora Geral do Serviço de Saúde Mental do Hospital Universitário (HU) da Unifesp.

Sumário

Prefácio XIX
Introdução XXI

PARTE I • Transtornos depressivos

1. Alterações fisiopatológicas da depressão 3
2. Terminologia 12
3. Entrevista psiquiátrica 21
4. Escalas e instrumentos 32
5. Exames complementares 40
6. Neuroimagem 55

PARTE II • Tipos de transtornos depressivos

7. Transtorno disruptivo da desregulação do humor 67
8. Transtorno depressivo maior 76
9. Transtorno depressivo persistente (distimia). 89
10. Depressão subsindrômica 97
11. Transtorno depressivo induzido por substância/medicamento 108
12. Depressão vascular 114
13. Depressão psicótica 125
14. Depressão atípica 131

XVIII Depressão: guia prático

PARTE III • Depressão em situações específicas

15. Depressão e doenças clínicas 141
16. Depressão e doenças neurológicas 153
17. Depressão no transtorno bipolar 169
18. Depressão e transtorno de ansiedade 179
19. Depressão nas síndromes demenciais 187
20. Depressão e dor crônica 198
21. Depressão e insônia 208
22. Depressão na mulher 216
23. Depressão e disfunção sexual 227
24. Depressão na terceira idade (depressão geriátrica) 242
25. Depressão e questões jurídicas 255
26. Depressão e suicídio 264
27. Depressão e luto 276
28. Diagnóstico diferencial entre *delirium*, depressão e demência 282
29. Depressão e Covid-19 294

PARTE IV • Tratamento

30. Antidepressivos orais 301
31. Terapia endovenosa e intranasal (cetamina para depressão) 320
32. Antipsicóticos 333
33. Estabilizadores do humor 339
34. Ansiolíticos 351
35. Psicoestimulantes 369
36. Eletroconvulsoterapia 375
37. Eletroestimulação transcraniana 386
38. Psicoterapia 392
39. Intervenção familiar 401
40. Intervenções no estilo de vida 411
41. Terapias da medicina integrativa 419
42. Depressão, plataformas digitais e aplicativos 425
43. Internação psiquiátrica 434

Índice remissivo 439

Prefácio

Gosto de ler prefácios por vários motivos.

Gosto também de redigi-los por um motivo principal: mesmo não sendo parte deste seleto grupo de especialistas no tema, com este prefácio terei a oportunidade de convidar as pessoas a conhecê-lo.

Eu mesmo já me interessei em ler uma obra a partir do que me foi revelado no prefácio. Se concordei, agradeci a quem o redigiu. Se não, deixei claro, pelo menos em pensamento, que não lemos o mesmo livro com os mesmos olhos e nem o interpretamos com os mesmos sentimentos.

Mas não é isso o que fazemos o tempo todo ao incentivar alguém a conhecer um restaurante, assistir a um filme ou visitar uma exposição?

Além disso, no próximo encontro depois de tê-la feito, comumente nos lembramos da indicação e prontamente perguntamos: e aí, gostou?

Portanto, o prefácio merece retorno. Carece disso.

Quem o redige precisa saber se sua avaliação combina com a de quem a leu, e se não, em que e em quanto discorda. Peço aos que me lerem, que sejam generosos e me devolvam a sua opinião.

Isto posto, vamos ao livro, alvo principal da nossa atenção neste texto: *Depressão – Guia Prático*.

Título absolutamente convidativo para quem acredita aprender tudo sobre depressão em pouco tempo e de forma simplificada.

Ledo engano. Prático, neste caso, não é sinônimo de fácil nem de simples. Nem poderia ser.

Depressão já foi desconhecida, desacreditada, desvalorizada e inúmeros outros des... pejorativos. Chegou a hora de ser levada a sério, muito sério.

Este é o objetivo desta obra.

Prover ao conhecimento sobre depressão alguns des... promotores: descobrir, desdobrar, enfim, desenvolver.

Para tal, o livro fracionou o tema em 43 itens, da fisiopatologia até o tratamento intensivo, muito bem alinhados e alinhavados.

Eis aí a justificativa do prático. A divisão não deixou falhas e os autores são experientes o suficiente para separar o essencial do supérfluo.

Esse mérito deve ser creditado ao editor Ivan Aprahamian e aos editores associados Marina Maria Biella, Marcus Kiiti Borges e Salma Rose Imanari Ribeiz.

Cada um dos subtítulos deste livro revela, em si, uma porta pela qual o interessado no tema quererá adentrar. Dos clássicos aos inusitados, estão todos lá, lado a lado, dispostos de forma ordenada e unidos por uma linha de condução, desenhada pelos editores, para garantir que este seja realmente um Guia, e que tenha a praticidade necessária para conduzir o leitor ao seu desejado destino.

Não há como resistir a conhecer o que temos nas próximas páginas deste livro e, caso nos encontremos após terminar a sua leitura, estarei aguardando a resposta à minha inevitável pergunta: e aí, gostou?

Wilson Jacob Filho
Professor Titular da Disciplina de Geriatria da Faculdade de Medicina da Universidade de São Paulo (FMUSP)

Introdução

Ivan Aprahamian

Nosso conceito sobre depressão, inicialmente consolidado na psiquiatria moderna (final do século XIX), é muito diferente da definição de melancolia, que deu origem ao termo. A melancolia foi referida desde a época de Hipócrates e continuou sendo citada da mesma forma na medicina galênica e nos tempos medievais. A conotação original do termo sempre foi muito ampla desde sua origem e abrangia todas as formas de insanidade silenciosa. Somente no início do século XVII, a melancolia tornou--se mais próxima da ideia moderna sobre o termo, associada a desespero e tristeza, com a contribuição da obra clássica *The Anatomy of Melancholy*, publicada em 1621 pelo autor Richard Burton, renascentista inglês. Entre meados dos séculos XVIII e XIX, a melancolia era compreendida muito mais como uma desordem do intelecto, do julgamento e da imaginação do que do humor propriamente dito, segundo o binômio da teoria da psicologia da faculdade (que concebe o ser humano em duas esferas mentais, do intelecto e do afeto, completamente separadas). A melancolia era considerada um transtorno delirante afebril, segundo os pensadores vigentes na época. Esse conceito foi visto, com modesta variação, em escritos datados entre 1780 e 1830, tanto da Inglaterra (principalmente envolvendo autores como William Cullen e William Rowley) quanto da França (eminentemente em textos de Philippe Pinel, Maurice Roubaud--Luce e Jean Esquirol).

Entre os anos de 1850 e 1860, a melancolia passou a ser sugerida como sintoma fundamental de um grupamento de doenças mentais do humor (ou dito "sentimento moral" da época), graças aos trabalhos de nosologia psiquiátrica de John Bucknill (1817-1897) and Daniel Tuke (1827-1895). Entre os anos de 1860 e 1883, o pensamento acerca dos transtornos do afeto se consolidou por completo.

A escola alemã, representada pelo professor Wilhelm Griesinger (1817-1868) e sintetizada em seu tratado de 1861, enfatiza o papel secundário de quadros delirantes em pessoas com transtornos do humor, sendo o afeto, gravemente enfermo, o epicentro para a desorganização do juízo e do pensamento. Diversos outros autores da época desenvolveram essa forma de entendimento sobre o fenômeno de melancolia, originalmente um transtorno do afeto primariamente. Richard von Krafft-Ebing (1840-1902), um importante neuropsiquiatra do século XIX, escreveu em sua monografia de 1874: "O fenômeno básico da loucura melancólica é simplesmente depressão mental, dor psíquica na sua manifestação elementar". A melancolia começa a ter a forma do sofrimento psíquico profundo, da tristeza continuada, da perda de esperança, da falta de energia, da ausência de motivação para se levantar da cama, do pensamento vazio ou centrado no niilismo caótico que, como um vórtice, caminha rumo ao nada e a única solução é não existir ou morrer. Nesse trajeto, o ego pode ser fragmentado, quebrado mediante a essa infinidade de ideias vazias ou autodestrutivas, nas ilusórias mudanças de relacionamento com o mundo externo. No avanço da perturbação da consciência, a mente não resiste, o intelecto é desorganizado e se instala o delírio. Essa formação de ilusões é sustentada significativamente pela profunda perturbação da percepção do mundo. E finalmente, a depressão profunda do próprio senso e a consciência da impotência mental e da incapacidade física para trabalho, sociedade e sobre si mesmo levam à ilusão de não ser mais capaz de ganhar o suficiente, de ser empobrecido, de inanição, entre outras ideias delirantes comuns em transtornos do humor deprimido.

Hoje, o discernimento de um quadro psicótico primário de um quadro secundário a um transtorno do humor parece simples e muito mais bem definido. No entanto, esse conceito era extremamente controverso: como uma doença do afeto evoluiria com um transtorno delirante (pertinente ao intelecto)? A evolução conceitual da melancolia elevou o próprio conhecimento psicopatológico, permitindo a integração de fenômenos psíquicos altamente relevantes, como o afeto e o delírio (o conceito atual de características psicóticas congruentes ao humor), para a época.

Com certeza, a discussão sobre a melancolia e o que se conheceria como depressão contribuiu para o pensamento psicopatológico moderno.

No final do século XIX, Emil Kraepelin publicou seu tratado emblemático de 1883, no qual define a melancolia como uma síndrome derivada da "angústia psicológica" quando "sentimentos de insatisfação, ansiedade e miséria ganham tamanha força que dominam o humor". O transtorno do afeto, como tema central dos transtornos mentais, é consolidado literalmente. As ideias de von Krafft-Ebing e Kraepelin culminaram no desenvolvimento do conceito moderno de depressão, uma doença resultante da desordem do afeto, podendo ou não se manifestar com delírios. Tais ideias foram a base do pensamento claramente observado na terceira edição do Manual Diagnóstico e Estatístico de Transtornos Mentais, formalizando os sinais e sintomas do que hoje chamamos de depressão maior.

No entanto, passados quase 2 séculos acerca da consolidação da definição sobre depressão, diversas dúvidas filosóficas e questionamentos científicos básicos pairam sobre essa condição humana patológica tão prevalente. Pode-se citar aqui uma série de exemplos. A neurobiologia da depressão não é totalmente compreendida e entendimentos simples como "depressão reacional" a uma situação de estresse psíquico ou trauma, conceito muito usual anteriormente, parece não ter tanto sentido nos dias de hoje. Sua associação com doenças clínicas, como as cardiovasculares e oncológicas, é indubitável, mas as explicações aparentemente óbvias, como a tristeza crônica secundariamente presente a essas condições como etiologia do problema, parecem não explicar todo o contexto racionalmente e experimentalmente. A doença depressiva recorrente é biologicamente distinta da unipolar maior em episódio único?

Na prática clínica diária é preciso fornecer boa condição diagnóstica e terapêutica aos pacientes. O diagnóstico dos transtornos depressivos pode ser desafiador. Há muitas outras questões. A doença depressiva maior (unipolar) não é tão simplesmente distinguida da bipolar e não há biomarcador viável clinicamente. Os estados depressivos mistos seriam bipolares e deveriam ser conduzidos de outra forma (não primariamente com antidepressivos)? Seria importante utilizar escalas de suporte diagnóstico e de mensuração de intensidade na depressão? Da mesma forma, o tratamento da depressão segue a mesma linha instigante de discussões e dúvidas. Qual o tempo de permanência de um antidepressivo no tratamento de pacientes com depressão crônica? Os antidepressivos ainda são a grande fonte de tratamento da depressão recorrente? Neuromodulação pode ser algo inovador como terapia antidepressiva principal?

CONSIDERAÇÕES FINAIS

São tantas perguntas importantes e tantas dúvidas; no entanto, tão poucas respostas. Ainda se está longe de entender essa condição em sua totalidade. No entanto, inúmeros pacientes com depressão são atendidos e há necessidade de se diagnosticar, confortar e tratar com os recursos de conhecimento mais atuais. Uma em cada três pessoas irá apresentar uma forma de transtorno de humor durante a vida. E os transtornos depressivos são a condição mental mais comum que levam uma pessoa a procurar um psiquiatra ou outro especialista. Este *Guia* pretende fornecer um conhecimento prático, rápido e assertivo frente às situações mais frequentes nos transtornos depressivos na prática clínica. Não pretende simplificar um assunto tão complexo, como discorrido previamente. Dessa forma, este livro atende a médicos generalistas e especialistas que lidam com tais pacientes, nas mais variadas situações, cenários e tipos de depressão. Continuaremos com inúmeras dúvidas com certeza, mas sempre tentando prestar alento aos portadores de uma doença que é muito mais que a simples tristeza ou melancolia. Fornecer os recursos fundamentais para a condução diagnóstica e terapêutica dos transtornos depressivos é o maior objetivo deste *Guia*.

BIBLIOGRAFIA CONSULTADA

1. Berrios GE. Depressive and manic states during the nineteenth century. In: Georgotas A, Cancro R (eds.). Depression and mania. New York: Elsevier; 1988. p.13-25.
2. Berrios GE. History of the affective disorders. In: Paykel ES (ed.). Handbook of affective disorders. London: Churchill Livingstone; 1982. p.43-56.
3. Jackson SW. Melancholia and depression. From Hippocratic to modern times. New Haven: Yale University Press; 1986.
4. Paykel ES. Basic concepts of depression. Dialogues Clin Neurosci. 2008;10(3):279-89.
5. Radden J. Lumps and bumps: Kantian faculty psychology, phrenology, and twentieth-century psychiatric classification. Philos Psychiatry Psychol. 1996;3(1):1-14.

PARTE I

Transtornos depressivos

CAPÍTULO 1

Alterações fisiopatológicas da depressão

Rafael Teixeira de Sousa

INTRODUÇÃO

A fisiopatologia da depressão envolve diversos mecanismos e vias biológicas. Embora já se tenha estudado muito a neurobiologia da doença, as alterações fisiopatológicas estão longe de estar claramente elucidadas.

É digno de nota que a depressão tem associação com morbidade física, e não somente psiquiátrica. Estudos longitudinais de grande porte mostraram que ter depressão aumenta o risco para várias doenças, incluindo diabetes, doenças cardiovasculares, hipertensão, obesidade e demência de Alzheimer, como demonstrado na Tabela 1. A depressão aumenta o risco de morrer em 60 a 80%.

TABELA 1 Condições clínicas associadas à depressão

Condições clínicas associadas à depressão	Risco relativo
Mortalidade em geral	1,8 vez
Doença cardíaca	1,8 vez
Doença de Alzheimer	1,7 vez
Diabetes mellitus	1,6 vez
Obesidade	1,6 vez
Hipertensão arterial sistêmica	1,4 vez
Acidente vascular encefálico	1,3 vez

DEPRESSÃO E OBESIDADE

A associação de obesidade e depressão tem sido relatada por inúmeros estudos em diferentes países. Existe uma relação bidirecional, pois, além de a obesidade ser fator de risco para a depressão, a depressão também é fator de risco para a obesidade. As coortes mostraram que indivíduos deprimidos têm risco 1,6 vez maior de se tornarem obesos.

Há muitas evidências que sugerem uma base biológica comum para obesidade e depressão, levando alguns autores a propor a existência de uma *metabolic mood-syndrome*. Quando se analisou a prevalência de depressão em obesos, observou-se que esses indivíduos metabolicamente não saudáveis (com doenças ou alterações laboratoriais evidentes) tiveram prevalência de depressão 23% maior do que obesos ditos metabolicamente saudáveis. O risco de depressão aumentou quase linearmente com o número de doenças ou alterações laboratoriais, confirmando a mediação de distúrbios metabólicos na associação entre obesidade e depressão.

DEPRESSÃO E DOENÇA CARDIOVASCULAR

Outra associação importante é a da depressão com risco cardiovascular. A depressão aumenta em 1,8 vez o risco de doença cardíaca, em 1,4 vez o risco de acidente vascular encefálico e em 1,3 vez o risco de hipertensão arterial sistêmica. Embora uma explicação seja a de que a depressão está associada a alterações comportamentais, como fazer menos atividade física, fumar mais e menor adesão a medicamentos cardiovasculares, há também mecanismos fisiológicos que explicam a associação entre depressão e doença cardiovascular.

A depressão está associada a inflamação, alterações plaquetárias e de coagulação, alterações de função endotelial, alterações de eixo HPA e diminuição do tônus parassimpático, levando a uma diminuição da variabilidade cardíaca; todos estes fatores podem explicar um aumento de morbimortalidade cardiovascular em pacientes com depressão.

GENÉTICA

Existe uma herdabilidade da depressão de cerca de 35%. Familiares de primeiro grau de pacientes com depressão têm risco para a doença 3 vezes maior do que a população em geral. Além disso, existe sobreposição da genética da depressão com a genética da esquizofrenia e do transtorno bipolar.

O risco para depressão é semelhante ao risco para diabetes e para a hipertensão arterial: é poligênico e compreende vários genes, cada um deles tendo um pequeno efeito. Outro fator que dificulta a descoberta de genes de risco para a depressão é o caráter heterogêneo da doença, que admite apresentações clínicas relativamente distintas. Esses desafios na pesquisa em depressão requerem estudos genéticos com amostras grandes para que se encontrem associações significativas.

Está bem estabelecido que a depressão e os transtornos psiquiátricos maiores (como esquizofrenia, dependência de álcool, transtorno bipolar, etc.) têm um componente familiar e hereditário. Para a esquizofrenia, por exemplo, já se identificaram mais de 100 genes candidatos. Apesar disso, uma análise recente mostra que até o presente momento (janeiro de 2020) não existem achados consistentes ou replicados de *loci* genéticos associados à depressão em amostras grandes. Embora sem grande consistência, na depressão os genes com maior evidência estão associados às monoaminas e ao neurotrofismo, como demonstrado na Tabela 2. Os estudos das vias associadas à depressão sugerem ainda a importância de genes associados à estrutura sináptica, à neurotransmissão e à região pré-frontal do cérebro.

TABELA 2   Genes relevantes na fisiopatologia da depressão apresentados em ordem de importância de evidência na literatura

Gene	Proteína associada	Função da proteína
SLC6A4	5-HTT	Transportador de serotonina
BDNF	BDNF	Fator neurotrófico
COMT	COMT	Enzima que degrada as catecolaminas dopamina, serotonina e norepinefrina
HTR2A	5-HT2A	Receptor de serotonina
TPH1	TPH1	Triptofano hidroxilase que catalisa produção de serotonina
DRD4	DRD4	Proteína G acoplada ao receptor de dopamina D_4
DRD2	D2R	Receptor de dopamina D_2
MAOA	MAO-A	Enzima mitocondrial que catalisa a deaminação oxidativa de dopamina, norepinefrina e serotonina

(continua)

6 Depressão: guia prático

TABELA 2 Genes relevantes na fisiopatologia da depressão apresentados em ordem de importância de evidência na literatura *(continuação)*

Gene	Proteína associada	Função da proteína
APOE	APOE	Apolipoproteína envolvida em metabolismo de gorduras
MTHFR	MTHFR	Enzima envolvida no ciclo de metil
CLOCK	CLOCK	Fator de transcrição que afeta ritmos circadianos
SLC6A3	SLC6A3	Transportador de dopamina
ACE	ACE	Enzima conversora de angiotensina
ABCB1	P-glicoproteína 1	Proteína da membrana celular que bombeia substâncias para fora da célula
DRD3	DRD3	Receptor de dopamina D_3
DBH	DBH	Enzima que catalisa a conversão de dopamina para norepinefrina

Interações gene-ambiente

Na depressão, a ausência de resultados consistentes e replicados em *genome wide association studies* (GWASs), estudos com grandes amostras avaliando variantes genéticas de todo o genoma, pode ser explicada em parte pela interação gene-ambiente. Neste caso, algumas variantes genéticas aumentariam o risco para depressão somente na presença da exposição a estressores e outras condições. É possível que haja um papel dos genes SLC6A4, CRHR1 e FKBP5 na mediação de eventos vitais e risco para depressão.

Epigenética

As interações gene-ambiente podem sofrer influência de regulação epigenética – um campo que compreende a hereditariedade de características não atrelada à herança de genes ou à carga genética. Mudanças na expressão dos genes são alterações epigenéticas comuns, como por meio da metilação/desmetilação do DNA e modificação das histonas, proteínas que envolvem o DNA.

Em modelos animais nos quais foi estudada a depressão, vários estudos mostraram mudanças epigenéticas consistentes; também em cérebros *post mortem* de pacientes com depressão foram observadas alterações epigenéticas de receptores glicocorticoides que se ligavam a abuso na infância.

● EIXO HIPOTÁLAMO-PITUITÁRIA (HIPÓFISE)-ADRENAL (EIXO HPA)

O eixo HPA é central no modelo neurobiológico que busca entender as consequências do trauma precoce e sua associação com a depressão. Além disso, a hiperatividade do eixo HPA explica a relação biológica entre depressão e condições médicas como doenças cardiovasculares, hipertensão arterial sistêmica, doença de Alzheimer, *diabetes mellitus* e obesidade.

O funcionamento normal do eixo HPA envolve o hipotálamo, região do cérebro associada à regulação do humor, a hipófise ou pituitária (glândula que recebe estímulos do hipotálamo) e a glândula adrenal, que fica acima do rim. O hipotálamo produz hormônio liberador de corticotropina (CRH), que estimula a hipófise a produzir corticotropina (ou ACTH), que por sua vez, faz a glândula adrenal secretar cortisol. No funcionamento normal do eixo HPA, o cortisol inibe a liberação de ACTH na hipófise e de CRH no hipotálamo.

A Figura 1 mostra o modelo de hiperatividade do eixo HPA na depressão. Na hiperatividade do eixo HPA há excessiva produção de ACTH e cortisol; o cortisol, por sua vez, faz uma inibição deficitária e insuficiente do hipotálamo e da hipófise, que continuam hiperativos.

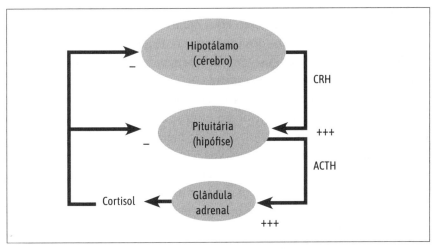

FIGURA 1 Modelo de hiperatividade do eixo HPA na depressão com excessiva produção de ACTH e cortisol e inibição deficitária do hipotálamo e da hipófise pelo cortisol.
ACTH: hormônio adrenocorticotrófico ou corticotrofina; CRH: hormônio liberador de corticotrofina (ou ACTH).

Em relação ao eixo HPA e às consequências do trauma precoce, estudos em animais mostram que o estresse no início da vida produz aumento de atividades dos circuitos neurais que têm CRH. Analogamente, pessoas que na infância sofreram abuso sexual ou físico, na vida adulta vão apresentar respostas excessivas do eixo HPA a estressores.

Outro achado nas pessoas que sofreram abuso precoce é a resistência aos glicocorticoides, que se evidencia na ativação do receptor de glicocorticoides menor do que o normal. Além disso, nesses indivíduos que sofreram abuso se observa um aumento de inflamação, que deveria estar controlada pelo cortisol.

Na depressão, observa-se tanto a inflamação como a resistência aos glicocorticoides e a hiperatividade do eixo HPA. Uma metanálise (soma de vários estudos) concluiu que indivíduos deprimidos têm aumento de cortisol e de ACTH, embora não tenham aumento de CRH. O aumento de cortisol foi de tamanho moderado; cerca de 73% dos pacientes deprimidos apresentam valores maiores de cortisol do que a mediana dos não deprimidos.

Entre os indivíduos deprimidos, os grupos com maior risco de hiperatividade do eixo HPA são os pacientes mais idosos, com depressão psicótica ou com depressão melancólica. É digno de nota que alterações do eixo HPA se relacionam com piora cognitiva, especialmente de função executiva.

Quanto às alterações de eixo HPA como fator de risco, tem-se que o aumento de cortisol sérico (dosado) e o uso de glicocorticoides são fatores de risco em estudos; o uso de glicocorticoides também se associou a maior risco de comportamento suicida.

Na mesma linha dos achados anteriores, procurou-se ver o efeito do tratamento nos níveis de cortisol. Embora se saiba que os antidepressivos diminuem os níveis de cortisol, cerca de metade dos pacientes com depressão tratados com antidepressivos não teve diminuição de níveis de cortisol após o tratamento, independentemente da melhora de sintomas. Além disso, ensaios clínicos com antagonistas de CRH para o tratamento da depressão não se mostraram consistentemente eficazes. Outras drogas, como o bloqueador de produção de glicocorticoide metirapona, também não mostraram consistência de eficácia.

● INFLAMAÇÃO

O sistema imunológico sofre influência do estresse e interage com o eixo HPA, com o sistema nervoso autônomo e o cérebro. As células do sistema imune produzem citocinas inflamatórias que são capazes de afetar a neurotransmissão no cérebro. Se ao longo da evolução, as respostas inflamatórias serviram de resposta adaptativa a patógenos e cura de feridas, na nossa realidade moderna a inflamação pode levar à depressão. Os mecanismos neuroimunológicos na depressão foram bastante estudados em modelos animais e também se apoiam em achados em humanos com depressão.

Em seres humanos, sabe-se que a história de infecções graves na vida e a presença de doenças autoimunes são fatores que aumentam o risco de depressão. Além disso, pacientes que receberam citocinas pró-inflamatórias para tratamento de outras doenças, como a interleucina-2 ou o interferon-gama, têm maior risco de desenvolver depressão.

No sangue de pacientes com depressão, o aumento das citocinas pró--inflamatórias, interleucina-6 (IL-6) e fator de necrose tumoral (TNF) foi um achado consistente de metanálises. Outro dado que ressalta a influência da inflamação na depressão é o aumento de inflamação (medida por IL-6) na infância, que aumenta o risco de depressão na vida adulta.

Na mesma linha dos dados de sangue periférico, estudos de neuroimagem em deprimidos também mostraram neuroinflamação e ativação de células da micróglia, indicadores de inflamação no sistema nervoso central. As alterações inflamatórias também mostraram afetar funcionalmente múltiplas redes cerebrais.

Confirmando os achados laboratoriais, estudos clínicos com anti-inflamatórios não esteroidais (AINEs) mostraram a eficácia desses medicamentos para diminuir sintomas depressivos; o tamanho do efeito dos AINEs foi de pequeno a moderado nos estudos revisados em uma metanálise.

● NEUROPLASTICIDADE

As alterações inflamatórias e do eixo HPA influenciam o cérebro em nível celular, na neuroplasticidade e neurogênese (processo de formação de novos neurônios). Muito embora a morte neuronal seja improvável nos quadros depressivos, as evidências sugerem que haja perda de sinapses ou "apoptose sináptica".

Nesse contexto, é bastante relevante a diminuição de fator neurotrófico derivado do cérebro (BDNF) observada consistentemente em metanálises de estudos em pacientes com depressão. Os estudos também mostram um aumento e normalização de BDNF após o tratamento com antidepressivos. É possível que o efeito neurogênico do BDNF amplie o número de sinapses e sua força, restaurando o tamanho das estruturas cerebrais diminuídas na depressão.

Em consonância com os efeitos mencionados, os estudos em modelos animais sugerem que a redução de neurogênese por si não induza sintomas depressivos, mas diminua as defesas do cérebro contra o estresse neuroendócrino; no cérebro mais vulnerável então, o estresse induziria à depressão.

● MONOAMINAS

As monoaminas serotonina (5-hidróxi-triptamina), noradrenalina e dopamina são neurotransmissores implicados pela primeira vez na depressão em 1965. Na época, observou-se que o uso do anti-hipertensivo reserpina diminuía níveis de monoaminas e induzia sintomas depressivos em alguns pacientes que tomavam esse medicamento.

Posteriormente, a hipótese monoaminérgica da depressão foi reforçada pelas evidências de que os antidepressivos tricíclicos inibiam a receptação das monoaminas e que os antidepressivos inibidores de monoamina-oxidase aumentavam os níveis de monoaminas.

Apesar dessas evidências iniciais que deram grande popularidade à hipótese monaminérgica, os estudos subsequentes foram menos encorajadores. Viu-se que os níveis de monoaminas aumentavam logo no primeiro dia em que os pacientes tomavam os antidepressivos, enquanto a eficácia antidepressiva demorava ao menos 2 semanas. Além disso, as dosagens de noradrenalina e serotonina no sangue e líquor, bem como estudos em cérebros *post mortem* de pacientes com depressão, trouxeram dados contraditórios.

Levando em conta os achados como um todo, a hipótese das monoaminas não é central para a fisiopatologia da depressão e explica a doença somente em parte.

CONSIDERAÇÕES FINAIS

A fisiopatologia da depressão inclui fatores hereditários como a genética e a epigenética, interações gene-ambiente, alterações do eixo HPA, inflamação, diminuição de neurogênese e desequilíbrio de monoaminas. Nenhum mecanismo, no entanto, é capaz de explicar totalmente a depressão. As evidências até o momento sugerem uma interação de diversos mecanismos, levando aos quadros depressivos.

BIBLIOGRAFIA CONSULTADA

1. Border R, Johnson EC, Evans LM, Smolen A, Berley N, Sullivan PF, et al. No support for historical candidate gene or candidate gene-by-interaction hypotheses for major depression across multiple large samples. Am J Psychiatry. 2019;176(5):376-87.
2. Miller AH, Raison CL. The role of inflammation in depression: from evolutionary imperative to modern treatment target. Nat Rev Immunol. 2016;16(1):22-34.
3. Otte C, Gold SM, Penninx BW, Pariante CM, Etkin A, Fava M, et al. Major depressive disorder. Nat Rev Dis Primers. 2016;2:16065.
4. Penninx BW, Milaneschi Y, Lamers F, Vogelzangs N. Understanding the somatic consequences of depression: biological mechanisms and the role of depression symptom profile. BMC Med. 2013;11:129.
5. Stetler C, Miller GE. Depression and hypothalamic-pituitary-adrenal activation: a quantitative summary of four decades of research. Psychosom Med. 2011;73(2):114-26.

CAPÍTULO 2

Terminologia

Ivan Aprahamian

● INTRODUÇÃO

A depressão, agrupando as mais variadas formas e subtipos de apresentações, pertence atualmente aos transtornos do humor, classificação aceita pela Organização Mundial da Saúde (OMS), na sua décima primeira edição da Classificação Estatística Internacional de Doenças e Problemas Relacionados à Saúde (CID-11), e pela Associação de Psiquiatria Americana na quinta edição do Manual Diagnóstico e Estatístico de Transtornos Mentais (DSM-5). Esses transtornos são caracterizados por desregulação generalizada do humor, juntamente com disfunções da atividade psicomotora, de biorrítmicos e da cognição. Este capítulo visa ao entendimento objetivo da terminologia mais relevante e atual em transtornos especificamente depressivos, assim como a sua classificação.

Atualmente, os transtornos de humor podem ser classificados em termos de polaridade de apresentação clínica ao longo da vida, sendo mais frequentemente divididos em bipolares (com a ocorrência de episódios maníacos ou hipomaníacos, depressivos ou mistos) e unipolares (caracterizados principalmente pelos episódios depressivos maiores e seus derivados usualmente atenuados). No DSM-5 evita-se o termo depressão unipolar, em virtude da instabilidade diagnóstica atrelada a esse termo, especialmente em fases mais iniciais da vida. Ao longo do tempo, uma depressão unipolar na adolescência pode se apresentar, na verdade, como um transtorno bipolar.

Estudos prospectivos de longa duração demonstram que o curso dos transtornos de humor consiste em variada intensidade e de frequente oscilação afetiva, desde o nível subsindrômico ao nível sindrômico do episódio. A definição de um episódio (por exemplo, transtorno depressivo maior) representa uma convenção operacional por meio de uma coletânea de sintomas dentro de determinado período para definir uma proposta de conduta terapêutica. Cursos subsindrômicos são altamente frequentes, ocorrendo em 50 a 60% dos casos. A identificação desses casos parece ser de extrema importância clínica, apesar da ausência de diretrizes específicas com relação a tais episódios. Episódios de transtornos de humor clinicamente mais leves, classificados como distímicos ou ciclotímicos, também requerem atenção, pois são fatores de risco para evolução a um episódio mais grave, como depressão maior ou bipolar, dependendo do paciente. Como observado até aqui, as definições objetivas do DSM e da CID procuram facilitar a operacionalização diagnóstica dos transtornos do humor. No entanto, os espectros de alterações afetivas podem variar e se combinar ao longo da vida, de forma a dificultar distinções totalmente claras, permitindo classificações "perfeitas" desses estados mentais patológicos.

● DEFINIÇÕES

O termo médico "depressão" possui ao menos três definições ou entendimentos conceituais principais, facilmente confundindo um profissional de saúde. No Quadro 1, observa-se que essas definições são na verdade complementares conceitualmente. De forma geral, transtornos depressivos são caracterizados por humor disfórico (triste ou irritadiço).

QUADRO 1   Conceitos de depressão

Estado de humor depressivo: caracterizado por sentimentos de tristeza, desespero, ansiedade, vazio (sem sentimentos), desânimo ou desesperança e de choro frequente/anormal. Apesar do humor deprimido (também referido como disfórico, isto é, triste ou irritado) ser observado como uma resposta afetiva normal e adaptativa a uma constelação de situações desfavoráveis, sua persistência pode ser um sintoma psicopatológico.
Síndrome depressiva: coletivo de sintomas e sinais que definem o humor deprimido. É assumida uma série de sintomas (qualitativo e quantitativo) que compõem o quadro clínico (como no DSM).
Transtorno mental depressivo: condição clínica distinta com prejuízo funcional, mas de forma abrangente (sem especificações ou subtipos). Pode se referir a transtornos do humor primários, como depressão maior, ou ser pertencente a cenários clínicos de outras classificações, como a esquizofrenia ou o transtorno de adição, nos quais se observam alterações mentais depressivas secundárias ao quadro principal.

● TRANSTORNOS DEPRESSIVOS

Grupo composto principalmente pela depressão maior, depressão persistente (distimia), transtornos depressivos específicos a determinadas condições (p.ex., depressões ligadas diretamente a doenças clínicas como câncer e cardiomiopatia isquêmica) e outros transtornos depressivos não especificados (p.ex., quadros subsindrômicos). É importante relatar que, no DSM-5, não há mais o uso do termo "depressão menor" para designar esses quadros com sintomas insuficientes para um episódio maior. A seguir, apresenta-se a classificação, segundo o DSM-5:

- Transtorno disruptivo da desregulação do humor;
- Transtorno depressivo maior;
- Transtorno depressivo persistente (distimia);
- Transtorno disfórico pré-menstrual;
- Transtorno depressivo induzido por substância/medicamento;
- Transtorno depressivo devido a outra condição médica;
- Outro transtorno depressivo especificado (p.ex., depressão breve recorrente; episódio depressivo de curta duração; episódio depressivo com sintomas insuficientes);
- Transtorno depressivo não especificado.

Algumas observações relevantes:

- A intensidade dos episódios é usualmente classificada pelo DSM em leve, moderada ou grave;
- Os subtipos de depressão maior especificados são melancólico, atípico e psicótico. O transtorno depressivo pode ser associado especificamente a uma doença clínica em curso, segundo classificação do DSM;
- O episódio depressivo pode ser ainda classificado pelo curso (único, recorrente ou crônico) e segundo a resposta ao tratamento (resistente);
- A Tabela 1 resume a nomenclatura mais importante dos principais transtornos depressivos unipolares mais comumente vistos na prática clínica;
- É altamente recomendado compreender os critérios de depressão maior e depressão persistente, segundo o DSM, em razão de sua frequência e importância clínica (Quadros 2 e 3, respectivamente);

- É importante consultar o DSM para avaliação dos critérios originais, notas particulares ao quadro e codificações completas relacionadas à CID-11;
- Transtornos depressivos mais específicos como o bipolar ou outros unipolares como o disfórico menstrual, disruptivo, entre outros, serão abordados em capítulos exclusivos, em razão de suas particularidades clínicas.

TABELA 1 Transtornos depressivos unipolares comuns

Transtornos depressivos unipolares comuns	
Depressão maior	Episódio incapacitante, diferente do funcionamento psíquico reacional normal ou aceitável, delimitado em seu início. Pode ser progressivo em termos de intensidade e sintomatologia, começando de forma mais insidiosa. É validado especialmente na presença de episódios recorrentes e histórico familiar semelhante. Duração média de 6 anos
Depressão maior recorrente	Somente 1/3 dos episódios depressivos não recorre ao longo da vida (mais comum nos mais idosos, sem história familiar e com curso prolongado entre 1 e 2 anos). Temperamento distímico ou depressão persistente são comuns na história. Mais de cinco episódios ou intervalo interepisódios menor que alguns anos levantam suspeita de transtorno bipolar
Depressão maior resistente	Geralmente refere-se à ocorrência de uma resposta inadequada após terapia antidepressiva adequada entre pacientes com transtornos depressivos unipolares. Apesar do termo controverso, a resposta inadequada é a falha em obter remissão
Depressão maior crônica	Após 1 ano de evolução de um episódio maior. Caracterizado por sintomas residuais persistentes do episódio inicial ou sintomas depressivos leves. Há humor disfórico, dificuldade em ter prazer nas atividades, alterações vegetativas (insônia), pessimismo, baixa autoestima, manifestações somáticas, entre outros sintomas. No DSM-5 foi consolidado como transtorno depressivo persistente (a seguir)
Depressão persistente (distimia)	É diferente do transtorno depressivo crônico pelo fato de não ser uma sequela (sintomas residuais) de episódios depressivos maiores bem estabelecidos. É um distúrbio subafetivo com cronicidade de pelo menos 2 anos e início insidioso, persistente ou intermitente. Pacientes referem que sempre estiveram deprimidos. Curso longo e flutuante e os sintomas depressivos parecem estar incrustados ao nível da personalidade. A maioria dos casos tem início precoce (< 21 anos). Início mais tardio (populações de meia-idade e geriátricas) é mais raro. Possui história familiar de transtornos depressivos e bipolares

(continua)

16 Depressão: guia prático

TABELA 1   Transtornos depressivos unipolares comuns *(continuação)*

Transtornos depressivos unipolares comuns	
Depressão subsindrômica (chamada de transtorno depressivo não especificado ou especificado pelo DSM-5)	Não perfaz critérios para a depressão maior, mas apresenta sintomas clinicamente significativos, geralmente com ocorrência de 6 meses ou mais. Não possui apresentação mais protraída como na distimia. Ainda tem diagnóstico e conduta muito controversos
Subtipos/características	
Melancólica	Tipo de transtorno depressivo caracterizado pela presença importante de anedonia, culpa e distúrbios psicomotor-vegetativos. Ideação suicida grave é comum
Atípica	Observado em até 1/3 dos casos de depressão maior. Os sinais vegetativos são reversos, predominando sonolência diurna, libido normal ou aumentada, apetite aumentado, lentificação psicomotora, sensação de corpo pesado e fadiga. Há sensibilidade à rejeição social. É importante diferenciar de episódio depressivo do transtorno bipolar tipo II, uma vez que essas características clínicas atípicas são comuns a esses episódios
Psicótica	Corresponde a 10 a 15% dos transtornos depressivos maiores. Mais frequente em melancólicos. Os jovens tendem a ficar lentificados e até estuporosos. Mais comum após 50 anos de idade. Geralmente apresenta agitação grave, culpa ilusória, preocupações hipocondríacas, despertar matinal e perda de peso. Os delírios mais comuns envolvem uma congruência com o humor deprimido, sendo caracterizados pela temática de finitude, terminalidade, hipocondria grave, deterioração de órgãos (Cotard) e niilismo

QUADRO 2   Critérios diagnósticos para o transtorno depressivo maior, segundo o DSM-5 (adaptado)

Critérios para o transtorno depressivo maior
A. Cinco (ou mais) dos seguintes sintomas estiveram presentes durante o período de 2 semanas e produzem mudança em relação ao funcionamento prévio: pelo menos um dos sintomas é (1) humor deprimido ou (2) perda de interesse ou prazer.
1. Humor deprimido na maior parte do dia, quase todos os dias, referido (p.ex., parece triste, vazio e sem esperança) ou por observações de terceiros (p.ex., parece choroso).
2. Interesse ou prazer acentuadamente diminuído em todas ou quase todas as atividades na maior parte do dia, quase todos os dias (subjetivo ou por observações externas).
3. Perda de peso significativa sem dieta ou ganho de peso (p.ex., alteração ou mais de 5% do peso corporal em 30 dias) ou ainda apetite diminuído ou aumentado quase todos os dias.
4. Insônia ou hipersonia quase todos os dias.
5. Agitação ou retardo psicomotor quase todos os dias (observáveis por outros, não apenas sentimentos subjetivos, inquietação ou lentidão).

(continua)

Terminologia 17

QUADRO 2   Critérios diagnósticos para o transtorno depressivo maior, segundo o DSM-5 (adaptado) *(continuação)*

Critérios para o transtorno depressivo maior
6. Fadiga ou perda de energia quase todos os dias.
7. Sentimentos de inutilidade ou culpa excessiva/inadequada (que pode ser ilusória) quase todos os dias (não apenas autocensura ou culpa por estar doente).
8. Diminuição da capacidade de pensar ou se concentrar, ou indecisão, quase todos os dias (por conta subjetiva ou como observado por outros).
9. Pensamentos recorrentes de morte (não apenas medo de morrer), ideação suicida recorrente sem um plano específico, tentativa de suicídio ou plano específico para cometer suicídio.
B. Os sintomas causam sofrimento clinicamente significativo ou comprometimento social, ocupacional ou em outras áreas importantes do funcionamento.
C. O episódio não é atribuível aos efeitos fisiológicos de uma substância ou a outra condição médica.
D. A ocorrência da depressão maior não é mais bem explicada por transtorno esquizoafetivo, esquizofrenia, transtorno esquizofreniforme, transtorno delirante ou outro espectro de esquizofrenia especificado e não especificado e outros distúrbios psicóticos.
E. Nunca houve um episódio maníaco ou um episódio hipomaníaco.

QUADRO 3   Critérios diagnósticos para depressão persistente, segundo o DSM-5 (adaptado)

Critérios para o transtorno depressivo persistente (distimia)
Esse transtorno representa uma consolidação do transtorno depressivo maior crônico, definido pelo DSM-IV, e do transtorno distímico.
A. Humor deprimido durante a maior parte do dia, na maioria dos dias, como indicado por relatos subjetivos ou observação externa, por pelo menos 2 anos.
B. Presença, enquanto deprimido, de 2 (ou mais) dos seguintes itens:
1. Pouco apetite ou comendo demais.
2. Insônia ou hipersonia.
3. Baixa energia ou fadiga.
4. Baixa autoestima.
5. Má concentração ou dificuldade em tomar decisões.
6. Sentimentos de desesperança.
C. Durante o período de 2 anos do transtorno, o indivíduo nunca ficou sem os sintomas dos critérios A e B por mais de 2 meses por vez.
D. Os critérios para um transtorno depressivo maior podem estar presentes continuamente por 2 anos.
E. Nunca houve um episódio maníaco ou hipomaníaco e nunca foram atendidos critérios para distúrbio ciclotímico.

(continua)

18 Depressão: guia prático

QUADRO 3 Critérios diagnósticos para depressão persistente, segundo o DSM-5 (adaptado) *(continuação)*

Critérios para o transtorno depressivo persistente (distimia)
F. O distúrbio não é mais bem explicado por um distúrbio esquizoafetivo persistente, esquizofrenia, distúrbio delirante ou outro espectro de esquizofrenia especificado ou não especificado e outro distúrbio psicótico.
G. Os sintomas não são atribuíveis aos efeitos fisiológicos de uma substância ou outra condição médica.
H. Os sintomas causam sofrimento clinicamente significativo ou comprometimento social, ocupacional ou outras áreas importantes do funcionamento.

Em terminologia de transtornos depressivos, possivelmente os termos mais controversos e que geram maior debate e confusão clínica sejam relacionados à duração do episódio e à resposta ao tratamento. As denominações crônica e resistente possuem definições não consensuais ou clássicas, quando comparadas a outros termos como unipolar, distimia, entre outros. Ambos, crônico e resistente, dependem do entendimento de outro termo chamado remissão. Remissão é considerada, pela maioria de especialistas no assunto, ausência de sintomatologia depressiva, ou terapeuticamente, resolução completa do quadro. A persistência de sintomas após o uso de um antidepressivo caracterizaria depressão não remitida ou dita com sintomas residuais e, nesse momento, poderia ser chamada de depressão resistente (ao dado antidepressivo). Caso tais sintomas sejam persistentes ao longo do tempo (em média, mais de 12 meses), o quadro pode ser considerado crônico. As discussões acerca do quadro crônico foram parcialmente resolvidas com a nova especificação de transtorno persistente do DSM-5, consolidando a distimia e o transtorno depressivo maior crônico, particularmente dentro de suas subespecificações (Quadro 4). De forma similar, o Quadro 5 traz os especificadores para o transtorno depressivo maior.

Com certeza, o conceito mais debatido é o de resistência e é o mais controverso. Alguns autores consideram resistência ao antidepressivo quando não há remissão completa diante de um segundo antidepressivo, enquanto a maioria considera que a primeira tentativa seria suficiente para gerar a terminologia. Na prática, inúmeros equívocos diagnósticos e terapêuticos, como expostos no Quadro 6, causam o que se pode chamar de pseudorresistência, ou uso inapropriado do termo resistência, e necessitam ser excluídos antes do diagnóstico ser confirmado. A literatura assume diversos níveis de resistência ao tratamento antidepressivo e o uso de definições próprias ou critérios de resistência podem ser utilizados, como os de Thase e Rush (1997) ou do *Massachusetts General Hospital Staging Method to Classify Treatment-Resistant Depression*, ambos referidos nas sugestões de bibliografia.

QUADRO 4 Especificações da depressão persistente, segundo o DSM-5 (adaptado)

Especificações do transtorno depressivo persistente (distimia)	
Especificação clínica: Com sintomas ansiosos Com características mistas Com características melancólicas Com características atípicas Com características psicóticas congruentes com o humor Com características psicóticas incongruentes com o humor Com início no periparto	**Especificação temporal:** Início precoce: início antes dos 21 anos de idade Início tardio: início com 21 anos ou mais
	Especificação de curso evolutivo (últimos 2 anos): Com síndrome distímica pura: sem episódio depressivo maior Com episódio depressivo maior persistente: quando um episódio depressivo maior foi atendido
Especificação de gravidade: Leve Moderada Grave	Com episódios depressivos maiores intermitentes, com episódio atual: são preenchidos os critérios para um episódio depressivo maior, mas houve períodos de pelo menos 8 semanas com sintomas insuficientes
Especificação terapêutica: Em remissão parcial Em remissão completa	Com episódios depressivos maiores intermitentes, sem episódio atual: os critérios completos para um episódio depressivo maior não são atendidos, mas houve um ou mais episódios depressivos maiores no período

QUADRO 5 Especificações da depressão maior, segundo o DSM-5 (adaptado)

Especificações do transtorno depressivo maior	
Especificação clínica: Com sintomas ansiosos Com características mistas Com características melancólicas Com características atípicas Com características psicóticas congruentes com o humor Com características psicóticas incongruentes com o humor Com catatonia Com início no periparto Com padrão sazonal	**Especificação de gravidade:** Leve Moderada Grave **Especificação terapêutica:** Em remissão parcial Em remissão completa **Especificação do número de episódios:** Episódio único Episódio recorrente

QUADRO 6   Equívocos diagnósticos e terapêuticos na prática clínica para a terminologia de depressão resistente

Tempo insuficiente de terapia antidepressiva (p.ex., menos de 12 semanas); Dose antidepressiva inadequada para atingir remissão; Reações adversas que impedem a adesão ao tratamento; Diagnóstico equivocado (p.ex., transtorno bipolar); Comorbidades psiquiátricas (p.ex., transtorno de personalidade, transtorno ansioso).

CONSIDERAÇÕES FINAIS

A terminologia utilizada nos transtornos depressivos é fundamental para o correto diagnóstico, acompanhamento e tratamento dos casos. A mudança de termos a partir de 2013, com o DSM-5, como a distimia e a depressão crônica, e a contínua discussão acerca de termos como depressão resistente frequentemente produzem dificuldade de diálogo entre profissionais e destes com seus pacientes. Ainda que longe de perfeitos, a utilização de critérios padronizados como o DSM-5 e a CID-10 e, mais recentemente, a CID-11, é altamente recomendada.

 BIBLIOGRAFIA CONSULTADA

1. Akiskal HS. Mood disorders: clinical features. In: Sadock BJ, Sadock VA, Ruiz P (eds.). Kaplan & Sadock's Comprehensive Textbook of Psychiatry. 10.ed. Philadelphia: Lippincott Williams & Wilkins; 2017. p.1630-59.
2. American Psychiatric Association. Diagnostic and Statistical Manual of Mental Disorders (DSM-5). 5.ed. Arlington: American Psychiatric Association, 2013.
3. Fava M, Davidson KG. Definition and epidemiology of treatment-resistant depression. Psychiatr Clin North Am. 1996;19:179-200.
4. Fava M. Diagnosis and definition of treatment-resistant depression. Biol Psychiatry. 2003;53(8):649-59.
5. Thase ME, Rush AJ. When at first you don't succeed: sequential strategies for antidepressant nonresponders. J Clin Psychiatry. 1997;58(Suppl 13):23-9.

CAPÍTULO 3

Entrevista psiquiátrica

Ivan Aprahamian

INTRODUÇÃO

Observa-se uma crescente evolução tecnológica nas ciências médicas. No entanto, ainda hoje, a entrevista psiquiátrica é a ferramenta mais importante, mais sensível e mais apropriada para o diagnóstico e planejamento terapêutico em psiquiatria. A boa anamnese é essencial. Este aforismo é reforçado pela falta de biomarcadores de fácil obtenção e ampla validação na grande maioria dos transtornos mentais. Os transtornos depressivos não fogem a essa regra. Dois fatores importantes são construídos na entrevista psiquiátrica: a trajetória biopsicossocial do paciente e o vínculo terapêutico inicial entre examinador e paciente, fundamental para o curso do acompanhamento e confiança. Em virtude dessa importância dada à entrevista e a complexidade (por exemplo, sintomatologia acerca do humor, funcionamento e conteúdo do pensamento, funções cognitivas, etc.) e quantidade de dados que deveriam ser extraídos (por exemplo, longo histórico individual e familiar sobre saúde mental), muitas são as formas semiotécnicas em saúde mental. Neste capítulo, será revisado, de forma objetiva, o conteúdo primordial da entrevista psiquiátrica, fornecendo uma sugestão particular para sua execução.

PRÉ-ENTREVISTA

Alguns aspectos são fundamentais para assegurar uma boa entrevista. Primeiramente, deve-se garantir o mínimo conforto local e privacidade ao paciente. Frequentemente, os pacientes estão acompanhados e é preciso ser claro quanto ao sigilo das informações fornecidas, da necessidade de se ouvir ambos, acompanhante e paciente e, por fim, preferencialmente separar essas entrevistas para liberdades individuais. Sempre que clinicamente possível, deve-se pedir autorização ao paciente para ouvir membros de sua família ou outros interessados. Ter empatia é essencial e não requer maiores detalhes, mas pacientes e familiares podem trazer estigmas quanto a transtornos mentais e ao profissional de saúde. Por outro lado, simpatia pode interferir negativamente na entrevista, dependendo do paciente em questão. Permanecer calmo pode não ser tarefa simples diante de transferências e contratransferências com pacientes rudes, insinuadores e inapropriados. É preciso acalmar, orientar e acolher. Segurança é um tema importante em saúde mental e deve-se ter cuidado com a segurança ambiental diante de pacientes potencialmente violentos, psicóticos ou maníacos.

A ENTREVISTA

A entrevista ou anamnese psiquiátrica pode ser feita por meio de questões abertas (por exemplo, diga-me como se sente sobre isso?) ou fechadas (por exemplo, você se sentiu triste sobre isso?). A técnica utilizada pode variar ao longo da entrevista, dependendo do rumo da conversa e do comportamento do paciente. O primeiro passo é sempre ser assertivo quanto aos objetivos da entrevista para ambos os lados: mostre ao paciente que você pretende conhecer um pouco sobre ele e entender o problema atual e como pode ajudá-lo. Toda entrevista deve ser centrada no paciente, na proporção de conhecer personalidade, temperamento, qualidades e histórico, mas também deve ter uma grande fração centrada na doença. Esta, alinhada ao fato de se trabalhar com grupamentos sintomatológicos que caracterizam doenças (a estrutura diagnóstica do DSM), auxilia tanto no diagnóstico sindrômico (por exemplo, transtorno depressivo), como no específico (por exemplo, depressão maior recorrente melancólica moderada).

A estrutura da entrevista pode ser observada no Quadro 1. A entrevista pode ser didaticamente dividida em três partes: anamnese, exame do estado mental e exame físico. Este último é importante em várias situações nas quais uma causa clínica (também referida como orgânica; este termo está ultrapassado) é considerada. O exame neurológico é particularmente relevante, visto o envolvimento frequente deste diretamente ou como um diagnóstico diferencial dos transtornos mentais. O exame do estado mental constitui na avaliação de sinais e sintomas que caracterizam o funcionamento psíquico do paciente, uma analogia ao exame físico para um clínico.

QUADRO 1 Estrutura sugerida da entrevista psiquiátrica

- Identificação/dados gerais;
- Confiabilidade e acompanhante;
- Queixa principal e duração;
- História da doença atual;
- História psiquiátrica prévia;
- História social e de desenvolvimento;
- História familiar prévia;
- Uso de psicotrópicos prévios e atuais;
- Hábitos, uso e abuso de substâncias e comportamentos aditivos;
- Antecedentes pessoais clínicos e medicamentos;
- Revisão de sintomas psiquiátricos;
- Exame do estado mental;
- Avaliação física sumária;
- Formulação de hipóteses;
- Diagnóstico baseado no DSM-5;
- Plano terapêutico.

Anamnese

A história da doença atual é semelhante à anamnese clínica, com a particularidade da avaliação sobre risco de suicídio e violência. É fundamental o inquérito sobre história psiquiátrica prévia e familiar, visto a grande recorrência de doenças e sua relação genética. Uma revisão de tratamentos psiquiátricos prévios, adesão, efeitos adversos e efeitos de substâncias psicotrópicas em parentes de primeiro grau é importante. Dependências químicas como álcool e drogas recreativas devem ser ativamente questionadas. A revisão dos sintomas psiquiátricos é útil para se evitar a perda de algum detalhe psicopatológico fundamental para o diagnóstico. A Tabela 1 elenca os principais.

TABELA 1 Revisão dos sintomas psiquiátricos

Ciclo do sono	Tempo total de sono, eventos anormais do sono, insônia inicial, média e terminal
Sintomas depressivos	Tristeza persistente, interesse ou prazer reduzidos, choro fácil, sono reduzido ou excessivo, apetite reduzido ou aumentado, perda ou ganho de peso, baixa energia, concentração reduzida, baixa libido, culpa excessiva ou inadequada, lentidão ou agitação psicomotora, autoavaliação negativa, pensamentos sem esperança, de morte ou suicídio
Sintomas maniformes	Humor elevado ou irritável, diminuição da necessidade ou incapacidade de dormir, energia excessiva, aumento acentuado da atividade, aumento da quantidade e ritmo da fala e do pensamento, libido aumentada, impulsividade ou imprudência em comportamentos como gastos e sexo
Sintomas ansiosos	Ataques de pânico, sintomas somáticos, fobias específicas ou evasão social
Alterações psicóticas	Alucinações, delírios, comportamento desorganizado, fala ou pensamento e sintomas negativos
Referências obsessivo-compulsivas	Pensamentos repetitivos, intrusivos e indesejados. Comportamentos compulsivos para neutralizar a ansiedade
Vivências traumáticas	Sintomas intrusivos e de esquiva, alterações negativas nas cognições e humor, excitação e reatividade excessiva

Exame do estado mental

O exame do estado mental é uma coleção sistemática de observações do examinador e experiências mentais relatadas que produzem uma imagem do estado mental atual do paciente. Existem várias formas para se descrever o exame, assim como de realizá-lo. A Tabela 2 apresenta o roteiro sugerido e adotado no Ambulatório de Alterações Comportamentais em Idosos (ACId) do Serviço de Geriatria do Hospital das Clínicas da Faculdade de Medicina da Universidade de São Paulo.

Entrevista psiquiátrica 25

TABELA 2 Roteiro para execução e descrição do exame do estado mental

Exame do estado mental	
Variável avaliada	Descrição clínica observada
Aspecto geral	Observar visualmente o paciente: autocuidados gerais, higiene, trajes, postura, atitude global, tipo constitucional e psicomotricidade
Nível de consciência	Estado vigil, hipervigil, sonolência, obnubilação, rebaixamento e confusão
Orientação	Alopsíquica: são dados de fora do eu, a orientação da pessoa em relação ao tempo e espaço: • Temporal: dia, mês, ano; em que parte do dia (manhã, tarde ou noite) • Espacial: a espécie de lugar em que se encontra, para que serve; a cidade em que está; como chegou ao consultório Autopsíquica: orientado quanto à noção do eu, quando fornece ele próprio dados de sua identificação pessoal, revelando saber quem é, como se chama, que idade tem, qual sua nacionalidade, profissão e estado civil
Atenção e concentração	Normotenacidade ou normovigilância
	Hipotenacidade ou hipovigilância: a atenção se afasta com demasiada rapidez do estímulo ou tópico
	Hipertenacidade ou hipervigilância: a atenção se adere em demasia a algum estímulo ou tópico
	Outros termos observados: atenção seletiva, atenção sustentada, atenção flutuante e distraibilidade
Memória (pode ser observada livremente ou por meio de testes cognitivos)	Memória imediata: episódica/recente e remota
	Memória de trabalho: recuperação *on-line* das informações que permitam a realização da ação
	Memória verbal: encontrar palavras
	Memória semântica: retenção em função do seu significado
	Memória lógica: recordar o sentido lógico de um fato
	Confabulação: inventar para responder a uma pergunta
	Amnésia anterógrada: não recordação a partir de evento para a frente
	Amnésia retrógrada: não retenção de conteúdos de um evento para trás
Inteligência (pode ser observada livremente ou por meio de testes cognitivos)	Pode ser avaliada por meio de: • Conteúdo do diálogo • Capacidade de abstração • Conteúdo de conhecimento • Riqueza de vocabulário

(continua)

26 Depressão: guia prático

TABELA 2 Roteiro para execução e descrição do exame do estado mental *(continuação)*

Exame do estado mental	
Linguagem	**Discurso** • Conexo (p.ex., depressão, transtornos alimentares) • Desconexo (p.ex., mania, transtornos psicóticos)

Fala

• Fluente	• Lentificada (p.ex., depressão)
• Acelerada (p.ex., mania)	• Logorreica (produção verbal anormal
• Espástica	e intensa, comum estar associada à
• Tartamutez (gagueira)	fuga de ideias e distraibilidade)
• Disfonia (fala anasalada)	• Disartria (transtorno motor do aparato
• Solilóquio (ato de falar sozinho)	bucal na expressão da linguagem)
• Afasia (motora ou de	• Mutismo
compreensão)	• Dislalia (substituição de letras ou
• Perseveração (repetição sem	sílabas)
sentido)	• Para-respostas (conteúdo sem relação
• Ecolalia (repetição de últimas	com o que foi perguntado)
palavras)	• Parafasia (deformação de palavras)
• Neologismos (criação de novas	• Mussitação (mover os lábios com
palavras)	repetição sussurrada – automatismo verbal)

Estado de humor	Deprimido: hipotimia caracterizada por tristeza, melancolia, choro, apatia, irritabilidade, desesperança, labilidade emocional, pobreza de afetos, pessimismo, ideias de arrependimento, de culpa, de vazio, de inutilidade e de morte; sentimento de incapacidade, de autodepreciação e baixa autoestima
	Ansioso: tensão psíquica, medo, agorafobia, inquietação psicomotora, fobias e somatizações
	Hipomaníaco/maníaco: hipertimia caracterizada por ideias de poder, grandeza, desinibição social e sexual, logorreia, distraibilidade, irritabilidade, hostilidade, heteroagressividade verbal e/ou física

(continua)

Entrevista psiquiátrica 27

TABELA 2 Roteiro para execução e descrição do exame do estado mental *(continuação)*

Exame do estado mental	
Pensamento	**Curso**
	Velocidade com que o pensamento é expresso. Pode ir do acelerado ao retardado, passando por variações:
	• Normal
	• Acelerado (p.ex., mania)
	• Lentificado (p.ex., depressão)
	Com fuga de ideias: alteração da expressão do pensamento caracterizada por variação incessante do tema e dificuldade importante para se chegar a uma conclusão. A progressão do pensamento encontra-se seriamente comprometida, a tal ponto que a ideia em curso é sempre perturbada por uma nova ideia que se forma
	Roubo do pensamento: vivência que os próprios pensamentos são "roubados" ou apropriados por um agente exterior a ele
	Forma
	• Estrutura básica do raciocínio: organizado, abstrato, concreto, empobrecido, rígido, obsessivo, prolixo (cheio de detalhes, rodeios, repetições) e circunstancialidade
	• Afrouxamento das associações/descarrilamento do pensamento: ideias mudam de um assunto para outro sem qualquer relação ou apenas obliquamente relacionadas. Essa perturbação ocorre entre as frases
	• Desagregação do pensamento: pensamento é constituído por fragmentos soltos de ideias, sem nexo, o que resulta em uma justaposição incoerente de conteúdos
	Conteúdo
	• Predominância do tema: grandeza, ciúme, reivindicação, genealógico, místico, de missão salvadora, erótico, invenção ou reforma, ideias fantásticas, excessiva saúde, conteúdo hipocondríaco, capacidade física, beleza, prejuízo, autorreferência, perseguição, influência, possessão, humildades, experiências apocalípticas, negação e transformação corporal, autoacusação, culpa, ruína, niilismo e tendência ao suicídio

(continua)

28 Depressão: guia prático

TABELA 2 Roteiro para execução e descrição do exame do estado mental *(continuação)*

Exame do estado mental	
Sensopercepção	Alucinação verdadeira: características da percepção em estado de lucidez; corporeidade, vivacidade, nitidez sensorial, objetividade e projeção no espaço externo: • Tipos de alucinação: alucinações visuais, auditivas, táteis, olfatória, gustativas, cinestésicas (movimento) e cenestésicas (corpórea) • Conteúdo das alucinações: persecutório, místico-religioso, etc. Ilusão: percepção deformada da realidade, de um objeto real e presente; interpretação errônea do que existe Pseudoalucinação: parecida com alucinações; ausência das características vivas das alucinações Alucinose: percebe a alucinação como algo estranho a ele, periférico ao seu eu
Juízo de realidade	Delírios simples ou complexos: perseguição, referência, ciúme, culpa, ruína, de que é roubado, místico-religioso, hipocondríaco, etc.
Volição	Hipobulia/abulia Impulsividade: ausência de autocontrole, sem deliberação da vontade; impulsos e comportamentos inadequados Compulsividade: rituais; associada a ideias obsessivas

Nos transtornos do humor, alguns termos psicopatológicos são especialmente importantes e frequentemente confundidos. O humor patológico se distingue do normal por estar fora de proporção com qualquer estressor ou situação simultânea; ser indiferente à garantia; ser mantido por semanas, meses e, às vezes, anos; e ter um efeito generalizado sobre o indivíduo, de modo que o julgamento seja seriamente comprometido pelo humor. É fundamental entender a diferença entre humor, afeto, elação, luto e temperamento (Quadro 2).

Entrevista psiquiátrica 29

QUADRO 2 Definições de variáveis psicopatológicas fundamentais em transtornos de humor

Afeto
- Comunicado por expressão facial, inflexão vocal, gestos e postura de curta duração em resposta a contingências emocionais momentâneas;
- Alegria, tristeza, raiva e medo são afetos básicos; são e possuem uma função comunicativa;
- A tristeza e a alegria fazem parte da vida cotidiana e devem ser diferenciadas dos principais transtornos depressivos e mania;
- Períodos depressivos transitórios também ocorrem como reações a determinadas datas e aniversários, durante a fase pré-menstrual e a primeira semana pós-parto.

Humor
- Transmite emoções sustentadas, sentidas interiormente, e ocorrem de forma mais duradoura;
- Sua compreensão requer empatia do entrevistador, pois a emoção interior e o tom afetivo predominante podem ser discordantes.

Luto
- Luto normal ou luto é considerado o protótipo da depressão reativa, ocorrendo diante de separações ou perdas significativas;
- O DSM-5 tende a limitar o conceito de normal ao luto pela perda em razão da morte de um ente querido;
- Além do afeto deprimido adequado à perda, as reações de luto são caracterizadas pela proeminência de excitação e inquietação que, acredita-se, representam, de uma perspectiva evolutiva, mecanismos fisiológicos e comportamentais para facilitar a busca pelo objeto perdido.

Elação
- Emoção positiva da euforia, ligada ao sucesso, vitória e conquista;
- A exaltação é conceituada psicodinamicamente como uma defesa contra a depressão ou uma negação da dor da perda.

Temperamento
- Padrão característico de oscilações afetivas basais;
- Normalmente, as oscilações no tom afetivo são relativamente pequenas, tendem a ressonar com os eventos do dia a dia e não interferem no funcionamento;
- Os três tipos básicos de temperamentos são:
  - Distímico: possui tendência a reações depressivas;
  - Hipertímico: possui tendência a reações expansivas ou alegres;
  - Ciclotímico: apresenta flutuação entre os afetos citados.

Exame físico

O exame físico complementa a anamnese e o exame do estado mental. Ele é importante, entre outros, para levantar hipóteses diagnósticas de doenças orgânicas, que podem ser a causa, consequência ou serem concomitantes ao quadro depressivo. A extensão e a profundidade do exame físico podem depender do profissional que estiver atendendo o paciente. A Tabela 3 apresenta um roteiro.

30 Depressão: guia prático

TABELA 3 Exame físico geral e neurológico

Exame físico geral

Estado geral, frequência cardíaca, pressão arterial (deitada, sentada, em pé), temperatura, peso, altura, hidratação, nutrição, mucosa, edema, ausculta torácica, ausculta pulmonar, avaliação do abdome, do aparelho osteomuscular, etc.

Exame físico neurológico

Motricidade

Reflexos	Profundos; superficiais	
Músculo	Força muscular; tônus muscular	
Movimentos anormais	P.ex., coreia; distonia; balismo; tremor; mioclonia	
Coordenação	Entre tronco e membros; apendicular; diadococinesia	
Sensibilidade	Superficial; profunda; sinais de irritação meníngea e radicular	
Funções neurovegetativas e tróficas	Alterações: p.ex., pele, fâneros, tecido celular subcutâneo, músculos, articulações e ossos Alterações: p.ex., sudorese, função vasomotora, salivação, potência sexual, controle dos esfíncteres, etc.	
Nervos cranianos	Olfatório (I)	Capacidade olfativa
	Óptico (II)	Acuidade visual Campo visual Fundo de olho
	Oculomotor (III) Troclear (IV) Abducente (VI)	Motricidade ocular intrínseca (resposta pupilar) Motricidade ocular extrínseca (movimentação ocular)
	Trigêmio (V)	Componente sensitivo e motor
	Facial (VII)	Motricidade da face (mímica facial)
	Vestibulococlear (VIII)	Sistema vestibular Função auditiva
	Glossofaríngeo (IX) Vago (X)	Inervação motora e sensitiva da faringe Vocação, tosse e deglutição
	Acessório (XI)	Acessório bulbar: inervação da laringe Acessório espinal: inervação do músculo esternocleidomastoideo e porção superior do trapézio.
	Hipoglosso (XII)	Inervação dos músculos intrínsecos e extrínsecos da língua
Equilíbrio e marcha	Equilíbrio estático e dinâmico	

CONSIDERAÇÕES FINAIS

A entrevista psiquiátrica ainda é a estrutura fundamental para o diagnóstico e planejamento terapêutico de pacientes com transtornos mentais. Para sua execução, uma anamnese detalhada e um exame do estado mental acurado são imprescindíveis. Nos pacientes com transtornos depressivos, diversas informações importantes podem ser percebidas, como aparência desleixada, psicomotricidade lenta, hipomodulação afetiva e hipotimia, alterações da forma e conteúdo do pensamento, sintomas ansiosos, entre outros achados.

BIBLIOGRAFIA CONSULTADA

1. Aprahamian I, Borges MK, Biella MM. Exame psiquiátrico no paciente idoso. In: Aprahamian I, Biella MM, Cerejeira J, Alves TCTF (eds.). Psiquiatria geriátrica. Rio de Janeiro: Guanabara Koogan; 2019. p.41-6.
2. Houghtalen RP, McIntyre JS. Psychiatric interview, history, and mental status examination of the adult patient. In: Sadock BJ, Sadock VA, Ruiz P (eds.). Kaplan & Sadock's comprehensive textbook of psychiatry. 10.ed. Philadelphia: Lippincott Williams & Wilkins; 2017. p.944-63.
3. Sadock B. Outline for a psychiatric interview. In: Sadock BJ, Sadock VA, Ruiz P (eds.). Kaplan & Sadock's comprehensive textbook of psychiatry. 10.ed. Philadelphia: Lippincott Williams & Wilkins; 2017. p.964-9.

CAPÍTULO 4

Escalas e instrumentos

Nairton Lopes Cruz

● INTRODUÇÃO

A depressão é o transtorno psiquiátrico mais comum no ser humano, com prevalência em torno de 4,4% em todo o mundo e 5,8% no Brasil. O transtorno depressivo acarreta diversos desfechos negativos, como suicídio, crises psicóticas, além do próprio dano cerebral, que favorece, quando não tratado, ao aumento das chances de síndromes demenciais.

De uma forma geral, a depressão se apresenta da seguinte maneira:

- Humor deprimido e/ou falta de interesse e prazer por um mínimo de 2 semanas;
- Os critérios podem estar associados com: sintomas de alterações do sono, apetite e memória, prejuízo na tomada de decisões e concentração, lentificação psíquica e motora, sentimentos de culpa e inutilidade, presença de fadiga/falta de energia e ideação/tentativa de suicídio;
- Observação: na terceira idade podem ser mais perceptíveis sinais de irritabilidade, sintomas amnésticos e somáticos.

A seguir, são apresentadas algumas medidas importantes para o processo diagnóstico da depressão:

- Mensurar a gravidade do quadro; aferir as chances de suicidabilidade; percepção sobre sintomas psicóticos;

Escalas e instrumentos **33**

- Esclarecer junto ao paciente o que faz parte de sua história pregressa ou o que são características novas decorrentes da doença;
- É importante haver padronização nos critérios diagnósticos de acordo com os mais recentes *guidelines*, a fim de que os médicos psiquiatras e não especialistas em saúde mental apliquem as medidas corretas para o estadiamento da doença atual de seus pacientes.

Neste capítulo serão descritas as classificações mais utilizadas na literatura atual, bem como a importância de cada uma para o diagnóstico da depressão.

● ESCALA DE DEPRESSÃO DE HAMILTON (HAM-D)

A escala de depressão de Hamilton foi formulada pelo psiquiatra alemão, radicado na Inglaterrra, Max Hamilton, em 1960, com sua última revisão em 1980. Existem duas versões, de 21 e 17 itens (excluído os seguintes itens: sintomas paranoides, sintomas obsessivos, desrealização e variação do humor). A Tabela 1 apresenta as características da escala.

TABELA 1 Características da escala de Hamilton para depressão

Público-alvo	Idosos e adultos
Sensibilidade e especificidade	HAM-D 17 itens: 90 e 91%
Tempo médio de aplicação	20 minutos
Vantagens	Avalia a gravidade da depressão (por meio dos escores) Contempla os critérios maiores e menores do DSM-5 Aborda os sintomas somáticos psíquicos e físicos Permite acompanhamento da resposta terapêutica ao antidepressivo Considerada referência para validação de outras escalas
Desvantagens	Por avaliar diversos itens alterados na depressão, pode haver ênfase em um item que altere o valor final do escore, sem correlação com a melhora do paciente. Exemplo: quando há melhora na insônia, a pontuação diminui, mas pode ainda haver pacientes com ideação suicida mantida, ou seja, a pontuação diminuiu, mas a gravidade não
Critérios de pontuação	HAM-D 17 itens: normal: 0-6; leve: 7-17; moderada: 18-24; grave: ≥ 25 HAM-D 21 itens: normal: 0-7; leve: 8-19; moderada a grave: ≥ 20

34 Depressão: guia prático

● ESCALA DE DEPRESSÃO DE MONTGOMERY-ASBERG (MADRS)

Formulada pelo pesquisador britânico Stuart Montgomery e a sueca Marie Asberg em 1979, a escala de depressão de Montgomery-Asberg, em inglês *Montgomery-Asberg Depression Rate Scale*, é composta por 10 itens. A Tabela 2 apresenta as características da escala.

TABELA 2   Características da escala MADRS

Público-alvo	Idosos e adultos
Sensibilidade e especificidade	81 e 85%
Tempo médio de aplicação	20 a 60 minutos
Vantagens	Discrimina pacientes que responderam ao tratamento com antidepressivos, sendo mais sensível que a de Hamilton para detectar a resposta ao tratamento
Desvantagens	Pode ser demorada para aplicar em casos mais graves
Critérios de pontuação	Normal: 0-6; leve: 7-19; moderada: 20-34; grave: > 34

Existe ainda uma versão autoaplicável composta por nove itens mantendo boa correlação com a mesma escala aplicada pelo especialista.

● INVENTÁRIO DE DEPRESSÃO DE BECK (BDI)

O inventário de depressão de Beck, em inglês *Beck Depression Inventory*, é usado como uma ferramenta de avaliação por profissionais de saúde e pesquisadores de diversas áreas. Foi criada pelo psiquiatra americano Aaron Temkin Beck em 1961, sendo composto por um autorrelato de 21 perguntas com múltiplas escolhas para medir a gravidade da depressão. Seu desenvolvimento foi um marco entre os profissionais de saúde mental, que até então viam a depressão sob uma perspectiva psicodinâmica, em vez de enraizar-se nos pensamentos do próprio paciente.

A escala é composta por 21 questionamentos sobre como o paciente estava se sentindo na última semana e cada questão tem opção de pelo menos quatro respostas possíveis, variando em intensidade.

Esse instrumento trouxe uma mudança de perspectiva da gênese da depressão, que era entendida apenas por características freudianas, em que era necessário entender toda a psicodinâmica do indivíduo. Assim, o inventário de Beck conduziu a avaliação mais para o lado dos próprios pensamentos do indivíduo, levando em conta principalmente sua cognição, importante conceito que leva às alterações do comportamento que culminam na depressão. A Tabela 3 apresenta as características da escala.

TABELA 3   Características do inventário de Beck

Público-alvo	Idosos e adultos
Sensibilidade e especificidade	94,4 e 90,6%
Tempo médio de aplicação	5 a 10 minutos
Vantagens	Avalia itens como tristeza, pessimismo, sensação de fracasso, falta de satisfação, sensação de culpa, sensação de punição, autodepreciação, autoacusações, ideias suicidas, crises de choro, irritabilidade, retração social, indecisão, distorção da imagem corporal, inibição para o trabalho, distúrbio do sono, fadiga, perda de apetite, perda de peso, preocupação somática e diminuição de libido Observação: foi desenhado exatamente para monitorar o agravamento da depressão, fornecendo medidas objetivas para avaliar a melhoria e a eficácia ou não dos métodos de tratamento
Desvantagens	As respostas podem ser influenciadas de acordo com o sentimento do paciente no momento em que o teste é realizado Pode haver influência nas respostas dependendo do local em que o teste é aplicado
Critérios de pontuação	Normal ou mínima: < 10; leve a moderada: 10-18; moderada a grave: 19-29; grave: 30-63

● QUESTIONÁRIO SOBRE A SAÚDE DO PACIENTE (PHQ)

O Questionário sobre a saúde do paciente, em inglês *Pacient Health Questionary*, tem duas versões, o PHQ-2 e o PHQ-9. Este instrumento tem sido amplamente utilizado para triagem e diagnóstico de depressão em unidades de atenção primária.

O PHQ-9 foi criado para avaliar nove sintomas com base no Manual Diagnóstico e Estatístico dos Transtornos Mentais (DSM-IV).

O PHQ-2 pergunta sobre a frequência do humor deprimido. O PHQ-2 compreende os dois primeiros itens do PHQ-9, pergunta sobre o grau em que um indivíduo experimentou humor deprimido e a anedonia nas últimas 2 semanas. Seu objetivo não é estabelecer o diagnóstico final ou monitorar a gravidade da depressão, mas, sim, rastrear a depressão.

Assim, pacientes com resultado positivo devem ser avaliados com o PHQ-9 para determinar se atendem aos critérios para um transtorno depressivo. O PHQ-2 foi validado em três estudos nos quais mostrou grande variabilidade na sensibilidade. A Tabela 4 apresenta as características da escala PHQ-9.

TABELA 4   Características do PHQ-9

Público-alvo	Idosos e adultos
Sensibilidade e especificidade	77,5 e 92%
Tempo médio de aplicação	4 a 5 minutos
Vantagens	Avalia os nove sintomas dos critérios para depressão presentes no DSM-5: humor deprimido, anedonia (perda de interesse ou prazer em fazer as atividades), problemas com o sono, fadiga ou falta de energia, mudanças no apetite ou peso, sentimento de culpa excessiva ou inutilidade, problemas de concentração, agitação ou retardo psicomotor e pensamentos recorrentes de morte/tentativa de suicídio
Desvantagens	As respostas podem ser influenciadas de acordo com o sentimento do paciente no momento em que o teste é realizado Pode haver influência nas respostas dependendo do local em que o teste é aplicado
Critérios de pontuação	PHQ-9: mínima: 1-4; leve: 5-9; moderada: 10-14; moderadamente grave: 15-19; grave: 20-27

● ESCALA DE DEPRESSÃO GERIÁTRICA (GDS)

A escala de depressão geriátrica, em inglês *Geriatric Depression Scale*, é uma avaliação de autorrelato de 30 itens que foi desenvolvida como instrumento de triagem para depressão em adultos idosos. Foi desenvolvida pela primeira vez em 1982 pelo psiquiatra americano Jerome A. Yesavage e colaboradores.

Foi testada quanto a confiabilidade e validade e comparada com a *Hamilton Rating Scale for Depression* (HRS-D) e a *Zung Self-Rating Depression Scale* (SDS). Os indivíduos foram classificados como normais, levemente deprimidos ou severamente deprimidos com base nos Critérios de Diagnóstico de Pesquisa (RDC) para depressão. O RDC foi descrito em 1978 para uniformizar os critérios diagnóstico em depressão. A Tabela 5 apresenta as características da escala.

TABELA 5   Características do GDS

Público-alvo	Preferencialmente idosos
Sensibilidade e especificidade	GDS-30 itens: 92 e 89% GDS-15 itens: 86,8 e 82,4%
Tempo médio de aplicação	GDS-30 itens: 6 a 8 minutos GDS-15 itens: 2 a 3 minutos
Vantagens	Mais adaptada para sintomatologia observada na população idosa Aborda o domínio cognitivo da depressão e a qualidade de vida Uso em diversos ambientes de cuidado: rede básica, ambulatórios, hospitais e instituições de longa permanência
Desvantagens	Menos confiável para casos mais graves Aborda poucos sintomas somáticos
Critérios de pontuação	GDS-15: normal: 0-4; leve ou moderada 5-10; grave ou severa: 11-15 GDS-30: normal: 0-10; leve: 11-20; moderada ou severa: 21-30

● ESCALA DE DEPRESSÃO DO CENTRO DE ESTUDOS EPIDEMIOLÓGICOS (CES-D)

Do inglês *Centers for Epidemiologic Studies Depression Scale*, a CES-D é uma escala de autorrelato que visa a identificar humor depressivo em estudos populacionais, tendo sido publicada em 1977, surgindo de um agrupamento das escalas de Beck, Zung, Raskin e do inventário de personalidade. Trata-se de uma escala de 20 itens de 0 a 3 pontos cada um, tratando de sintomas depressivos conforme os critérios do DSM-IV, incluindo questões sobre o humor, sintomas somáticos, interações com os outros e funcionamento motor vividos pelo paciente na semana anterior à da entrevista.

A CES-D superestima a depressão em idosos pelo fato de incluir sintomas somáticos, naturalmente mais presentes nessa população.

● ESCALA CORNELL PARA DEPRESSÃO EM DEMÊNCIA (CSDD)

A escala Cornell de depressão em demência, do inglês *Cornell Scale Depression in Dementia*, é um instrumento que presta auxílio nas pesquisas farmacológicas e em estudos sobre a evolução de sintomas psiquiátricos em pacientes com demência. Mostrou-se confiável, válida e sensível de acordo com critérios de escalas psiquiátricas discutidos por Hamilton. Criada em 1988 por psiquiatras da Universidade de Cornell, nos Estados Unidos, demonstrou que a prevalência de depressão na demência variou de 10 a 86% conforme os critérios diagnósticos. Esse instrumento leva em conta não só dados obtidos do paciente, mas também do cuidador, sendo indicada para quantificar a sintomatologia apresentada.

Sabe-se que, em idosos, o tempo do episódio depressivo se correlaciona com a redução do volume hipocampal, atrofia de substância cinzenta do córtex pré-frontal e perda de células gliais. Dessa forma, torna-se importante haver no nosso meio escalas que identifiquem e graduem sintomas depressivos.

CONSIDERAÇÕES FINAIS

O capítulo tentou, com essas explanações, trazer o melhor compilado de informações acerca das escalas mais usadas sobre depressão. É importante notar que muitas delas foram feitas para não especialistas, o que facilita a triagem ou diagnóstico em maior número de pessoas. Desde o início das pesquisas em depressão, sempre houve o desejo da melhor forma de se abordar o paciente, para que a partir do diagnóstico precoce, fosse buscado o melhor acompanhamento dos sintomas até a cura. Esta talvez seja uma das grandes vantagens de escalas que auxiliam o psiquiatra assistente no acompanhamento do paciente, como visto na escala de Hamilton. Outra vantagem promovida pelas escalas é tirar o diagnóstico da esfera do subjetivo, em que muito da psicodinâmica tinha que ser levada em conta. Isto foi bem visto com o inventário de Beck, que buscou a válida associação entre a cognição e o comportamento depressivo.

Sabe-se que as pesquisas continuam e a busca por instrumentos mais acurados e que exijam menor tempo para aplicabilidade devem continuar, contudo, sempre vale a pena ter os primeiros métodos compilados como neste capítulo.

BIBLIOGRAFIA CONSULTADA

1. Arrieta, Jafet et al. Validity and utility of the Patient Health Questionnaire (PHQ)-2 and PHQ-9 for screening and diagnosis of depression in rural Chiapas, Mexico: a cross-sectional study. Journal of Clinical Psychology. 2017;73(9):1076-90.

2. Batistoni SST. Validity and reliability of the Brazilian version of the Center for Epidemiological Scale – Depression (CES-D) in Brazilian elderly. Psico-USF. 2010;15(1):13-22.
3. Beck AT. Depression: causes and treatment. Philadelphia: University of Pennsylvania Press; 1972.
4. Beck AT, Steer RA, Garbin MG. Psychometric properties of the Beck Depression Inventory: twenty-five years of evaluation. Clinical Psychology Review. 1988;8:77-100.
5. Bowling A. Mode of questionnaire administration can have serious effects on data quality. Journal of Public Health. 2005;27(3):281-91.
6. Brown GP, Hammen CL, Craske MG, Wickens TD. Dimensions of dysfunctional attitudes as vulnerabilities to depressive symptoms. Journal of Abnormal Psychology. 1995;104(3):431-5.
7. Carthery-Goulart MT. Versão brasileira da Escala Cornell de Depressão em Demência. Arq Neuropsiquiatr. 2007;65(3-B):912-5.
8. Castelo MS. Validade da "escala de depressão geriátrica" em unidades primárias de saúde na cidade de Fortaleza, Ceará. 2004.
9. Duarte-Guerra et al. Utility of of the Montgomery-Åsberg Depression Rating Scale for the detection of depression among bariatric surgery candidates. BMC Psychiatry. 2016;16:119.
10. Freire MA et al. Hamilton Scale: study of the psychometric characteristics in a sample from Southern Brazil. J Bras Psiquiatr. 2014;63(4):281-9.
11. Goldmann S. Developmental epidemiology of depressive disorders. Child and adolescent psychiatric clinics of North America. 2012;21(2):217-35.
12. Gomes LP. Contextos Clínicos. 2013;6(2).
13. Hamilton M. Rating depressive patients. Journal of Clinical Psychiatry. 1980;41:21-4.
14. Jorm A. History of depression as a risk factor for dementia: an updated review. Australian and New Zealand Journal of Psychiatry. 2001;35(6):776-81.
15. Kroenke K. The Patient Health Questionnaire-2: validity of a two-item depression screener. Med Care. 2003;41(11):1284-92.
16. Montgomery S, Åsberg M. A new depression scale designed to be sensitive to change. British Journal of Psychiatry. 1979;134(4):382-9.
17. Moonseong H. Relationship between the Hamilton Depression Rating Scale and the Montgomery-Åsberg Depression Rating Scale in depressed elderly: a meta-analysis. Am J Geriatr Psychiatry. 2007;15:899-905.
18. Morgan J.H. Depression measurement instruments: an overview of the top depression rating scales. Preprints. 2016;2016120083.
19. Oliveira GNM et al. Beck depression inventory (BDI) and Hamilton Rating Scale for Depression (HAM-D) in patients with epilepsy. J Bras Psiquiatr. 2011;60(2):131-4.
20. Organização Mundial da Saúde; 2015.
21. Santos IS et al. Sensitivity and specificity of the Patient Health Questionnaire-9 (PHQ-9) among adults from the general population. Cad Saúde Pública. 2013;29(8):1533-43.
22. Svanborg P, Åsberg M. A comparison between the Beck Depression Inventory (BDI) and the self-rating version of the Montgomery Åsberg Depression Rating Scale (MADRS). Journal of Affective Disorders. 2001;64(2-3):203-16.
23. Zwart PL, Jeronimus BF, de Jonge P, et al. Empirical evidence for definitions of episode, remission, recovery, relapse and recurrence in depression: a systematic review. Epidemiology and Psychiatric Sciences. 2018;28(5):544-62.

CAPÍTULO 5

Exames complementares

Suelen Pereira Arcanjo

● INTRODUÇÃO

Embora o diagnóstico de transtornos depressivos seja baseado em história e exames clínicos, os exames complementares possibilitam descartar outras condições clínicas que podem desencadear ou contribuir para quadros depressivos. Assim, está indicada uma abordagem sistemática da saúde do indivíduo. Deve-se lançar mão de exames de imagem, laboratório e outros subsidiários, quando indicados (p.ex., polissonografia, eletroencefalograma e eletrocardiograma).

● EXAMES LABORATORIAIS

Os exames laboratoriais iniciais podem auxiliar na primeira avaliação, devendo-se considerar uma análise adicional para pacientes com risco maior de doenças ou condições médicas crônicas. Atenção especial deve ser dada aos idosos, pessoas institucionalizadas ou dependentes químicos.

No Quadro 1, estão listados exames laboratoriais que podem ser úteis na avaliação inicial do paciente com sintomas depressivos.

Exames complementares **41**

QUADRO 1 Exames laboratoriais na abordagem inicial e conforme o contexto

Na abordagem inicial	
Hemograma completo Sódio, potássio, cálcio Creatinina, ureia TSH, T4 livre Sorologia para HIV e sífilis Urina I Glicemia de jejum, hemoglobina glicada Colesterol total e frações	
Conforme contexto	
Exame	**Suspeita clínica**
Albumina, bilirrubinas totais e frações, ALT, AST, fosfatase alcalina, GGT	Insuficiência hepática, encefalopatia hepática e hepatotoxicidade por drogas
Nível sérico de medicamento	Intoxicação por lítio, ácido valproico, carbamazepina, tricíclicos, benzodiazepínicos e digoxina
Nível sérico de álcool Triagem toxicológica em urina Beta-hCG	Encefalopatia alcoólica Abuso de substâncias Comportamento sexual de risco

TSH: hormônio tireoestimulante; T4: tiroxina; beta-hCG: hormônio gonadotrofina coriônica beta; ALT: alanina transaminase; AST: aspartato transaminase; GGT: gama glutamil transferase.

● EXAMES SUBSIDIÁRIOS

No Quadro 2, estão listados exames subsidiários que podem ser úteis na avaliação do paciente com sintomas depressivos ou já em tratamento de depressão.

QUADRO 2 Exames subsidiários em depressão

Ressonância magnética de encéfalo (RNM)
Eletroencefalograma (EEG)
Eletrocardiograma (ECG)
Holter
Teste ergométrico
Ecocardiograma
Polissonografia

Ressonância magnética de encéfalo

A neuroimagem é reservada para pacientes com suspeita de doença cerebral estrutural (acidente vascular cerebral, lesão traumática, neopla-

42 Depressão: guia prático

sia ou encefalites), principalmente quando há sinais neurológicos focais no exame físico ou há comprometimento cognitivo persistente.

Considera-se razoável solicitar exame de imagem encefálica para pacientes idosos com suspeita de depressão.

Eletroencefalograma (EEG)

Avalia a atividade elétrica cortical cerebral para excluir atividade epiléptica subclínica ou *delirium* como causa de sintomas depressivos. Indicado em situações especiais para diagnóstico de encefalopatia metabólica, como encefalopatia hepática, ou na doença de Creutzfeldt-Jakob. Pode auxiliar no diagnóstico de demência, quando não se identifica a causa após investigações iniciais.

Em pacientes com embotamento afetivo, o EEG pode mostrar traçado típico de vigília, que ocorre na catatonia, ou com lentidão difusa e ondas trifásicas, semelhante ao que ocorre na encefalopatia metabólica.

É importante salientar que diversos psicofármacos podem alterar o traçado do EEG e, portanto, deve-se atentar quando o paciente estiver usando lítio, anticonvulsivantes, tricíclicos, benzodiazepínicos, inibidores da receptação de serotonina (IRSS) e inibidores da monoaminoxidase (MAO).

O videoeletroencefalograma costuma ser indicado na suspeita de paroxismo não epiléptico de origem psicogênica ou em parassonias.

A Tabela 1 resume algumas possíveis indicações de solicitação de EEG no diagnóstico diferencial.

TABELA 1   Indicação de EEG

Indicação de EEG	Diagnóstico diferencial
Estados de alteração do nível de consciência ou estados catatônicos	Estado de mal epiléptico (sinais motores sutis ou ausentes)
Estado confusional	*Delirium* Intoxicação por lítio
Alteração de comportamento e/ou comprometimento cognitivo	Demência vascular Complexo aids-demência Doença de Alzheimer Doença de Creutzfeldt-Jakob Encefalites

Eletrocardiograma (ECG)

A avaliação de anormalidades na atividade elétrica do coração é comumente empregada na suspeita de doença cardíaca ou na presença de sintomas cardiovasculares durante o acompanhamento.

No contexto de efeitos colaterais de medicamentos antidepressivos, é imperativa a requisição de ECG antes da introdução e durante o uso de medicamentos que possam causar distúrbios de ritmo, conforme ilustrado na Tabela 2.

TABELA 2   Medicamentos com possíveis alterações no ECG

Medicamento	Alteração no ECG
Antidepressivos tricíclicos	Prolongamento de intervalo PR, QT e QRS Anormalidades do segmento ST e onda T Bloqueios atrioventriculares Aumento da frequência cardíaca
Antipsicóticos atípicos	Prolongamento do intervalo QT
Haloperidol	Prolongamento do intervalo QT
Lítio	Alterações de onda T Disfunção nodal sinoatrial Bloqueio cardíaco
Escitalopram	Aumento do QT *Torsades de pointes*

Holter

A monitoração da atividade elétrica cardíaca deve ser incluída no acompanhamento de sintomas cardíacos intermitentes ou persistentes em pacientes que apresentem sintomas de ansiedade ou com transtorno do pânico. É também útil na investigação de quadros de síncope, tontura, palpitações e na diferenciação de sintomas adversos a medicamentos.

Ecocardiograma e teste ergométrico

A avaliação cardiológica por meio desses exames deve ser considerada na distinção entre sintomas orgânicos de origem cardiopulmonar dos de origem somática, típicos da depressão, como: dispneia, dor torácica, angústia, sensação de aperto no peito e cansaço aos esforços. Em especial, o teste de esforço, seja na esteira ou medicamentoso, visa a rastrear síndrome coronariana isquêmica.

Polissonografia

O estudo polissonográfico é utilizado para avaliar os transtornos do sono. É fundamental em casos de parassonias, suspeita de síndrome da apneia obstrutiva do sono (SAOS) e comportamento noturno anormal.

Em quadros depressivos, o exame evidencia redução de ondas lentas, da latência do sono REM e do despertar precoce, o que auxilia no diagnóstico diferencial com SAOS.

É importante salientar que medicações antidepressivas podem aumentar a latência do sono REM e alterar o resultado da polissonografia.

● OUTROS EXAMES

Biomarcadores

Os biomarcadores representam uma tendência inovadora de testes clínicos, quantitativos e não invasivos, para auxiliar no diagnóstico do transtorno depressivo, além de poderem ser utilizados como ferramenta potencial para aprimorar a resposta ao tratamento. Diante dos diversos níveis e sistemas envolvidos nos mecanismos da depressão, propõe-se o uso de painéis de biomarcadores, tendo como base preliminar evidências clínicas e pré-clínicas prévias. Todavia não existe consenso quanto aos métodos de dosagens e quais neurotransmissores devem ser padronizados no painel de análise. Assim, a aplicabilidade na prática rotineira permanece à espera de novas evidências.

Avaliação laboratorial da terapia medicamentosa

A dosagem sérica de medicamentos, ainda não disponível para todas as drogas, possibilita confirmar a adesão do paciente e monitorar o nível terapêutico, evitando falhas na resposta terapêutica ou complicações tóxicas.

Exames complementares devem ser frequentemente solicitados no tratamento farmacológico da depressão, uma vez que estão associados a agravos na saúde, como síndrome metabólica, hiperprolactinemia, obesidade, distúrbios hidroeletrolíticos e hematológicos.

Psicotrópicos

A seguir, são apresentadas orientações importantes quanto aos psicotrópicos.

Inibidores seletivos da recaptação de serotonina (IRSS)

- As concentrações séricas de IRSS não são rotineiramente realizadas, mas podem ser úteis na monitoração dos níveis terapêuticos e toxicidade, como no uso da fluoxetina;
- Os IRSS podem desencadear a síndrome da secreção inapropriada de hormônio antidiurético (SIADH), o que torna imprescindível a dosagem sérica de sódio em caso de sintomas que levem à suspeita de hiponatremia (náuseas, vômitos, cefaleia, confusão mental, fadiga, inquietação e irritabilidade).

Antidepressivos tricíclicos (ADT)

- Para introdução do fármaco, recomenda-se solicitar ECG, por causa do risco de alteração na condução cardíaca;
- Pode-se complementar a avaliação inicial com hemograma completo, eletrólitos e transaminases hepáticas;
- Existe correlação entre níveis plasmáticos do medicamento e resposta terapêutica para nortriptilina, amitriptilina, imipramina e clomipramina, podendo ajudar a estabelecer a dose adequada no tratamento do transtorno depressivo.
- A nortriptilina possui janela terapêutica mais confiável do que os demais, entre 50 e 150 ng/mL, sendo o resultado clínico insatisfatório quando abaixo ou acima dessa faixa;
- Os níveis séricos devem ser avaliados 5 dias após atingir a dose terapêutica e a dosagem deve ser realizada 12 horas após a ingestão da última dose;
- Na avaliação do paciente em uso de ADT é importante lembrar que variações genéticas na expressão das principais enzimas envolvidas no metabolismo dos tricíclicos (citocromo P450 2D6) têm efeito significativo na concentração plasmática.

Carbonato de lítio

- Antes da introdução, devem-se obter os seguintes testes: análise de urina, ureia, creatinina, TSH, T4L, sódio e cálcio, além de um ECG;
- As avaliações periódicas de ureia e creatinina devem ser feitas a cada 2 a 3 meses nos primeiros 6 meses de terapia;
- A função tireoidiana deve ser avaliada 1 ou 2 vezes nos primeiros 6 meses;
- No seguimento após os primeiros 6 meses, os exames (ureia/creatinina/TSH/T4l) podem ser solicitados 1 ou 2 vezes ao ano;
- Dosagem terapêutica: diante de seu índice terapêutico estreito (a dose eficaz é próxima à dose tóxica), seu nível sanguíneo deve ser monitorado para segurança do paciente:
  - O nível sérico alvo para tratamento de fase aguda e tratamento de manutenção está entre 0,8 e 1,2 mEq/L (0,8 e 1,2 mmol/L);
  - A concentração sérica deve ser verificada após atingir a dose terapêutica, de 5 a 7 dias após cada alteração da dose e, quando em uso de doses constantes, a cada 6 ou 12 meses;
  - Os níveis de lítio devem ser coletados pela manhã, aproximadamente 12 horas após a última dose e antes da primeira dose do dia;
  - Níveis aumentados podem ser encontrados na insuficiência renal, desidratação, hiponatremia, uso de diuréticos, inibidores da ECA, haloperidol, clorpromazina e anti-inflamatórios não esteroides;
  - Sintomas de intoxicação: vômitos ou náuseas, diarreia, polidipsia, dor abdominal, tremores de mãos ou pernas, letargia, vertigem e disartria;
  - Atenção especial aos idosos que podem ter sinais de intoxicação em níveis terapêuticos estabelecidos.

Anticonvulsivantes

Valproato

- Pode causar elevação de transaminases hepáticas (ALT e AST), portanto requer avaliação antes e durante o tratamento;
- Em caso de alteração da consciência, a amônia deve ser dosada;
- Busca-se nível sérico de valproato de 65 a 100 mcg/mL, sendo a dosagem de 2 a 5 dias após cada aumento de dose.

Carbamazepina

- Um hemograma completo deve ser avaliado previamente e durante o tratamento, pois pode causar anemia, trombocitopenia e leucopenia;
- A dosagem sérica de sódio é necessária de forma regular por casos raros de hiponatremia e SIADH;
- Dosagem de enzimas hepáticas também devem ser realizadas por levar ao aumento das transaminases e consequente aumento de sua própria depuração, assim como de outras drogas.

Antipsicóticos atípicos

- Estão associados ao desenvolvimento e agravo de síndrome metabólica, *diabetes mellitus* tipo 2, dislipidemia, obesidade, acatisia, sonolência, aumento do risco cardiovascular e sintomas extrapiramidais. Assim, risco de ganho de peso, hipercolesterolemia e hiperglicemia exigem dosagem regular do perfil metabólico, incluindo colesterol e glicemia;
- Para o uso de clozapina, deve-se solicitar um hemograma, em razão do risco de agranulocitose, sendo mais provável quando há nível sérico alto da droga.

A Tabela 3 sintetiza e complementa o exposto.

TABELA 3 Propedêutica ao se utilizar medicação psicotrópica

Medicamento	Avaliação laboratorial	Associação clínica	Quando solicitar
Lítio			
	Ureia, creatinina	Poliúria e polidipsia	Visita inicial e
	Clearance de creatinina	Diarreia	semestral
	Sódio, potássio, cálcio	Hipotireoidismo	Avaliação da eficácia
	Osmolaridade urinária	Doença renal	terapêutica
	TSH, T4 livre		Suspeita de
	Titulação sérica		intoxicação
Antipsicótico atípico			
Todos	Colesterol total e frações	Síndrome metabólica	Visita inicial e
	Triglicérides	*Diabetes mellitus* II	semestral
	Glicemia de jejum	Dislipidemia	
Risperidona	Prolactina sérica	Galactorreia	Conforme indicação
		Ginecomastia	clínica

(continua)

48   Depressão: guia prático

TABELA 2   Propedêutica ao se utilizar medicação psicotrópica *(continuação)*

Medicamento	Avaliação laboratorial	Associação clínica	Quando solicitar
Antipsicótico atípico			
Clozapina	Hemograma	Agranulocitose	Visita inicial Semanal por 6 meses Mensal após 6 meses
Antipsicótico típico			
Haloperidol	Prolactina sérica TSH/T4L	Galactorreia Ginecomastia Hipertireoidismo	Conforme indicação clínica
Inibidor seletivo da receptação de serotonina (IRSS)			
Todos	Sódio Ureia e creatinina	SIADH	Visita inicial e semestral
Mirtazapina			
	Sódio Ureia e creatinina Colesterol total e frações Hemograma	SIADH Agranulocitose Dislipidemia	Visita inicial e semestral
Tricíclicos			
Amitriptilina	Titulação sérica		Em caso de intoxicação
Nortriptilina	Titulação sérica		Em caso de intoxicação
Clomipramina	Titulação sérica		Em caso de intoxicação Avaliar eficácia terapêutica
Imipramina	Titulação sérica		Em caso de intoxicação Avaliar eficácia terapêutica
Benzodiazepínicos			
	Titulação sérica		Em caso de intoxicação

● CONDIÇÕES MÉDICAS ASSOCIADAS COM SINTOMAS DEPRESSIVOS

Os sintomas depressivos também podem representar a primeira manifestação de doença orgânica de cunho neurológico, infeccioso, inflamatório ou endócrino-metabólico. O Quadro 3 apresenta um guia de quando suspeitar de uma causa orgânica para sintomas depressivos.

QUADRO 3	Quando suspeitar de causa orgânica para sintomas depressivos
• Falha terapêutica com psicotrópicos	
• Evolução diferente do habitual	
• Evidências no exame físico	
• Idade avançada	
• Apresentação atípica	
• Início abrupto do quadro	
• Ausência de transtorno mental prévio	
• Sintomatologia pleomórfica	

A seguir, são apresentadas condições médicas que devem ser lembradas.

Complexo B

- As deficiências de vitamina B12 e ácido fólico (vitamina B9) causam anemia megaloblástica, sendo mais comum em idosos, alcoólatras, desnutridos e na deficiência do fator intrínseco;
- Outras causas incluem absorção comprometida por síndromes de má absorção intestinal ou uso de determinados medicamentos (fenitoína, fenobarbital, sulfassalazina, metotrexato, triantereno, metformina, trimetoprima-sulfametoxazol);
- A carência de B12 resulta em manifestações mentais como depressão e disfunção cognitiva;
- A carência de B9 resulta em fadiga, irritabilidade, fraqueza, falta de energia e dificuldade de concentração, que se confundem com sintomas depressivos;
- A dosagem sérica é fundamental na diferenciação de quadros de demência, *delirium*, transtorno depressivo e outros distúrbios psiquiátricos graves (psicose, alteração da personalidade, alucinações, paranoias e esquizofrenia).

Doenças infecciosas

Certos quadros depressivos e de abuso de substâncias estão relacionados a maior exposição e risco alto de contrair doenças sexualmente transmissíveis. As infecções como sífilis, hepatites virais B e C e infecção pelo HIV são frequentemente assintomáticas no início, o que dificulta o diagnóstico. Quando não detectadas, levam a complicações mais graves, como neurossífilis, cirrose hepática e SIDA (síndrome da imunodeficiência humana). É importante rastreá-las na suspeita de abuso de drogas ou vida sexual de risco. Adicionalmente, a própria existência de doenças infecciosas pode causar quadros de distúrbios mentais e até mesmo o seu tratamento, como é o caso das medicações da hepatite C, que podem levar ao transtorno depressivo.

Sífilis

- O diagnóstico é realizado exclusivamente por meio de testes imunológicos. Existem dois tipos de testes imunológicos: não treponêmicos e treponêmicos:
  - Os testes não treponêmicos detectam anticorpos anticardiolipina, que não são específicos para os antígenos do *Treponema pallidum*. Destes, os mais utilizados atualmente são VDRL (do inglês *Venereal Disease Research Laboratory*) e RPR (do inglês *Rapid Test Reagin*);
  - Os testes treponêmicos detectam anticorpos específicos para os antígenos do *T. pallidum* (geralmente IgM e IgG). O mais utilizado é o FTA-Abs (teste de anticorpos treponêmicos fluorescentes com absorção).

Hepatite viral

- As hepatites virais B e C são de grande relevância para a saúde pública, em razão da transmissibilidade, cronicidade e alta morbimortalidade;
- A maioria das pessoas infectadas pelas hepatites virais crônicas desconhece seu diagnóstico;
- A investigação sorológica deve ser realizada em caso de suspeita e ausência de histórico vacinal;
- As manifestações psiquiátricas incluem depressão, ansiedade, fraqueza e psicose, além de poder comprometer o metabolismo hepático de alguns medicamentos psicotrópicos;
- Recomenda-se a vacinação contra hepatite B para todas as pessoas, independentemente da idade e/ou condições de vulnerabilidade;
- A testagem para HCV (vírus da hepatite C) deve ser solicitada para os indivíduos em situações de risco, como: nascidos antes de 1975,

receptores de transfusão de sangue e hemoderivados ou transplantes de órgãos antes de 1993, usuários de drogas, pacientes em hemodiálise, portadores de cirrose hepática, câncer hepático ou doença hepática sem etiologia definida e comportamento sexual de risco.

HIV

- Diante de comportamento de risco, deve-se solicitar a sorologia para detecção de anticorpos anti-HIV 1 e 2;
- Na suspeita de infecção, uma nova amostra deve ser coletada após 30 dias mesmo que a dosagem inicial seja não reagente;
- O ELISA (ensaio imunoabsorvente ligado à enzima) positivo indica confirmação por Western blot ou ensaio de imunofluorescência.

Eletrólitos

Os principais distúrbios eletrolíticos que possuem influência no contexto depressivo são de sódio, cálcio e potássio. Outros eletrólitos alterados são relevantes em situações específicas:

- Hipomagnesemia: o alcoolismo é um fator de risco. O quadro está ligado com agitação e confusão mental e pode também levar a convulsão e coma;
- Fósforo e bicarbonato: pode haver níveis baixos em pacientes com ansiedade que hiperventilam;
- Hiponatremia: está associada a *delirium* e pode ser causada por polidipsia psicogênica ou medicamentos, como carbamazepina e IRSS;
- Hipocalcemia: pode se manifestar com *delirium*, depressão e irritabilidade;
- Hipercalcemia: pode estar associada com depressão, psicose e fraqueza.

Função renal

As dosagens séricas de ureia e creatinina fazem parte da rotina de avaliação inicial e seguimento do paciente com transtorno depressivo:

- O aumento de ureia pode resultar em letargia e *delirium* nos idosos;

- A depuração urinária de creatinina também é muito utilizada na avaliação da função renal. Deve-se fazer a coleta sérica de creatinina pareada com dosagem de creatinina na urina de 24h ou com a dosagem de creatinina na amostra urinária isolada;
- O metabolismo renal pode ser facilmente estimado utilizando-se fórmulas como Cockgroft-Gault, MDRD ou CKD-EPI. É importante fazer o cálculo a cada revisão de medicamento ou ao se iniciar um novo medicamento;
- Para uso de lítio, a monitoração da função renal é fundamental.

Função hepática

A avaliação do metabolismo hepático é necessária na suspeita de doença hepática. Deve-se considerar que muitos psicotrópicos possuem metabolismo de primeira passagem e, portanto, em caso de disfunção hepática seu efeito pode ser afetado:

- Os testes iniciais incluem dosagens de aminotransferases (ALT/AST);
- A função sintética pode ser avaliada por dosagem de albumina e tempo de protrombina;
- A capacidade de transporte hepático é monitorada por bilirrubinas e amônia séricas;
- Pode-se incluir na investigação a dosagem de enzimas canaliculares, como gama-glutamiltranspeptidase (GGT) e fosfatase alcalina (FA).

Função endócrina

Doenças endócrinas muitas vezes apresentam sintomas depressivos e, por sua vez, transtornos depressivos podem ser complicados por doenças endócrinas, além de dificultar seu tratamento.

Suprarrenal

- Os níveis de cortisol e ACTH devem ser avaliados na suspeita de distúrbios da adrenal. Conforme sua titulação alta ou baixa, podem se apresentar como depressão, distúrbios de memória, mania, confusão mental e ansiedade;

- A síndrome de Cushing, em que há elevados níveis de cortisol, inclui mania, ansiedade, euforia, labilidade emocional, irritabilidade e ideação paranoide;
- A doença de Addison, que exibe baixos níveis de cortisol, manifesta-se com fadiga, perda de peso e anorexia, que levam a depressão, podendo chegar a desenvolver disfunção cognitiva e psicose com alucinações.

Tireoide

As doenças da tireoide podem estar relacionadas com depressão, ansiedade, demência, psicose e sintomas de pânico:

- Sintomas de hipotireoidismo: fadiga, aumento do peso, alteração do humor, sonolência, déficits de memória e alteração na libido;
- Sintomas de hipertireoidismo: perda de peso involuntária, aumento no apetite, ansiedade, irritabilidade, tremor nas mãos, sudorese, fadiga, fraqueza muscular, insônia e inquietação;
- A triagem é feita com a dosagem de TSH e T4L.

Prolactina

- Os medicamentos antipsicóticos levam ao bloqueio de receptores de dopamina na hipófise, podendo causar hiperprolactinemia por aumento da produção e liberação;
- Em caso de galactorreia ou redução na libido, o nível sérico de prolactina deve ser avaliado.

CONSIDERAÇÕES FINAIS

Os exames complementares são uma ferramenta fundamental na abordagem global de pacientes com sintomas depressivos. A sua relevância envolve desde a suspeita clínica até o seguimento após o início do tratamento, incluindo a monitoração do uso de medicamentos. O seu uso criterioso e ponderado resulta em maior adesão e sucesso no tratamento.

🎓 BIBLIOGRAFIA CONSULTADA

1. Berling I, Gupta R, Bjorksten C, et al. A review of ECG and QT interval measurement use in a public psychiatric inpatient setting. Australas Psychiatry. 2018;26(1):50-5.
2. Cooray N, Andreotti F, Lo C, et al. Detection of REM sleep behaviour disorder by automated polysomnography analysis. Clin Neurophysiol. 2019;130:505.
3. Giada F, Raviele A. Clinical approach to patients with palpitations. Card Electrophysiol Clin. 2018;10:387.
4. Hiemke C, Bergemann N, Clement HW, et al. Consensus Guidelines for Therapeutic Drug Monitoring in Neuropsychopharmacology: update 2017. Pharmacopsychiatry. 2018;51(1-2):9-62.
5. Hussaarts KGAM, Berger FA, Binkhorst L, et al. The risk of QTc-interval prolongation in breast cancer patients treated with tamoxifen in combination with serotonin reuptake inhibitors. Pharm Res. 2019;37(1):7.
6. Lee K, Baron K, Soca R, Attarian H. The prevalence and characteristics of REM sleep without atonia (RSWA) in patients taking antidepressants. J Clin Sleep Med. 2016;12:351.
7. Pan JX, Xia JJ, Deng FL, et al. Diagnosis of major depressive disorder based on changes in multiple plasma neurotransmitters: a targeted metabolomics study. Transl Psychiatry. 2018;8:130.
8. Park LT, Zarate CA Jr. Depression in the primary care setting. N Engl J Med. 2019;380:559.
9. Punia V, Bena J, Krishnan B, et al. New onset epilepsy among patients with periodic discharges on continuous electroencephalographic monitoring. Epilepsia. 2018;59:1612.
10. Rachdi C, Damak R, Fekih Romdhane F, et al. Impact of sertraline on weight, waist circumference and glycemic control: A prospective clinical trial on depressive diabetic type 2 patients. Care Diabetes. 2019;13(1):57-62.
11. Wilde EA, Kim HF, Schulz PE, Yudofsky SC. Laboratory testing and imaging studies in psychiatry. In: Hales RE, Yudofsky SC, Roberts LW (eds.). The American Psychiatric Publishing Textbook of Psychiatry. 6.ed. Washington, DC: American Psychiatric Publishing; 2014.p.89.

CAPÍTULO 6

Neuroimagem

Tania Corrêa de Toledo Ferraz Alves

● INTRODUÇÃO

A neuroimagem estrutural avalia a anatomia cerebral, e a neuroimagem funcional, os aspectos fisiológicos (metabolismo, perfusão, depósito de beta-amiloide, entre outros). Assim, ambas as técnicas são instrumentos importantes na prática clínica e na pesquisa.

A ressonância magnética (RM) é o principal método estrutural. Avalia a substância cinzenta (SC), a substância branca (SB), a integridade dos tratos da SB e, por meio da espectroscopia, os aspectos bioquímicos cerebrais. São usadas para detectar doenças cerebrovasculares, desmielinizantes, lesões expansivas, inflamações/infecções do sistema nervoso central (SNC), edemas, hematomas, hidrocefalias, atrofias, entre outros. O uso do contraste endovenoso realça áreas de comprometimento vascular, neoplasias, infecções e inflamações localizadas e aneurismas. A tomografia computadorizada (TC) é largamente utilizada quando há suspeitas de acidente vascular encefálico (AVC), sangramento intracraniano, hematoma sub ou epidural e fraturas, principalmente em ambientes de emergência pela rapidez, menor custo e disponibilidade, e para pacientes com contraindicação à RM.

A neuroimagem funcional pode ser realizada por meio da tomografia por emissão de pósitrons (PET), tomografia por emissão de fóton único (SPECT) e ressonância magnética funcional (RMf). Os índices mais tradicionalmente avaliados com técnicas de neuroimagem funcional são o consumo de glicose e o fluxo sanguíneo no cérebro, que refletem a atividade de uma determinada região cerebral. Uma aplicação adicional das técnicas de PET consiste no mapeamento da distribuição e atividade de receptores, transportadores sinápticos e enzimas envolvidas na síntese proteica de diferentes sistemas de neurotransmissão, bem como na distribuição de beta-amiloide cerebral por meio de um ligante específico.

Comparativamente às técnicas estruturais, as imagens obtidas com métodos funcionais apresentam menor resolução espacial. Este capítulo procura abordar os aspectos relevantes de aplicação desses métodos de imagem.

● APLICAÇÕES DA NEUROIMAGEM ESTRUTURAL

Um primeiro ponto a ser destacado é o diagnóstico diferencial de manifestação clínica de alteração cerebral. A realização de exame de neuroimagem é essencial quando existe a suspeita clínica de lesão cerebral, como nos casos de depressão de início tardio, para o diagnóstico diferencial das síndromes demenciais (SD), presença de sinais neurológicos e em um primeiro surto psicótico. A maioria das diretrizes indica a neuroimagem estrutural como exame de escolha para investigar quadros de demências e excluir causas secundárias, como sangramentos, infecções, hidrocefalia e lesões expansivas, sendo a TC a mais solicitada graças a sua disponibilidade.

A estrutura cerebral sofre mudanças significativas ao longo da vida, existindo um processo de atrofia durante o envelhecimento normal e patológico. O volume da SC apresenta declínio com o passar dos anos em regiões de córtex frontal e temporal, enquanto as regiões límbicas e paralímbicas parecem apresentar algum grau de preservação relativa com o envelhecimento normal. A presença de redução do volume hipocampal está associada com a perda de memória e maior risco para demência. Essas informações são clinicamente importantes para o diagnóstico precoce de indivíduos com transtorno neurocognitivo menor e predisposição para a doença de Alzheimer (DA) e para a demência vascular (DV). É importante notar que, exceto pela DV, os exames de neuroimagem podem estar sem alterações aparentes até fases mais avançadas das demências.

Um exemplo de aplicação clínica para diagnóstico diferencial é apresentado na Figura 1, na qual o tratamento adequado somente pode ser realizado a partir do exame de imagem confirmando o diagnóstico de hidrocefalia de pressão normal (HPN) em um homem idoso com queixa de perda de memória, desequilíbrio e incontinência urinária.

Na DA são encontrados sinais de atrofia encefálica global, sendo o achado mais precoce e característico a atrofia do hipocampo acima do esperado para a idade. Essa atrofia progride conforme o avanço da doença, tornando-se mais exuberante em fases avançadas. A RM apresenta boa sensibilidade e especificidade para avaliar a redução do lobo temporomedial, que afeta principalmente o hipocampo e córtex entorrinal na DA. A Figura 2 exemplifica uma RM de um paciente com DA. A atrofia encefálica resulta no alargamento dos espaços ventriculares, sendo a porção inferior do ventrículo lateral a mais associada à redução hipocampal. As demais regiões potencialmente afetadas precocemente são amígdala, pré-cuneus e giro cingulado.

A demência frontotemporal (DFT) está associada à atrofia predominantemente da região frontal e paralímbica, incluindo o córtex cingulado anterior, tálamo, bem como o córtex orbitofrontal, córtex frontal medial e estruturas subcorticais. A Figura 3 exemplifica a imagem de RM de um paciente com DFT. Dependendo da variante da DFT, pode-se observar diferenças nos padrões da atrofia cortical.

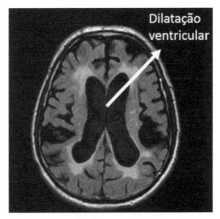

FIGURA 1 Hidrocefalia de pressão normal. RM revela alargamento do ventrículo e manutenção da visualização dos sulcos e giros.

58 Depressão: guia prático

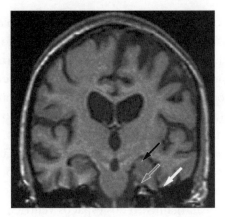

FIGURA 2   RM na doença de Alzheimer. As setas apontam a região de atrofia envolvendo o córtex límbico (hipocampo e giro para-hipocampal).

Diferentemente dos outros quadros demenciais, o achado positivo no exame de imagem é imprescindível para o diagnóstico da DV. A RM costuma ser o mais recomendado graças a sua sensibilidade para identificar doença de pequenos vasos (sua causa mais comum). Os achados característicos das doenças de pequenos vasos incluem hiperintensidades em substância branca (HSB), infartos subcorticais, infartos lacunares, espaços perivasculares proeminentes, sinais de microssangramentos e atrofia global.

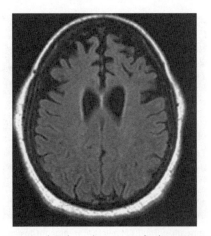

FIGURA 3   Demência frontotemporal. Pode se observar atrofia desproporcional entre área anterior e posterior do cérebro. A atrofia concentra-se no córtex frontotemporal, com preservação relativa occipitoparietal.

As alterações mais frequentes da SB são HSB tanto em idosos normais como em indivíduos com DV, DA e demência mista (DA+DV), comprometendo as regiões periventriculares e profundas da SB. Mesmo em idosos normais, podem ser considerados como fatores de risco vascular e possíveis preditores de demência. Pode-se classificar a gravidade das lesões de SB pela escala de Fazekas (Figura 4), na qual se observa progressão no acometimento da SB. A etiopatologia dessas lesões não é clara, mas a maioria parece ser de origem vascular.

Além das alterações de SB, TC e RM também auxiliam na identificação das alterações de SC subjacentes a outras causas de DV, como por infartos múltiplos, apresentada na Figura 5, na qual o quadro clínico típico envolve início abrupto, progressão em degraus, labilidade emocional e presença de sintomas neurológicos focais. É interessante notar que em razão das diferentes localizações possíveis, a manifestação psiquiátrica pode variar muito. A Tabela 1 resume, em função da localização, os principais sintomas, pois a correlação entre apresentação clínica e sintomatologia apresentada é fundamental.

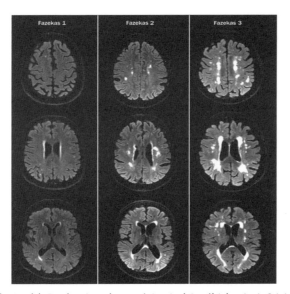

FIGURA 4 Escala visual de Fazekas: 0: nenhum ou único sinal; 1: múltiplos sinais; 2: iniciando lesões confluentes; 3: múltiplas lesões confluentes.

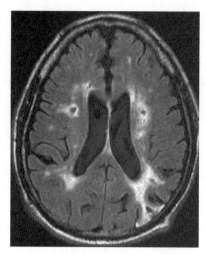

FIGURA 5   Demência vascular. RM de um paciente com DV mostrando infarto cortical parieto-occipital e infartos na substância branca.

TABELA 1   Sintomas em função da localização da lesão na DV

Região afetada	Sintoma
Sistema límbico-hipocampo	Perda de memória, depressão e apatia
Córtex associativo temporal-parietal e occipital	Dificuldade de reconhecer rostos, lugares e objetos familiares Perda da capacidade de comunicar-se, compreender a linguagem, escrever e compreender a leitura
Córtex pré-frontal	Apatia Prejuízo na crítica e no pensamento concreto Dificuldade controle inibitório
Projeções subcorticais	Sintomas neuropsiquiátricos
Córtex motor	Sintomas neurológicos

Finalmente, vale ressaltar a doença de Binswanger, que se caracteriza por déficit de memória associado a outros distúrbios cognitivos lentamente progressivos e déficits neurológicos focais recentes. As alterações estruturais cerebrais incluem várias áreas de AVC isquêmico da substância branca e infartos lacunares na projeção dos núcleos da base, de distribuição bilateral, simétrica ou não. A microscopia revela acentuada arteriolosclerose na substância branca associada a áreas de desmielinização e lesão axonal.

APLICAÇÕES DA NEUROIMAGEM FUNCIONAL

As técnicas de neuroimagem funcional têm fornecido informações importantes sobre a fisiopatologia de diversos transtornos mentais. Os exames de maior relevância na prática clínica são o SPECT, para a avaliação da perfusão encefálica, o FDG-PET, para o estudo do metabolismo cerebral de glicose, e os marcadores de proteína beta-amiloide têm sido crescentemente utilizados para auxílio diagnóstico da DA.

A DA é caracterizada pela deposição de proteína beta-amiloide e esse acúmulo pode ser verificado por meio de exame anatomopatológico em tecidos *post-mortem*. Existem alguns ligantes de beta-amiloide já desenvolvidos, e os estudos têm demonstrado depósito de amiloide em lobos frontal, temporal e parietal, córtex cingulado e pré-cuneus. É importante ressaltar que as evidências apontam que o acúmulo de beta-amiloide ocorre muitos anos antes do início das manifestações clínicas de demência e está relacionado à atrofia cerebral. O PET com marcador amiloide e proteína TAU têm mostrado serem promissores no diagnóstico de DA, porém seu uso clínico ainda é limitado.

Na DA, já nas fases iniciais, pode-se observar a presença de redução na perfusão e metabolismo em córtex cingulado posterior e pré-cuneus. O achado mais frequente é a hipoperfusão e o hipometabolismo de glicose em córtex parietal, temporal e pré-frontal.

A DFT apresenta metabolismo e perfusão reduzidos em áreas semelhantes às encontradas no exame estrutural, porém estas podem ser detectadas mais precocemente, aumentando a acurácia diagnóstica. Nos Estados Unidos, o FDG-PET é o exame mais usado em casos de dúvida diagnóstica entre DA e DFT, garantindo maior acurácia diagnóstica quando a imagem estrutural isolada não é suficientemente esclarecedora.

A neuroimagem funcional apresenta achados em comum entre DA e demência por corpúsculo de Lewy (DCL), como a redução de perfusão na região temporoparietal. No entanto, a associação de hipoperfusão e hipometabolismo occipitais uni ou bilaterais é mais frequente na DCL. O biomarcador de imagem mais confiável no diagnóstico de DCL é o transportador que avalia absorção de dopamina, com maior sensibilidade em fases moderadas da doença.

Nos exames funcionais de indivíduos com DV podem ser observadas áreas dispersas de redução de metabolismo ou perfusão, geralmente múltiplas, assimétricas e em territórios arteriais terminais.

● APLICAÇÕES DA NEUROIMAGEM NA DEPRESSÃO MAIOR

Os diagnósticos dos distúrbios de humor são baseados em critérios clínicos. É interessante notar que diversos estudos vêm apontando achados envolvendo a região pré-frontal e límbica, incluindo giro frontal superior bilateral, giro frontal inferior, giro temporal médio, giro para-hipocampal bilateral e hipocampo. Além disso, em idosos é frequente o achado da presença de lesões de SB (HSB) que poderiam eventualmente interromper circuitos neuronais responsáveis pela regulação do humor e são associadas à depressão em idosos. A associação entre depressão de início tardio e presença de doença clínica cerebrovascular deu origem ao conceito de "depressão vascular", que envolve a presença de lesões de SB, pior resposta à terapêutica antidepressiva e maior probabilidade de desenvolvimento de prejuízos cognitivos associados ao quadro de humor.

CONSIDERAÇÕES FINAIS

O capítulo abordou os principais pontos relativos à aplicação clínica de exames de neuroimagem estrutural e funcional, bem como os principais achados com exemplos visuais para ilustrar. Cada vez mais cabe ao clínico um diagnóstico mais preciso e, com isso, uma terapêutica direcionada. A neuroimagem estrutural permite a avaliação de volume de substância cinzenta, substância branca e análise de integridade dos tratos de substância branca no cérebro humano. Já a neuroimagem funcional permite avaliar o metabolismo e a perfusão cerebral, bem como presença de beta-amiloide, receptores de neurotransmissores, entre outros.

BIBLIOGRAFIA CONSULTADA

1. Bertelson JA, Ajtai B. Neuroimaging of dementia. Neurol Clin. 2014;32(1):59-93.
2. Knopman DS. Alzheimer disease and other major dementing illnesses. ACP Medicine. 2009;1-15.
3. Livingston G, Sommerlad A, Orgeta V, Costafreda SG, Huntley J, Ames D, et al. Dementia prevention, intervention, and care. Lancet. 2017;390(10113):2673-734.

4. Mortimer AM, Likeman M, Lewis TT. Neuroimaging in dementia: a practical guide. Pract Neurol. 2013;13(2):92-103.
5. Mosconi L, Tsui WH, Herholz K, Pupi A, Drzezga A, Lucignani G, et al. Multicenter standardized 18F-FDG PET diagnosis of mild cognitive impairment, Alzheimer's disease, and other dementias. J Nucl Med. 2008;49(3):390-8.
6. Power BD, Nguyen T, Hayhow B, Looi J. Neuroimaging in psychiatry: an update on neuroimaging in the clinical setting. Australas Psychiatry. 2016;24(2):157-63.
7. Prins ND, Scheltens P. White matter hyperintensities, cognitive impairment and dementia: an update Nat Rev Neurol. 2015;11(3):157-65.

PARTE II

Tipos de transtornos depressivos

CAPÍTULO 7

Transtorno disruptivo da desregulação do humor

Aline Santos Sampaio

INTRODUÇÃO

Irritabilidade é o sintoma que mais frequentemente leva os cuidadores a buscarem atendimento psiquiátrico para crianças e adolescentes. A especificidade desse sintoma pode ser extremamente baixa, sendo considerado um sintoma transdiagnóstico. Diversos transtornos mentais e comportamentais da infância cursam com irritabilidade grave, como transtorno de oposição e desafio (TOD), transtorno de déficit de atenção/hiperatividade (TDAH), transtornos de humor e transtornos de ansiedade. A irritabilidade grave associada a desregulação emocional e comportamental compõe uma apresentação clínica frequentemente vista em *settings* terapêuticos e que leva a estresse e dificuldade de manejo pela família.

No passado, houve uma tendência em diagnosticar essas crianças como portadoras de transtorno de humor bipolar (THB) sem outras especificações. No entanto, dados longitudinais mostram que uma minoria das crianças com esse quadro evolui para transtorno bipolar. Mais comumente, essas crianças evoluem com transtornos depressivos na idade adulta.

Em 2003, Liebenluft e colaboradores descreveram a síndrome "desregulação grave do humor", caracterizada por irritabilidade crônica e hiper-reatividade, sem euforia ou grandiosidade, os quais são sintomas mais específicos do transtorno bipolar (TB). A partir deste fenótipo, o DSM-5 incluiu a classificação do transtorno disruptivo de desregulação do humor (DMDD). Apesar de ainda em debate quanto a sua validade como construto nosológico independente, o diagnóstico de DMDD tem sido útil para evitar o superdiagnóstico de transtorno bipolar na infância, com implicações na terapêutica e prognóstico estimado do quadro.

● EPIDEMIOLOGIA

A prevalência pode ser diferente dependendo da faixa etária. Em uma coorte com crianças em idade escolar e pré-escolar, a prevalência foi de 1%. Já em adolescentes entre 13 e 18 anos, a prevalência foi de 0,12% com a aplicação de critérios mais rígidos.

A prevalência encontrada na coorte de Pelotas, Brasil, com 3.562 indivíduos entre 10 e 12 anos de idade, quando aplicados os critérios rígidos, foi de 3%.

Mayes et al. encontraram 9% de prevalência de DMDD em crianças em idade escolar na população geral, 12% em crianças com TDAH subtipo desatento, 39% em crianças com TDAH subtipo combinado e 43% em crianças com autismo.

● FATORES DE RISCO

Ainda são poucos os estudos sobre fatores de risco precoces do DMDD. Como outros transtornos psiquiátricos, os fatores de risco ou proteção provêm da interação entre fatores genéticos e ambientais. Alguns possíveis fatores de risco ambientais foram resumidos na Tabela 1.

TABELA 1 Fatores de risco para transtornos disruptivos

História familiar	Eventos estressores	Estado nutricional
Abuso de substâncias	Trauma precoce	Deficiência de ferro
Transtornos psiquiátricos	Divórcio	Deficiência de folato
Depressão materna na gravidez ou no primeiro ano de vida da criança	Luto	Deficiência de vitamina B12
	Migrações recentes	
	Abuso sexual, físico ou psicológico	

Fonte: adaptada de Bruno et al., 2019.

● DIAGNÓSTICO

Critérios diagnósticos

O Quadro 1 apresenta os critérios diagnósticos do DMDD, baseados no DSM-5.

QUADRO 1 Critérios diagnósticos para o DMDD, segundo o DSM-5 (adaptado)

A. Explosões de raiva recorrentes e graves manifestadas pela linguagem (p.ex., violência verbal) e/ou pelo comportamento (agressão física a pessoas ou propriedade) que são consideradas desproporcionais em intensidade ou duração à situação ou provocação.

B. As explosões de raiva são inconsistentes com o nível de desenvolvimento.

C. As explosões de raiva ocorrem, em média, 3 vezes por semana ou mais.

D. O humor entre as explosões de raiva é persistentemente irritável ou zangado na maior parte do dia, quase todos os dias, e é observável por outras pessoas (p.ex., pais, professores, pares).

E. Os critérios A-D estão presentes por 12 meses ou mais. Durante esse tempo, o indivíduo não teve um período que durou 3 meses ou mais consecutivos sem todos os sintomas dos critérios A-D.

F. Os critérios A e D estão presentes em pelo menos dois de três ambientes (p.ex., casa, escola, com pares) e são graves em pelo menos um deles.

G. O diagnóstico não deve ser feito pela primeira vez antes dos 6 anos ou depois dos 18 anos de idade.

H. Por relato ou observação, a idade de início dos critérios A-E é antes dos 10 anos.

I. Nunca houve um período distinto durando mais de um dia durante o qual foram satisfeitos todos os critérios de sintomas, exceto a duração, para um episódio maníaco ou hipomaníaco.

Nota: Elevação do humor apropriada para o desenvolvimento, como a que ocorre no contexto de um evento altamente positivo ou de sua antecipação, não deve ser considerada como um sintoma de mania ou hipomania.

J. Os comportamentos não ocorrem durante um episódio de transtorno depressivo maior e não são mais bem explicados por outro transtorno mental (p.ex., transtorno do espectro autista, transtorno de estresse pós-traumático, transtorno de ansiedade de separação, transtorno depressivo persistente [distimia]).

Nota: Este diagnóstico não pode coexistir com transtorno de oposição desafiante, transtorno explosivo intermitente ou transtorno bipolar, embora possa coexistir com outros, incluindo transtorno depressivo maior, transtorno de déficit de atenção/hiperatividade, transtorno de conduta e transtorno por uso de substância. Os indivíduos cujos sintomas satisfazem critérios para transtorno disruptivo de desregulação do humor e transtorno de oposição desafiante devem receber apenas o diagnóstico de transtorno disruptivo de desregulação do humor. Se um indivíduo já experimentou um episódio maníaco ou hipomaníaco, o diagnóstico de transtorno disruptivo de desregulação do humor não deve ser atribuído.

K. Os sintomas não são consequência dos efeitos psicológicos de uma substância ou de outra condição médica ou neurológica.

AVALIAÇÃO E DIAGNÓSTICO DIFERENCIAL

A avaliação e diagnóstico diferencial do DMDD são atuais desafios. A sobreposição de sintomas do DMDD com outros de transtornos mentais chega a 93% (Coperland et al., 2013). Esta é uma das críticas quanto à validade do DMDD enquanto construto nosológico independente.

Dignóstico diferencial

A Tabela 2 apresenta os principais diagnósticos diferenciais.

TABELA 2   Diagnóstico diferencial do DMDD com outras doenças, segundo o DSM-5

Diagnóstico	TB	TOD	TEI	TDAH	TDM TAG TEA
Características da irritabilidade	Irritabilidade episódica	Irritabilidade frequentemente presente mas não necessária ao diagnóstico	Sem irritabilidade ou humor irritável entre as crises	Irritabilidade frequentemente presente mas não necessária ao diagnóstico	Irritabilidade ocorre dependendo do contexto
Características das crises	Humor flutuante (eutimia, depressão e mania)	Crises menos frequentes (1 vez/semana)	Crises menos frequentes (2 vezes/ semana)	Crises frequentemente presentes mas não necessárias ao diagnóstico	Crises ocorrem dependendo do contexto
Limites de idade	Sem limite de idade	Sem idade mínima ou máxima para o início	Idade ≥ 6 anos (ou nível de desenvolvimento equivalente), sem idade máxima de início	Idade de início < 12 anos	

(continua)

Transtorno disruptivo da desregulação do humor 71

TABELA 2   Diagnóstico diferencial do DMDD com outras doenças, segundo o DSM-5 *(continuação)*

Diagnóstico	TB	TOD	TEI	TDAH	TDM TAG TEA
Duração		6 meses	3 meses	Critérios de desatenção, impulsividade e hiperatividade presentes por pelo menos 6 meses	
Características adicionais de diferenciação	Pode haver sintomas psicóticos				Os sintomas só ocorrem em um contexto ansiogênico ou em mudanças de rotina

Fonte: traduzida de Bruno et al., 2019.
TB: transtorno bipolar; TOD: transtorno de oposição desafiante; TEI: transtorno explosivo intermitente; TDAH: transtorno de déficit de atenção/hiperatividade; TDM: transtorno depressivo maior; TAG: transtorno de ansiedade generalizada; TEA: transtorno do espectro autista.

DMDD *versus* TOD

O quadro que mais se assemelha ao DMDD é o transtorno de oposição desafiante (TOD), com a diferença de que no DMDD, o humor irritável permanece intercrises. Autores sugerem que TOD e DMDD são indiferenciáveis baseados apenas na sintomatologia, perfil de comorbidades e dados demográficos. Possivelmente, o diagnóstico não será mantido na CID 11, devendo ser adicionado um especificador ao diagnóstico do transtorno de oposição e desafio quanto à irritabilidade crônica ou episódica.

Avaliação

A avaliação do DMDD deve incluir:

- Temperamento prévio da criança;
- Atrasos no desenvolvimento ou dificuldades de atenção prévias;
- Exposição a eventos adversos ou situações traumáticas, como abuso ou negligência.

A prevalência difere entre os estudos de acordo com quão restrita é a aplicação dos critérios. Os dados mais difíceis na conclusão diagnóstica foram a avaliação se os sintomas estavam presentes em mais de um ambiente, se havia presença de humor disfórico entre as crises, frequência das crises, gravidade delas e duração dos sintomas. Tufan et al. chegaram a encontrar 20% de discordância quanto ao diagnóstico de DMDD. O estudo de Althoff et al. encontrou na mesma população a prevalência de 5,6% de DMDD, usando critérios mais inclusivos, e 0,12% usando critérios mais rígidos em relação à frequência e à intensidade das crises.

Laporte et al. fizeram uma avaliação dos pontos de corte para o diagnóstico de DMDD na tentativa de refinar os critérios. A análise tentou estabelecer limites mais claros entre o que seriam comportamentos normais e os indicativos de sintomas clínicos. Os achados são bastante úteis para orientar a definição de comportamentos normais e aqueles com significado clínico:

- Quanto ao tipo de comportamento e sua gravidade: em pré-adolescentes, foi encontrado que a irritabilidade seria normal em pontos de corte mais baixos e sintomática em pontos de corte mais altos, exceto por "irritabilidade que ocorre apenas em casa", que seria normal mesmo com pontos de corte mais altos;
- Quanto à gravidade do comportamento: no quesito intensidade, comportamentos classificados como "um pouco" foram considerados normais e "bastante" ou "demais" tiveram significado clínico; no quesito duração, a irritabilidade que dura menos que 1 hora foi considerada normal, enquanto a que dura algumas horas ou a maior parte do dia foi considerada sintomática; no quesito frequência, humor irritável que ocorre menos que 3 vezes/semana foi considerado normal, enquanto o que ocorre todos os dias foi considerado sintomático;
- Quanto à análise das crises de raiva: aquelas que incluem autolesão, quebrar coisas ou falar coisas negativas sobre si mesmo ou as que ocorrem na sala de aula são sintomáticas mesmo quando em baixa intensidade. Crises que ocorrem com os pares incluem agressão física ou são eliciadas facilmente são sintomáticas quando acontecem "bastante" e são normais quando ocorrem "um pouco". Crises em casa, com adolescentes ou pré-adolescentes falando coisas maldosas,

batendo portas, gritando ou xingando, foram normais independentemente do nível de gravidade. Ter desencadeante reconhecível não foi relevante para considerar se a crise é ou não sintomática. Quanto à frequência, apenas crises que ocorrem todos os dias foram consideradas sintomáticas. Quanto ao impacto, é sintomático quando as crises levam à interferência "moderada" ou "bastante" no ambiente familiar ou interferência em qualquer nível nos outros contextos (amizade, aprendizado ou lazer).

A classificação que melhor prediz o nível sindrômico seria a combinação de dois dos sete sintomas de humor irritável e três dos oito sintomas de explosões de raiva com prejuízo em pelo menos dois ambientes.

● TRATAMENTO

Abordagem comportamental com treino parental faz parte da conduta inicial para crianças com agressividade ou comportamento opositor. Busca avaliar e modificar situações que podem estar causando ou mantendo os sintomas. Estudos com terapia comportamental dialética mostraram cerca de 90,4% de redução de comportamentos disruptivos.

A intervenção parental é um tratamento baseado em evidência para comportamentos disruptivos na infância e foca no manejo dos antecedentes das crises de raiva e no treino dos pais para conduzir efetivamente a regulação emocional dos seus filhos. Além disso, os pais tendem a ter melhor engajamento na terapia que a criança ou o adolescente com DMDD. A intervenção com as crianças aborda a identificação dos estados afetivos negativos e acalma os mesmos. Depois, utiliza estratégias de resolução de problemas.

Apesar da preocupação em usar antidepressivos ou estimulantes nos quadros de DMDD, o risco de progressão para transtorno bipolar é baixo. Ao avaliar um paciente com DMDD, na presença de TDAH ou outro quadro comórbido, este deve ser tratado antes de focar na melhora da irritabilidade ou agressividade *per se*. Em crianças com TDAH, o metilfenidato é um dos agentes mais eficazes na redução da agressividade. Nos casos resistentes, a associação de divalproato, risperidona ou aripiprazol se mostrou superior à associação metilfenidato e placebo no controle de crises. Towbin et al. testaram associação de citalopram e metilfenidato com resposta superior à associação com placebo. O uso associado de antipsicóticos seria apropriado em crianças que precisem de redução rápida do nível da agressividade.

Ainda não está bem estabelecido o tempo de manutenção das medicações. Para melhores resultados, recomenda-se a associação do tratamento farmacológico com terapia e treino parental.

CONSIDERAÇÕES FINAIS

Apesar de ainda não haver consenso na classificação diagnóstica para as crianças e adolescentes com irritabilidade grave, a demanda por tratamento é muito grande na prática clínica. Muitos desses casos estão imersos em um contexto familiar disfuncional, experiência de abuso ou negligência. Pouca evidência norteia a abordagem psicofarmacológica, portanto, a introdução de medicamentos deve ser cuidadosa, prezando o *primum non nocere*. Após a redução da irritabilidade, continuar buscando condições psicossociais subjacentes, além de comorbidades psiquiátricas, pode nortear o acompanhamento clínico.

BIBLIOGRAFIA CONSULTADA

1. Althoff RR, Crehan ET, He JP, Burstein M, Hudziak JJ, Merikangas KR. Disruptive mood dysregulation disorder at ages 13-18: results from the National Comorbidity Survey-Adolescent Supplement. J Child Adolesc Psychopharmacol. 2016;26(2):107-13.
2. Baweja R, Mayes SD, Hameed U, Waxmonsky JG. Disruptive mood dysregulation disorder: current insights. Neuropsychiatr Dis Treat. 2016;12:2115-24.
3. Bruno A, Celebre L, Torre G, Pandolfo G, Mento C, Cedro C, et al. Focus on disruptive mood dysregulation disorder: a review of the literature. Psychiatry Res. 2019;279:323-30.
4. Evans SC, Burke JD, Roberts MC, Fite PJ, Lochman JE, de la Peña FR, et al. Irritability in child and adolescent psychopathology: an integrative review for ICD-11. Clin Psychol Rev. 2017;53:29-45.
5. Laporte PP, Matijasevich A, Munhoz TN, Santos IS, Barros AJD, Pine DS, et al. Disruptive mood dysregulation disorder: symptomatic and syndromic thresholds and diagnostic operationalization. Journal Am Acad Child Adolesc Psych 2020;S0890-8567(20):30063-0.
6. Leibenluft E, Blair RJ, Charney DS, Pine DS. Irritability in pediatric mania and other childhood psychopathology. Ann NY Acad Sci. 2003;1008:201-18.
7. Mayes SD, Calhoun SL, Waxmonsky JG, Kokotovich C, Baweja R, Lockridge R, et al. Demographic differences in disruptive mood dysregulation disorder symptoms in ADHD, autism, and general population samples. J Atten Disord. 2019;23(8):849-58.

8. Towbin K, Vidal-Ribas P, Brotman MA, Pickles A, Miller KV, Kaiser A, et al. A double-blind randomized placebo-controlled trial of citalopram adjunctive to stimulant medication in youth with chronic severe irritability. J Am Acad Child Adolesc Psychiatry. 2020;59(3):350-61.

9. Tufan E, Topal Z, Demir N, et al. Sociodemographic and Clinical Features of Disruptive Mood Dysregulation Disorder: A Chart Review. J Child Adolesc Psychopharmacol. 2016;26(2):94-100.

10. Zepf FD, Biskup CS, Holtmann M, Runions K. Disruptive mood dysregulation disorder. In: Rey JM (ed.). IACAPAP e-Textbook of child and adolescent mental health. Geneva: International Association for Child and Adolescent Psychiatry and Allied Professions; 2016.

CAPÍTULO 8

Transtorno depressivo maior

Salma Rose Imanari Ribeiz

INTRODUÇÃO

A prevalência anual do transtorno depressivo maior (TDM) varia consideravelmente entre países, mas é de aproximadamente 6%. Por outro lado, o risco de apresentar depressão ao longo da vida é 3 vezes maior (15-18%), o que significa que depressão maior é comum, com quase uma em cada cinco pessoas experimentando um episódio depressivo em algum momento de suas vidas.

FATORES DE RISCO

Na atenção primária, em média um em cada dez pacientes apresenta sintomas depressivos significativos. Notavelmente, a prevalência anual do transtorno depressivo é semelhante ao se comparar países de alta renda com países de renda baixa, indicando que o TDM não é uma simples consequência do estilo de vida moderno nos países desenvolvidos, nem da pobreza. Além disso, apesar de fatores sociais e culturais (como *status* socioeconômico) poderem ter papel importante na depressão maior, fatores genômicos e outros fatores biológicos determinam a ocorrência dessa condição.

O período mais provável para o início do primeiro episódio de depressão maior se estende desde a adolescência até os 40 anos, mas quase 40% experimentam seu primeiro episódio de depressão antes dos 20 anos, com idade média de início em meados da terceira década da vida (mediana de 25 anos [18-43]). Durante toda a vida útil, a depressão é quase 2 vezes mais comum em mulheres que em homens e, em ambos os sexos, ocorre um pico de prevalência na segunda e na terceira décadas da vida, com pico subsequente e mais modesto na quinta e sexta décadas.

Além disso, a depressão maior muitas vezes é o pano de fundo para pensamentos e comportamentos suicidas e ocorre ao lado de muitas doenças psiquiátricas e clínicas (p.ex., ansiedade, abuso de substâncias, doença cardíaca e disfunção tireoidiana).

● QUADRO CLÍNICO

O início da depressão é geralmente gradual, mas pode ser, algumas vezes, abrupto, e o curso ao longo da vida varia consideravelmente. Para a maioria dos pacientes, o curso da doença é episódico e eles se sentem bem entre os episódios depressivos. No entanto, a doença é inerentemente imprevisível e, portanto, a duração dos episódios, o número destes ao longo da vida e o padrão em que ocorrem são variáveis.

O transtorno depressivo maior é uma doença eminentemente recorrente ao longo da vida e, portanto, o termo "recuperação" é um tanto impróprio. Na prática, o termo é usado para descrever pacientes que não são mais sintomáticos e recuperaram sua função habitual após um episódio de depressão.

Com o tratamento, os episódios duram cerca de 3 a 6 meses, e a maioria dos pacientes se recupera em 12 meses. A recuperação estável a longo prazo é mais provável em contextos comunitários e entre os pacientes atendidos por clínicos gerais do que em ambientes hospitalares.

Em longo prazo (2 a 6 anos), a proporção de pessoas que se recuperam é muito menor, caindo para aproximadamente 60% em 2 anos, 40% em 4 anos e 30% em 6 anos, com ansiedade comórbida tendo um papel fundamental na limitação da recuperação.

A probabilidade de recorrência é alta e o risco aumenta a cada episódio. No geral, quase 80% dos pacientes experimentam pelo menos mais de um episódio na vida. A probabilidade de a recorrência aumentar a cada episódio e o resultado ser menos favorável é maior com a idade de início mais avançada.

Além disso, embora mais da metade das pessoas afetadas pelo transtorno depressivo maior se recupere em 6 meses, e quase 3/4 dentro de 1 ano, uma proporção substancial (até 27%) dos pacientes não se recupera e continua a desenvolver doença depressiva crônica, dependendo das características do paciente e do ambiente em que eles são gerenciados.

● DIAGNÓSTICO

Como descrito previamente, o surgimento de depressão às vezes é insidioso e o início dos sintomas varia acentuadamente. Isso torna difícil para os pacientes reconhecerem que não estão bem e, consequentemente, muitos atrasam a busca por tratamento – um problema agravado pelo estigma em torno das doenças mentais.

A detecção e o diagnóstico também são problemáticos para os profissionais de saúde, já que os pacientes que eventualmente se apresentam ao médico de família frequentemente enfatizam suas queixas somáticas, como dor e fadiga. Quando se suspeita de um diagnóstico de depressão, uma história cuidadosa é necessária para elucidar os principais sintomas.

Critérios diagnósticos

Os dois principais sistemas de diagnóstico classificatórios são o Manual Diagnóstico e Estatístico de Transtornos Mentais (DSM) e a Classificação Internacional de Doenças (CID), que contam com a identificação de um número de sintomas. Notavelmente, nenhum dos sintomas é patognomônico de depressão e aparecem em outras doenças médicas e psiquiátricas. Portanto, a definição de depressão como um distúrbio é baseada em sintomas formando uma síndrome e causando comprometimento funcional.

O Quadro 1 apresenta os critérios diagnósticos do transtorno depressivo maior, segundo o DSM-5.

Transtorno depressivo maior 79

QUADRO 1 Critérios diagnósticos para o transtorno depressivo maior, segundo o DSM-5 (adaptado)

Critérios para o transtorno depressivo maior
A. 5 (ou mais) dos seguintes sintomas estiveram presentes durante o período de 2 semanas e produzem uma mudança em relação ao funcionamento prévio: pelo menos um dos sintomas é (1) humor deprimido ou (2) perda de interesse ou prazer.
1. Humor deprimido a maior parte do dia, quase todos os dias, referido (p.ex., parece triste, vazio e sem esperança) ou por observações de terceiros (p.ex., parece choroso).
2. Interesse ou prazer acentuadamente diminuído em todas ou quase todas as atividades a maior parte do dia, quase todos os dias (subjetivo ou por observações externas).
3. Perda de peso significativa sem dieta ou ganho de peso (p.ex., uma alteração ou mais de 5% do peso corporal em 30 dias) ou ainda apetite diminuído ou aumentado quase todos os dias.
4. Insônia ou hipersonia quase todos os dias.
5. Agitação ou retardo psicomotor quase todos os dias (observáveis por outros, não apenas sentimentos subjetivos, inquietação ou lentidão).
6. Fadiga ou perda de energia quase todos os dias.
7. Sentimentos de inutilidade ou culpa excessiva/inadequada (que pode ser ilusória) quase todos os dias (não apenas autocensura ou culpa por estar doente).
8. Diminuição da capacidade de pensar ou se concentrar, ou indecisão, quase todos os dias (por conta subjetiva ou observado por outros).
9. Pensamentos recorrentes de morte (não apenas medo de morrer), ideação suicida recorrente sem um plano específico, tentativa de suicídio ou plano específico para cometer suicídio.
B. Os sintomas causam sofrimento clinicamente significativo ou comprometimento social, ocupacional ou em outras áreas importantes do funcionamento.
C. O episódio não é atribuível aos efeitos fisiológicos de uma substância ou outra condição médica.
D. A ocorrência da depressão maior não é mais bem explicada por transtorno esquizoafetivo, esquizofrenia, transtorno esquizofreniforme, transtorno delirante ou outro espectro de esquizofrenia especificado e não especificado e outros distúrbios psicóticos.
E. Nunca houve episódio maníaco ou hipomaníaco.

Alguns sintomas são mais específicos de um transtorno depressivo, como:

- Anedonia (capacidade diminuída de experimentar prazer);
- Variação diurna (isto é, sintomas de depressão são piores durante certos períodos de vigília);
- Culpa intensificada por estar doente.

Outros sintomas, como os neurovegetativos, incluindo fadiga, perda de apetite ou peso e insônia, são muito comuns em outras doenças médicas.

As taxonomias, DSM e CID, são amplamente utilizadas para diagnosticar transtorno depressivo maior no ambiente hospitalar, ambulatorial e comunitário, mas, para pesquisa, o DSM é o sistema classificatório predominante.

Especificadores e subtipos

Na prática, é útil definir o caráter de cada episódio depressivo, particularmente o atual. Essa definição é alcançada pelo uso de especificadores, que definem:

- Padrão da doença;
- Características clínicas (sinais e sintomas);
- Gravidade;
- Tempo de início;
- Se a remissão foi alcançada.

Algumas das características clínicas geram subtipos de transtorno depressivo maior. Por exemplo:

- O especificador com características melancólicas: reatividade diminuída de afeto e humor, qualidade difusa e distinta de humor deprimido, pior pela manhã, junto com anedonia, culpa e distúrbio psicomotor, denota um subtipo melancólico. Essa subtipagem é algumas vezes útil e pode ter potenciais implicações no tratamento. Geralmente, a melancolia é mais responsiva à farmacoterapia e à terapia eletroconvulsiva;
- Da mesma forma, o transtorno depressivo maior com características psicóticas (depressão psicótica) geralmente responde melhor à terapia eletroconvulsiva, principalmente quando características psicóticas são congruentes com o humor, isto é, conteúdos relativos a morte, perda, doença e punição. Às vezes, ao lado de características psicóticas, os pacientes podem ter distúrbios psicomotores marcantes e outros sintomas que refletem a catatonia;

- Esses subtipos, descritos no item anterior, de transtorno depressivo maior são incomuns e a maioria das apresentações de depressão na comunidade envolve sintomas de ansiedade, descritos como angústia ansiosa. Essas apresentações são menos responsivas aos antidepressivos, embora estes sejam frequentemente usados para tratar transtornos de ansiedade, sugerindo que misturas de ansiedade e sintomas depressivos provavelmente refletem fatores psicológicos subjacentes, como os referentes à personalidade do indivíduo;
- Caracterizar a depressão maior dessa maneira geralmente é útil, e o uso de especificadores para descrever episódios depressivos em maior detalhe é uma boa prática que deve ser rotineira.

Instrumentos de rastreio e quantificação dos sintomas

A depressão pode se manifestar de várias formas com diferentes combinações de sintomas, o que faz sua detecção mais difícil, especialmente no contexto de outras doenças. Essa mistura de sintomas também pode explicar por que a depressão muitas vezes é esquecida ou mal diagnosticada na atenção primária.

A maior consciência de depressão aumenta seu diagnóstico correto, mas a triagem de doenças depressivas em nível populacional tem sido problemática, o que torna sua detecção geral e o diagnóstico mais difíceis. Uma proporção substancial dos casos provavelmente não é detectada nem diagnosticada, e, portanto, as estatísticas publicadas não refletem completamente a sobrecarga da doença. As razões para essa falta de detecção são complexas e variam entre culturas e diferentes condições de sistemas de saúde, e junto com falhas na detecção e diagnóstico, o estigma é um fator importante que tem sido difícil de quantificar.

Ferramentas de detecção de casos que podem ser usadas para identificar depressão são populares entre os médicos, como o Questionário de Saúde do Paciente (PHQ-9) de nove itens, disponível em três formas, todas breves e geralmente de fácil aceitação pelos pacientes. Essas ferramentas podem guiar de maneira útil a detecção e a avaliação da gravidade, mas é importante que os médicos também avaliem fatores contextuais como funcionamento geral e não confiem apenas em questionários.

Dada a prevalência da depressão em cuidados primários, perguntar rotineiramente a todos os pacientes sobre humor, interesse e anedonia desde a última visita é essencial. Além das listas de verificação do DSM e da CID, a gravidade da depressão maior pode ser quantificada com escalas de classificação, como as escalas Hamilton e MADRS:

- Escala de depressão de Hamilton (HAM-D): escala para avaliação de sintomas depressivos frequentemente utilizada em todo o mundo por pesquisadores. A HAM-D enfatiza os sintomas somáticos, o que a torna particularmente sensível a mudanças vivenciadas por pacientes gravemente deprimidos e contribui para a difusão de seu uso em ensaios clínicos com antidepressivos. A avaliação é baseada na entrevista e em informações de outras fontes, como prontuários e informações da enfermagem e/ou de familiares. Seu escore varia de zero a 62 pontos;
- Escala Montgomery-Asberg de Depressão (MADRS): também é amplamente utilizada e difere da HAM-D pelo fato de não incluir sintomas somáticos ou psicomotores. Entretanto, a MADRS avalia alguns dos principais sintomas do transtorno depressivo, como tristeza, redução do sono, lassidão, pessimismo e pensamentos suicidas. Seus itens incluem aspectos biológicos, cognitivos, afetivos e comportamentais. É composta por dez itens e seu escore varia de zero a 60 pontos.

DIAGNÓSTICOS DIFERENCIAIS

- Transtorno afetivo bipolar: no DSM-5, os principais transtornos depressivos são separados dos transtornos bipolares, sendo que sintomas maníacos ocorrem apenas nos transtornos bipolares;
- Outros transtornos depressivos: o TDM é a principal forma de depressão e é caracterizada por episódios depressivos recorrentes. O diagnóstico pode ser feito após um único episódio de depressão que durou 2 semanas ou mais. Se os episódios de depressão não se resolvem e duram longos períodos, esse padrão é descrito como depressão crônica. Se houver sintomas depressivos (na maioria dos dias) por pelo menos 2 anos, sem períodos de remissão superior a 2 meses, a condição é denominada transtorno depressivo persistente ou distimia;
- Infelicidade ou sentimentos típicos de tristeza: é crucial notar que o transtorno depressivo maior é diferente da infelicidade ou sentimentos típicos de tristeza;

- Outros: é importante garantir que os sintomas da depressão não possam ser explicados por um diagnóstico psiquiátrico alternativo, como transtorno de ansiedade, esquizofrenia, doença clínica ou efeitos colaterais de medicamento:
  » A ansiedade é comum em contexto de depressão e quase 2/3 dos indivíduos com transtorno depressivo maior têm quadro clínico com ansiedade. Os sintomas de ansiedade costumam aparecer 1 ou 2 anos antes do início da depressão maior e, com idade avançada, torna-se uma característica mais pronunciada dos episódios depressivos maiores. Portanto, a ansiedade pode se manifestar tanto como comorbidade, como característica predominante do transtorno depressivo maior, às vezes denominada depressão ansiosa e descrita no DSM-5 como especificador de angústia ansiosa;
- Luto: os sintomas se sobrepõem consideravelmente aos do luto, mas se os sintomas da depressão forem graves e persistirem muito além do período agudo de luto, então deve-se considerar um diagnóstico separado de transtorno depressivo maior.

TRATAMENTO

Os princípios gerais do manejo farmacológico da depressão estão resumidos no Quadro 2.

QUADRO 2   Princípios gerais do manejo farmacológico

Recomendações (nível 4 de evidência)
Realizar uma avaliação clínica detalhada, incluindo avaliação de risco de suicídio, bipolaridade, comorbidades, medicações concomitantes, além de especificadores/dimensões dos sintomas.
Discutir informações farmacológicas e opções de tratamento não farmacológico.
Elicitar a preferência do paciente na decisão de usar tratamento farmacológico.
Avaliar tratamentos anteriores, incluindo dose, duração, resposta e efeitos colaterais do antidepressivo e medicações.
Quando clinicamente indicado, consultar os testes laboratoriais, incluindo colesterol total e frações, testes de função hepática e eletrocardiograma.
Reavaliar os pacientes quanto à tolerabilidade, segurança e melhoria não mais de 2 semanas após o início do medicamento. Acompanhamento adicional pode ser feito a cada 2 a 4 semanas.
Seguir os cuidados baseados em medidas usando classificação validada, escalas para monitorar resultados e orientar decisões clínicas.

Fonte: adaptado de Kennedy et al., 2016.

Não existe consenso sobre um fluxograma de tratamento e as mudanças de diretrizes a favor de uma ou outra classe de antidepressivo deixam o clínico com uma gama ampla de possibilidades. Os Editores sugerem uma abordagem psicofarmacológica baseada na experiência prática alinhada à literatura atual representada na Figura 1. Vale lembrar que o tratamento pode ser baseado inicialmente tanto em psicofarmacologia, psicoterapia ou ambos simultaneamente ou em fases sequenciais. A psicoterapia é discutida em capítulo próprio deste manual e pode ser eficaz como modalidade única em casos leves, principalmente.

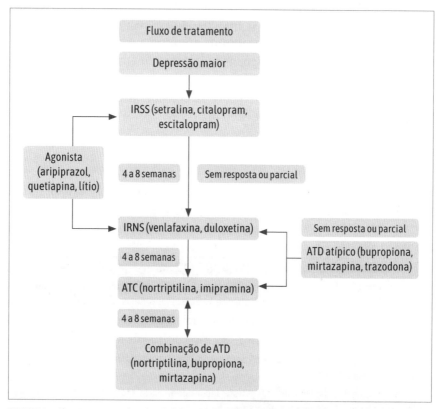

FIGURA 1 Algoritmo sugerido para abordagem psicofarmacológica da depressão maior. IRSS: inibidores de recaptação seletiva de serotonina; IRNS: inibidores de recaptação de noradrenalina e serotonina; ATD: antidepressivo; ATC: antidepressivo tricíclico. Sugere-se sertralina, citalopram ou escitalopram dentre IRSS e nortriptilina e imipramina dentre ATC, pelo equilíbrio entre perfil de segurança clínica e eficácia; resposta parcial entende-se menor que 50% de redução de sintomas depressivos.

Se um paciente tiver resposta parcial (p.ex., 25 a 49% de redução na pontuação dos sintomas) ou nenhuma (p.ex., < 25% redução) ao tratamento inicial, os médicos devem garantir que o tratamento seja otimizado. Há evidências substanciais de que muitos pacientes recebem doses subterapêuticas e/ou inadequada durante o tratamento e até 20% podem ter pouca adesão. O clínico deve então reavaliar o diagnóstico e considerar questões de tratamento que possam estar afetando a resposta. As abordagens de psicoterapia e neuroestimulação também devem ser consideradas para pacientes com resposta inadequada ao antidepressivo.

QUADRO 3   Principais itens a serem considerados em depressão resistente (falta de resposta ao primeiro antidepressivo utilizado).

(1) Monitore os resultados usando medidas baseadas no cuidado.
(2) Dependendo da tolerabilidade, primeiro otimize o antidepressivo aumentando a dose.
(3) Para resistência precoce ao tratamento, considere o uso de tratamentos psicológicos e de neuroestimulação.
(4) Após a falha de um ou mais antidepressivos, considere mudar para um antidepressivo de segunda ou terceira linha.
(5) Para depressões mais resistentes, considere períodos de avaliação mais longos para melhorar.
(6) Dependendo da tolerabilidade, aumente a dose, se não em doses máximas.
(7) Para depressões mais crônicas e resistentes, considere abordagem de tratamento de doenças crônicas, com menos ênfase na remissão dos sintomas e mais ênfase na melhoria do funcionamento e da qualidade de vida.

Em 2012, a Agency for Healthcare Research and Quality (AHRQ) dos Estados Unidos publicou um estudo comparativo com avaliação da eficácia, examinando as várias estratégias para tratar depressão após resposta inadequada a ISRS. Concluiu que não havia evidências suficientes para diferenciar entre a opção de monoterapia da classe ISRS ou alternando para um agente não ISRS. Houve baixa força de evidência, indicando que a potencialização com antipsicótico atípico foi mais eficaz que a monoterapia com antidepressivos. Também não havia evidências suficientes sobre os benefícios do uso de antipsicóticos atípicos individuais ou outros agentes adjuvantes.

Dadas as evidências limitadas, uma abordagem para episódio depressivo refratário incluiria reavaliação diagnóstica, consideração de estudos anteriores sobre medicamentos (incluindo resposta e tolerabilidade), uso racional de medicamentos adjuvantes, descontinuação de medicamentos que não foram benéficos e cuidadoso monitoramento dos sintomas, efeitos colaterais e funcionamento para avaliar os desfechos. A decisão entre estratégias de substituição e adjuvantes devem ser individualizadas com base em fatores clínicos.

Uma estratégia adjuvante refere-se à adição de um segundo medicamento para o medicamento inicial. O termo adjuvante é preferível a termos como combinação (adicionar um segundo antidepressivo ao primeiro) ou potencialização (adicionando outro medicamento que não é antidepressivo, p.ex., triiodotironina), já que alguns agentes de potencialização (p.ex., lítio, quetiapina) também têm efeitos antidepressivos como monoterapia.

As recomendações para agentes adjuvantes são baseadas na eficácia e tolerabilidade (Tabela 1).

TABELA 1 Recomendações para medicamentos adjuvantes para não resposta ou resposta parcial a um antidepressivo

Recomendações	Agente adjuvante	Nível de evidência	Dose
1ª linha	Aripiprazol	1	2 a 15 mg
	Quetiapina	1	150 a 300 mg
	Risperidona	1	1 a 3 mg
2ª linha	Brexpiprazol	1	1 a 3 mg
	Bupropiona	2	150 a 300 mg
	Lítio	2	600 a 1200 mg
	Mirtazapina/ Mianserina	2	30 a 60 mg
	Modafinil	2	100 a 400 mg
	Olanzapina	1	2,5 a 10 mg
	Triiodotironina	2	25 a 50 mcg
3ª linha	Outros antidepressivos	3	Variadas
	Outros estimulantes (metilfenidato, lisdexanfetamina, etc.)	3	Variadas
	Tricíclicos	2	Variadas
	Ziprasidona	3	20 a 80 mg

Fonte: Kennedy et al., 2016.

CONSIDERAÇÕES FINAIS

Depressão maior é um transtorno frequente, sendo que quase uma em cada cinco pessoas apresenta um episódio depressivo em algum momento de suas vidas. O período mais provável para o início do primeiro episódio de depressão maior se estende desde a adolescência até os 40 anos, mas quase 40% experimentam seu primeiro episódio de depressão antes dos 20 anos, com idade média de início em meados dos anos 20. Durante toda a vida útil, a depressão é quase 2 vezes mais comum em mulheres que em homens e, em ambos os sexos, ocorre um pico de prevalência na segunda e na terceira décadas de vida, com um pico subsequente e mais modesto na quinta e sexta décadas. Além disso, a depressão maior muitas vezes é o pano de fundo para pensamentos e comportamentos suicidas e ocorre ao lado de muitas doenças psiquiátricas e médicas (p.ex., ansiedade, abuso de substâncias, doença cardíaca e disfunção tireoidiana). A detecção e o diagnóstico de depressão maior são problemáticos para os profissionais de saúde, já que os pacientes que eventualmente se apresentam ao médico de família frequentemente enfatizam suas queixas somáticas, como dor e fadiga. Quando se suspeita de um diagnóstico de depressão, uma história cuidadosa é necessária para elucidar os principais sintomas. Instrumentos de rastreio podem auxiliar na identificação de casos com maior risco para depressão maior.

 BIBLIOGRAFIA CONSULTADA

1. American Psychiatric Association. Diagnostic and statistical manual of mental disorders (DSM-5). 5.ed. Arlington: American Psychiatric Publishing; 2013.
2. Bromet E, Andrade LH, Hwang I, et al. Cross-national epidemiology of DSM-IV major depressive episode. BMC Med. 2011;9:90.
3. Global Burden of Disease Study 2013 Collaborators. Global, regional, and national incidence, revalence, and years lived with disability for 301 acute and chronic diseases and injuries in 188 countries, 1990-2013: a systematic analysis for the Global Burden of Disease Study 2013. Lancet. 2015;386:743-800.
4. Hamilton M. A rating scale for depression. J Neurol Neurosurg Psychiatry. 1960;23:56-62.
5. Kennedy SH, Lam RW, McIntyre RS, et al. Canadian Network for Mood and Anxiety Treatments (CANMAT) 2016 Clinical Guidelines for the Management of Adults with Major Depressive Disorder: Section 3. Pharmacological Treatments. Can J Psychiatry. 2016;61(9):540-60.
6. Kessler RC, Berglund P, Demler O, Jin R, Merikingas KR, Walters EE. How common are common mental disorders? Evidence that lifetime prevalence rates are doubled by prospective versus retrospective ascertainment. Arch Gen Psychiatry. 2005;62:593-602.
7. Kessler RC, Bromet EJ. The epidemiology of depression across cultures. Annu Rev Public Health. 2013;34:119-38.

8. Malhi GS, Outhred T, Hamilton A, Boyce PM, Bryant R, Fitzgerald PB, et al. Royal Australian and New Zealand College of Psychiatrists clinical practice guidelines for mood disorders: major depression summary. Med J Aust. 2018;208(4):175-80.
9. Malhi GS, Mann JJ. Depression. Lancet. 2018;392(10161):2299-312.
10. Mitchell AJ, Yadegarfar M, Gill J, Stubbs B. Case finding and screening clinical utility of the Patient Health Questionnaire (PHQ-9 and PHQ-2) for depression in primary care: a diagnostic meta-analysis of 40 studies. BJPsych Open. 2016;2:127-38.
11. Montgomery SA, Asberg M. A new depression scale designed to be sensitive to change. Br J Psychiatry. 1979;134:382-9.
12. Santaguida PL, MacQueen G, Kashavarz H, et al. Treatment for depression after unsatisfactory response to SSRIs. Rockville (MD): Agency for Healthcare Research and Quality; 2012. Report No.: 12-EHC050-EF. AHRQ Comparative Effectiveness Reviews.
13. Verduijn J, Verhoeven JE, Milaneschi Y, et al. Reconsidering the prognosis of major depressive disorder across diagnostic boundaries: full recovery is the exception rather than the rule. BMC Med. 2017;15:215.
14. Vos T, Flaxman AD, Naghavi M, et al. Years lived with disability (YLDs) for 1160 sequelae of 289 diseases and injuries 1990–2010: a systematic analysis for the Global Burden of Disease Study 2010. Lancet. 2012;380:2163-96.
15. WHO. ICD-11 for for mortality and morbidity statistics, 2018 version. Geneva: World Health Organization, 2018. Disponível em: https://icd.who.int/browse11/l-m/en.

CAPÍTULO 9

Transtorno depressivo persistente (distimia)

Natália Oliani Rossi

INTRODUÇÃO

A distimia é definida como um transtorno de humor crônico que persiste por pelo menos 2 anos em adultos e 1 ano em adolescentes e crianças.

Assim como o transtorno depressivo maior (TDM) e a depressão subsindrômica, a distimia é uma doença complexa associada à incapacidade e à redução da qualidade de vida. Os transtornos depressivos impõem uma carga social e econômica substancial, têm impacto negativo na saúde geral e estão relacionados ao aumento da incidência de várias doenças.

EPIDEMIOLOGIA

Na população geral, a prevalência de distimia ao longo da vida foi de 4,3 a 6,3%. Nas últimas décadas, ela vem atingindo populações cada vez mais jovens, de modo que antes dos 20 anos, 40% já tiveram o primeiro episódio.

FATORES DE RISCO

Os fatores de risco para transtorno depressivo persistente são bastante heterogêneos. A seguir, estão descritos os principais estudados:

- Temperamentais: incluem níveis mais elevados de afetividade negativa (neuroticismo), maior gravidade dos sintomas, pior funcionamento global e presença de transtornos de ansiedade ou transtorno da conduta;
- Ambientais: o início na infância pode estar relacionado a perda ou separação dos pais;
- Genéticos: é provável que os indivíduos com transtorno depressivo persistente tenham uma proporção maior de parentes de primeiro grau com essa doença do que os indivíduos com transtorno depressivo maior, porém esses dados ainda estão em estudo;
- Fisiológicos: inúmeras regiões cerebrais (p.ex., córtex pré-frontal, cingulado anterior, amígdala, hipocampo) foram implicadas no transtorno depressivo persistente. Também existem possíveis anormalidades polissonográficas.

QUADRO CLÍNICO

O quadro clínico da distimia é bastante diferente quando comparado ao do transtorno depressivo maior (Tabela 1). Os sintomas são comumente mais amenos, o início, mais insidioso, o curso, mais crônico, a resposta ao tratamento é variável e o prognóstico, mais favorável.

TABELA 1 Breve comparação entre distimia e depressão maior

Características clínicas	Distimia	Depressão maior
Início	Insidioso	Brusco
Idade de início	Desde a infância	Idade adulta ou tardia (> 60 anos)
Curso	Crônico	Fásico
Gravidade	Menos grave	Mais grave
Prognóstico	Favorável	Menos favorável
Resposta ao tratamento farmacológico	Variável	Boa
Duração dos sintomas para efetuar o diagnóstico	2 anos	2 semanas

(continua)

TABELA 1 Breve comparação entre distimia e depressão maior *(continuação)*

Características clínicas	Distimia	Depressão maior
Tentativa de suicídio	Comum haver ideias de morte, mas raramente atuam	Frequentes
Sintomas predominantes	Sintomas cognitivos e emocionais: baixa autoestima, desânimo, mau humor, infelicidade e pessimismo	Sintomas vegetativos e psicomotores: alteração de apetite e libido, e retardo ou agitação psicomotora
Características compartilhadas	Humor depressivo, alteração do sono, redução da energia, difícil concentração e tomada de decisões	

O início precoce (i.e., antes dos 21 anos) está associado a uma probabilidade maior de transtornos da personalidade e de transtornos por uso de substâncias comórbidos.

DIAGNÓSTICO

Critérios diagnósticos

Para o diagnóstico de transtorno depressivo persistente, de acordo com o DSM-5, o indivíduo deve apresentar os sintomas descritos no Quadro 1 por pelo menos 2 anos. Deve estar presente o humor deprimido, além de dois ou mais sintomas secundários (apetite diminuído/hiperfagia; insônia ou hipersonia; baixa energia ou fadiga; baixa autoestima; concentração fraca ou dificuldade de tomar decisões e sentimentos de desesperança).

Os indivíduos com transtorno depressivo persistente descrevem seu humor como triste ou "na fossa". Durante os períodos de humor deprimido, pelo menos dois dos seis sintomas do critério B estão presentes. Como esses sintomas tornaram-se uma parte tão presente na experiência cotidiana do indivíduo, em particular no caso de início precoce (p.ex., "sempre fui desse jeito"), eles podem não ser relatados, a menos que diretamente investigados pelo entrevistador. Durante o período de 2 anos (1 ano para crianças ou adolescentes), qualquer intervalo livre de sintomas dura não mais do que 2 meses (critério C).

92 Depressão: guia prático

QUADRO 1 Critérios diagnósticos para o transtorno depressivo persistente, segundo o DSM-5 (adaptado)

Critérios do transtorno depressivo persistente (distimia)
A. Humor deprimido na maior parte do dia, na maioria dos dias, indicado por relato subjetivo ou observação feita por terceiros, pelo período mínimo de 2 anos.
Nota: em crianças e adolescentes, o humor pode ser irritável, com duração mínima de 1 ano.
B. Presença, enquanto deprimido, de duas (ou mais) das seguintes características: 1 Apetite diminuído ou hiperfagia 2 Insônia ou hipersonia 3 Baixa energia ou fadiga 4 Baixa autoestima 5 Concentração fraca ou dificuldade em tomar decisões 6 Sentimentos de desesperança
C. Durante o período de 2 anos (1 ano para crianças ou adolescentes) de perturbação, o indivíduo jamais esteve sem os sintomas dos critérios A e B por mais de 2 meses.
D. Os critérios para um transtorno depressivo maior podem estar continuamente presentes por 2 anos.
E. Jamais houve um episódio maníaco ou um episódio hipomaníaco e jamais foram satisfeitos os critérios para transtorno ciclotímico.
F. A perturbação não é mais bem explicada por um transtorno esquizoafetivo persistente, esquizofrenia, transtorno delirante, outro transtorno do espectro da esquizofrenia e outro transtorno psicótico especificado ou transtorno do espectro da esquizofrenia e outro transtorno psicótico não especificado.
G. Os sintomas não se devem aos efeitos fisiológicos de uma substância (p.ex., droga de abuso, medicamento) ou a outra condição médica (p.ex., hipotireoidismo).
H. Os sintomas causam sofrimento clinicamente significativo ou prejuízo no funcionamento social, profissional ou em outras áreas importantes da vida do indivíduo.

Instrumentos diagnósticos

Não há na literatura escalas específicas ou notas de corte bem estabelecidas e consensuais para distimia nas escalas que avaliam depressão. No entanto, esses instrumentos podem ser úteis para avaliação não só quantitativa, mas também qualitativa da sintomatologia depressiva. Nota-se que estudos que avaliaram sintomas depressivos por meio de questionários relataram maiores taxas de depressão do que aqueles que adotaram apenas abordagem categórica. Algumas das escalas validadas no Brasil, que podem ser usadas para rastreio de quadros depressivos, são:

- Geriatric Depression Scale (GDS): versão original com 30 itens. É um importante instrumento de rastreio, tendo maior foco no domínio cognitivo da depressão e qualidade de vida, mas aborda poucos sintomas somáticos. A versão derivada com 15 itens, em virtude do curto prazo para aplicação, apresenta boa aceitabilidade e pode ser usada em diversos ambientes de cuidados: rede básica, instituições de longa permanência, hospitais especializados, etc.;
- Center for Epidemiologic Studies – Depression Scale (CES-D): composta por 20 itens, é uma escala de rastreio desenvolvida para grandes estudos populacionais. É adequada para uso na população em geral, bem como em idosos e subgrupos com diversos agravos à saúde;
- Inventário de depressão de Hamilton (HAM-D): possui a versão composta por 17 itens. Apresenta excelente acurácia, possibilita a categorização de gravidade e pode ser utilizada para acompanhamento de resposta terapêutica aos antidepressivos. É considerada referência para estudos de validação de outras escalas. Algumas limitações: adaptada, mas ainda não validada para população brasileira, necessidade de pessoal treinado e foco em sintomas somáticos;
- Montgomery-Åsberg Depression Rating Scale (MADRS): composta por 17 itens, é uma boa opção para avaliação de depressão em idosos com comorbidades clínicas, uma vez que a escala não contempla sintomas somáticos ou psicomotores. Apresenta maior flexibilidade para classificar sintomas não exatamente correspondentes aos descritos, permitindo classificações intermediárias;
- Inventário de depressão de Beck: importante instrumento de rastreio por ser autoaplicável, permitindo fácil acesso para grandes populações. Permite também a avaliação progressiva da gravidade. Diversos estudos brasileiros derivaram-se da aplicação desse Inventário.

DIAGNÓSTICOS DIFERENCIAIS

Como os sintomas do transtorno depressivo persistente costumam ser mais leves e crônicos, é bastante pertinente uma investigação clínica cuidadosa para identificar ou afastar condições orgânicas que contribuam ou simulem sintomas depressivos, como alterações hormonais (em especial o hipotireoidismo), anemia, doenças cardiopulmonares, oncológicas, síndrome da fragilidade, entre outras.

É importante estar atento para diferenciar também os quadros patológicos dos não patológicos, a exemplo de uma tristeza transitória, ainda que possa ser intensa, em resposta a um fator estressor. Por isso, a avaliação de critérios diagnósticos e dos impactos (sociais, psicológicos e funcionais) resultantes do fenômeno são fundamentais para estabelecer o diagnóstico correto e o melhor direcionamento para cada caso.

TRATAMENTO

O manejo terapêutico da distimia é semelhante ao do transtorno depressivo maior, envolvendo a combinação de estratégias farmacológicas e não farmacológicas, em especial a psicoterapia.

Quando comparadas as duas modalidades isoladamente, a psicoterapia se mostrou menos eficaz que a farmacoterapia, mas, se combinadas, o tratamento é mais eficaz.

Tratamento não farmacológico

Como a distimia afeta o funcionamento emocional dos pacientes, a psicoterapia tem sido usada como um caminho paralelo ao tratamento. Entre as modalidades de psicoterapia que se mostraram eficazes em seu manejo, estão as terapias cognitivas, comportamental, cognitivo-comportamental, interpessoal, psicodinâmica e de suporte.

Em geral, o estudo de diferentes modalidades de intervenção psicoterapêutica indica que isso facilita a melhora de sintomas como anedonia, incapacidade de experimentar ou perceber eventos positivos e desesperança, entre outros, além de ajudar a aprender estratégias adequadas de enfrentamento.

Embora a eficácia da combinação de antidepressivos e psicoterapia tenha sido comprovada, alguns estudos mostraram que pacientes com e sem histórico de adversidades na infância respondem diferentemente ao tratamento, seja farmacológico ou psicoterapêutico.

Outras estratégias não medicamentosas, como atividade física e estratégias de suporte social, também têm se mostrado alternativas válidas, com eficácia maior que o placebo.

Tratamento farmacológico

A maioria das classes de antidepressivos demonstrou ser eficaz no tratamento da distimia em vários estudos.

Os ISRS são mais bem tolerados e, portanto, são os medicamentos de primeira escolha. Contudo, fatores adicionais devem ser considerados na escolha do tipo de antidepressivo, como:

- Histórico de resposta do paciente ou de um parente de primeiro grau;
- Facilidade de adesão ao esquema de doses;
- Custo do medicamento;
- Comorbidades clínicas;
- Interação medicamentosa.

Além dos antidepressivos, alguns estudos demostraram alternativas de tratamento hormonal influenciando nos sintomas distímicos. Especificamente, observou-se que a administração de desidroepiandrosterona (DHEA) aliviou os sintomas de anedonia, falta de motivação e energia, preocupação, incapacidade de lidar com dificuldades e tristeza, efeitos obtidos apenas após 3 semanas de tratamento. No entanto, essa suplementação foi pouco estudada e baseada em relatórios experimentais.

Outro estudo que avaliou associação de lítio ou tiroxina nos casos de distimia resistentes aos antidepressivos mostrou uma resposta favorável à combinação de terapias, apesar da gravidade dos efeitos adversos. Esse achado reforça a hipótese de que, no caso da distimia, muitos mecanismos neuroquímicos estão envolvidos.

Apesar de ter uma seleção farmacológica adequada, infelizmente os antidepressivos melhoram a distimia apenas em 50 a 70% dos pacientes, e uma descontinuação do tratamento antidepressivo foi associada a 89% das recidivas em um estudo de acompanhamento de 4 anos.

Uma revisão sistemática canadense que avaliou criticamente as diretrizes da prática clínica (*Clinical Practice Guidelines* – CPG) para o tratamento de adultos com transtorno depressivo maior, distimia, depressão subliminar ou menor, para recomendações após resposta inadequada ao tratamento de primeira linha com inibidores seletivos da recaptação de serotonina (ISRS), concluiu que cerca de metade dos pacientes necessita de tratamento de segunda linha para obter remissão.

CONSIDERAÇÕES FINAIS

O estudo sobre o transtorno depressivo persistente permite concluir que não se deve compreender a distimia como um simples transtorno depressivo leve, uma vez que pode persistir por toda a vida, repercutindo no funcionamento social e profissional e com importantes repercussões na qualidade de vida, tanto do indivíduo doente quanto de seus familiares.

Em conjunto com a depressão maior e demais transtornos depressivos, representa um problema de saúde publica que merece adequada atenção e engajamento dos profissionais de saúde para a devida investigação diagnóstica e intervenções terapêuticas necessárias, reduzindo, assim, a morbimortalidade e melhorando a qualidade de vida desses pacientes.

BIBLIOGRAFIA CONSULTADA

1. Akiskal H. Dysthymia and cyclothymia in psychiatric practice a century after Kraepelin. J Affect Disord. 2001;62:17-31.
2. American Psychiatric Association. Diagnostic and Statistical Manual of Mental Disorders (DSM-5). Arlington: American Psychiatric Association; 2013.
3. Aros MS, Yoshida EMP. Estudos de depressão: instrumentos de avaliação e gênero. Bol Psicol. 2009;59(130):61-76.
4. Cuijpers P, Van Straten A, Schuurmans J, Van Oppen P, Hollon S, Andersson G. Psychoterapy for chronic major depression and dysthymia: a meta-analysis. Clin Psychol Rev. 2010;30:51-62.
5. Hamilton M. A rating scale for depression. J Neurol Neurosurg Psychiatry. 1960; 23:56-62.
6. Ishizaki J, Mimura M. Dysthymia and apathy: diagnosis and treatment. Depress Res Treat. 2011;2011:1-7.
7. Jiménez-Maldonado ME, Gallardo-Moreno GB, Villaseñor-Cabreray T, González-Garrido AA. La distimia en el contexto clínico. Rev Colomb Psiquiat. 2013;42(2):212-8.
8. Klein D, Kocsis J, McCullough J, Holzer C, Hirschfeld R, Keller M. Symptomatology in dysthymic and major depressive disorder. Psychiatr Clin North Am. 1996;19:41-53.
9. MacQueen G, Santaguida P, Keshavarz H, Jaworska N, Levine M, Beyene J, et al. Systematic review of clinical practice guidelines for failed antidepressant treatment responce in major depressive disorder, dysthymia, and subthreshold depression in adults. Can J Psychiatry. 2017;62(1):11-23.
10. Moch S. Dysthymia: more than "minor" depression. S Afr Pharmacol J. 2011;78:38-43.

CAPÍTULO 10

Depressão subsindrômica

Marina Maria Biella

INTRODUÇÃO

Os transtornos depressivos contemplam manifestações emocionais, somáticas, cognitivas, perceptuais e comportamentais, sendo altamente prevalentes e acarretando incapacidade, aumento da morbimortalidade e altos custos em saúde. Em especial, a depressão subsindrômica (DSS) possui importante prevalência entre as classificações dos transtornos depressivos. A DSS é definida em linhas gerais, pela presença de sintomas depressivos que não fecham critérios para o transtorno depressivo maior (TDM), associada a impacto negativo e sofrimento na vida cotidiana.

TERMINOLOGIA

Terminologias encontradas na literatura para DSS: depressão subsindrômica, outro transtorno depressivo não especificado, outro transtorno depressivo especificado (episódio depressivo com sintomas insuficientes), depressão menor, depressão subclínica e sintomas depressivos clinicamente significativos.

EPIDEMIOLOGIA

A prevalência de DSS na população em geral varia de 1,4 a 17,2%. Alguns fatores contribuem para essa ampla faixa, como definições diferentes para a DSS, critérios diagnósticos distintos, instrumentos aplicados, população estudada, heterogeneidade dos estudos e viés amostral, entre os principais.

FATORES DE RISCO

Os fatores de risco para a ocorrência de DSS são essencialmente os mesmos que os dos outros transtornos depressivos. Os principais fatores são apresentados no Quadro 1.

QUADRO 1 Fatores de risco para DSS

Sexo feminino	Nível socioeconômico baixo	Viúvo(a), solteiro(a) e divorciado(a)
Nível de escolaridade baixo	Suporte social insuficiente	Antecedente pessoal e/ou familiar de depressão e/ou outro transtorno psiquiátrico
Traços de personalidade neuroceticista	Incapacidade física	Perda de funcionalidade
Residente de instituição de longa permanência para idosos (ILPI)	Eventos negativos de vida	Déficit visual/auditivo
Idade avançada	Declínio cognitivo	Solidão/isolamento social
Insônia	Comorbidades clínicas: p.ex., AVE, doenças cardíacas, doença de Parkinson, doença renal crônica, diabetes, câncer, etc.	Dor crônica não controlada

AVE: acidente vascular encefálico.

QUADRO CLÍNICO

Os sinais e sintomas, exemplificados no Quadro 2, são os mesmos presentes na avaliação do TDM. A diferença está no número e na duração dos sintomas, na análise da sintomatologia, na prevalência, no grau de comprometimento, assim como nos fatores de exclusão.

QUADRO 2 Possíveis sinais e sintomas na DSS

Humor deprimido e/ou falta de interesse e prazer por atividades habituais	Sentimentos de inutilidade e culpa excessiva *Podem assumir caráter delirante
Dificuldade de concentração e tomada de decisões	Fadiga ou perda de energia
Retardo ou agitação psicomotora	Insônia ou hipersonia
Aumento ou diminuição do peso e apetite *Perda não intencional > 5% do peso em 1 mês	Pensamentos recorrentes de morte, ideação suicida ou tentativa de suicídio

Entretanto, para melhor avaliação do quadro clínico, é importante análise minuciosa de fatores prevalentes na DSS, como os descritos no Quadro 3.

QUADRO 3 Particularidades da sintomatologia na DSS

Sintomas somáticos: são frequentes no discurso; recomenda-se a sua avaliação, para diferenciação de etiologia psiquiátrica e orgânica. Exemplos: dores inespecíficas, peso nas pernas, alteração do apetite, fadiga, cansaço, falta de energia, distúrbios do sono, tontura, atordoamento, sensação de falta de ar, dor torácica (sensação de aperto/angústia no peito), "nó na garganta", sensação de desmaio, etc. Esses sintomas merecem atenção especial, pois podem ser as principais queixas do paciente na consulta.

Sintomas afetivos: humor deprimido e falta de interesse/prazer, critérios maiores do TDM, exercem impacto menor no discurso do paciente.

Sintomas cognitivos: bastante comuns em idosos. Apresentam variável intensidade, sendo conhecidos como síndrome demencial da depressão em casos moderados a graves.

Sintomas psicóticos: não são inerentes à sintomatologia característica da DSS.

Ideação suicida/tentativa de suicídio: parte dos critérios menores do TDM e importantes marcadores de diferenciação entre TDM e DSS, não assumindo prevalência na DSS.

De forma complementar ao exposto, recomenda-se contemplar os itens a seguir:

- Anamnese pormenorizada com antecedentes pessoais e familiares orgânicos e psiquiátricos;
- Investigação de episódios de TDM prévio(s) e/ou sintomatologia residual;
- Uso atual ou prévio de antidepressivo(s) e outras medicações psicotrópicas;
- Avaliação qualitativa e quantitativa dos sintomas presentes;

- Uso de instrumentos diagnósticos (classificações categóricas/escalas);
- Dimensionamento do impacto (social, profissional, familiar, financeiro, pessoal e afetivo), assim como o sofrimento na vida do indivíduo;
- Reavaliações seriadas do paciente, que permitirão a análise da evolução da sintomatologia e do prognóstico.

Por fim, apesar dos sinais e sintomas analisados serem os mesmos em adultos e idosos, é importante conhecer algumas particularidades desses dois grupos, como ilustrado na Tabela 1.

TABELA 1 Apresentação da sintomatologia em idosos e adultos

Sintomas e sinais	Diferença na sintomatologia
Humor deprimido e/ou falta de interesse e prazer por atividades habituais	Idosos tendem a ter diminuição do interesse e prazer em vez de humor sofrido, que é mais frequente em adultos Na terceira idade, o quadro pode estar associado à apatia
Sentimento de inutilidade e culpa excessiva	Mais frequentes em adultos
Dificuldade de concentração e tomada de decisões	Idosos tendem a se queixar de sintomas cognitivos, em especial os associados à memória, mesmo quando não possuem quadro demencial. Já as queixas de dificuldade de concentração e tomada de decisões são mais comuns nos adultos
Fadiga ou perda de energia	Frequente em qualquer faixa etária
Retardo ou agitação psicomotora	Idosos e adultos podem exibir ambos, sendo a agitação mais frequente em depressão com sintomas ansiosos e na depressão bipolar
Insônia ou hipersonia	Hipersonia é sintoma frequente em adultos, sendo pouco incidente no idoso. Já a insônia é bastante prevalente na terceira idade e muitas vezes configura-se como queixa importante na anamnese
Aumento ou diminuição do peso e apetite	Não é comum em idosos o ganho ou aumento do apetite
Pensamentos de morte, ideias suicidas e tentativa de suicídio	Ruminações de morte são frequentes em idosos, entretanto a ideação suicida é mais comum em adultos

● DIAGNÓSTICO

A DSS está associada ao subdiagnóstico ou até mesmo a diagnóstico errôneo. O Quadro 4 apresenta as principais razões.

Depressão subsindrômica 101

QUADRO 4 Fatores para o subdiagnóstico em DSS

Subnotificação pelo paciente ou falta de busca ativa pela equipe de saúde.
Sintomas que se assemelham com distúrbios orgânicos, em especial os somáticos.
Polifarmácia.
Multimorbidade e fragilidade (síndrome).
Sintomas depressivos julgados como inerentes ao processo de envelhecimento.
Em idosos, o quadro depressivo possui particularidades diferentes das do adulto, o que dificulta o diagnóstico.
Estigma e medo do diagnóstico de transtorno mental.
Humor deprimido e/ou perda de interesse ou prazer podem ter baixo impacto no discurso do paciente.

Critérios diagnósticos

O Manual Diagnóstico e Estatístico de Transtornos Mentais (DSM) permite um diagnóstico formal, estruturado e objetivo. No DSM-5, a depressão subsindrômica é classificada como: outro transtorno depressivo especificado ou outro transtorno depressivo não especificado. Não há mais a classificação de depressão menor. A seguir, são apresentados os critérios para o diagnóstico:

"Afeto deprimido e pelo menos um dos outros oito sintomas* de um episódio depressivo maior, associado a angústia clinicamente significativa ou prejuízo que persistem por pelo menos 2 semanas, em um indivíduo cuja a apresentação nunca encontrou critérios para qualquer outro transtorno depressivo ou bipolar, e atualmente não possui critérios ativos ou residuais para qualquer transtorno psicótico, e não atende aos critérios de ansiedade mista e sintomas do transtorno depressivo."
*Estão descritos no Quadro 2.

Outros instrumentos diagnósticos

As escalas e instrumentos são úteis, pois possibilitam avaliação abrangente da sintomatologia depressiva, abordando sintomas diversos e permitindo diagnóstico mais amplo da DSS. O Quadro 5 apresenta os instrumentos validados no Brasil.

QUADRO 5 Instrumentos para avaliação da DSS

Escala de Depressão Geriátrica (GDS) – 30 e 15 itens
Escala de Depressão do Centro de Estudos Epidemiológicos (CES-D) – 20 itens
Escala de Classificação de Depressão de Hamilton (HAM-D) – 21 e 17 itens
Questionário de Saúde do Paciente (PHQ-9)

De forma complementar

Recomenda-se uma entrevista com o principal cuidador ou informante da família, em especial, nos casos de depressão com sintomas cognitivos e/ou subnotificação de sintomas depressivos pelo próprio paciente.

● EVOLUÇÃO E PROGNÓSTICO

Outro ponto relevante quando se aborda a DSS é identificar quais sintomas depressivos ou fatores de risco, como os demonstrados no Quadro 6, estão mais associados à progressão para o TDM.

QUADRO 6 Fatores de risco para a progressão da DSS para o TDM

Sentimentos de culpa ou inutilidade	Dificuldade de concentração
Número de sintomas depressivos	História familiar de depressão
Eventos negativos de vida	Características de personalidade
Doenças crônicas	Alteração de peso ou apetite
Ideação/tentativa de suicídio	Alteração do sono
Traumas na infância	

Desfechos negativos

A DSS, mesmo não preenchendo os critérios para TDM, possui impactos negativos, que podem ser vistos no Quadro 7.

QUADRO 7 Desfechos negativos associados a DSS

Piora na qualidade de vida	Maiores custos com a saúde	Perda da funcionalidade
Aumento do risco de comprometimento cognitivo e demência em idosos	Pior evolução das comorbidades clínicas	Aumento da procura por serviços de saúde
Maior mortalidade	Maior hospitalização	Risco aumentado para depressão maior, distimia e transtornos ansiosos
Maior dependência de álcool, drogas e abuso de medicações (p.ex., indutores do sono, analgésicos, etc.)	Surgimento ou piora de outros transtornos psiquiátricos	Fator de risco para o suicídio
Comprometimento do funcionamento psicossocial		

DIAGNÓSTICOS DIFERENCIAIS

- Tristeza normal: é um sentimento inerente à condição de humana. Portanto, é fundamental abordar contexto, proporcionalidade, intensidade, duração e impacto que esse estado de tristeza está presente na vida do indivíduo. Isto é crucial para evitar diagnósticos e tratamentos equivocados;
- Transtorno depressivo maior: a diferenciação pode ser feita de forma estruturada pelos critérios diagnósticos citados, com base no DSM-5. Além disso, podem-se analisar aspectos da sintomatologia depressiva, em especial caracterizar os que são mais prevalentes no TDM em comparação à DSS. São eles:
  - » Falta de prazer/interesse e anedonia;
  - » Sentimentos de culpa e inutilidade;
  - » Ideação/tentativa de suicídio;
- Distúrbios orgânicos: a sintomatologia orgânica pode mimetizar a psiquiátrica e vice-versa. Além disso, deve-se cogitar a possibilidade da coexistência de sintomas orgânicos e psiquiátricos de forma concomitante. Caberá ao médico, por meio de anamnese, exame físico e exames complementares, fazer tal diferenciação. O Quadro 8 apresenta alguns exemplos;
- Outros: transtorno de personalidade histriônica, transtorno de ansiedade, transtornos do espectro esquizofrênico, transtorno bipolar, uso de drogas e efeito colateral de medicações.

104 Depressão: guia prático

QUADRO 8 Sintomas orgânicos que podem mimetizar os sintomas somáticos na DSS

Doenças dispépticas	Dor torácica, alteração do apetite, perda de peso, queimação, disfagia, "nó na garganta", etc.
Doenças cardíacas e pulmonares	Fadiga, dispneia, palpitação, cansaço, sensação de desmaio, emagrecimento, dor torácica, etc.
Síndrome da fragilidade	Fadiga, fraqueza, falta de apetite, indisposição, emagrecimento, etc.
Doenças oncológicas	Fraqueza, diminuição do apetite, algias, apatia, emagrecimento, cansaço, efeito colateral de quimioterápicos, etc.
Dor crônica	Indisposição, irritabilidade, efeito colateral de medicações para dor, alteração de peso e apetite, etc.

A seguir, sugere-se a pesquisa ativa de alguns dados para melhorar a acurácia diagnóstica no contexto do diagnóstico diferencial:

- Analisar se há exagero e/ou quadro atípico nos sinais e sintomas relatados;
- Verificar se os sintomas somáticos e afetivos são desproporcionais ao quadro do paciente;
- Por meio dos sinais, sintomas e exame físico, verificar se há congruência com alguma síndrome orgânica;
- Solicitar exames laboratoriais e de imagem e ver se há alterações que justifiquem os sintomas;
- Recordar que paciente desmotivado, com pouca adesão às consultas e ao tratamento, tem maior probabilidade de estar com sintomas depressivos vigentes.

● TRATAMENTO

O tratamento objetiva diminuir e prevenir os resultados negativos acarretados pela DSS e também interferir de forma positiva na redução das taxas de conversão da DSS para o TDM. Apesar de bem documentados na literatura os benefícios do tratamento, não há consenso bem definido de como ele deve ser realizado. É crucial tentar diferenciar as DSS autolimitadas e/ou estáveis das que possuem maiores chances de evoluir para um episódio maior, pois o tratamento será diferente. Portanto, para maior clareza do tratamento que será instituído na DSS vigente, recomenda-se considerar alguns pontos:

- Determinar com precisão se os sintomas depressivos são residuais a um episódio depressivo maior ou se configuram sintomas depressivos que não preenchem os critérios para o TDM;
- Questionar uso atual de medicações psicotrópicas;
- Fazer avaliação qualitativa e quantitativa de como esses sintomas depressivos estão impactando na vida do indivíduo nas esferas ocupacional, pessoal, financeira, social, afetiva, etc., assim como determinar se há sofrimento significativo acarretando prejuízo na qualidade de vida;
- Realizar a avaliação da proposta terapêutica de forma personalizada para cada indivíduo;
- Reavaliar o paciente de forma periódica para observar a evolução da sintomatologia depressiva.

Tratamento não farmacológico

- "Espera vigilante" ou observação clínica (*watchful waiting*): avaliação sistemática e regular dos sintomas, do curso e dos impactos. Essa modalidade pode ser insuficiente e com expectativas e riscos questionáveis. Apesar de não recomendada pela literatura, esse tratamento pode contemplar pacientes específicos, como os que possuem bom suporte social, ausência de histórico pessoal e familiar de TDM, baixa sintomatologia, acesso fácil a serviço de saúde mental e, por fim, os que recusam tratamento psicoterápico e medicamentoso. É crucial, entretanto, explicar ao paciente os prós e contras desse modelo de tratamento;
- Preferências do paciente (*patient preferences*): deixar a decisão terapêutica sob a responsabilidade do paciente não é uma medida recomendada. Entretanto, a discussão e educação sobre a doença e as opções de tratamento podem ser benéficos para o médico e o paciente. Um estudo recente demonstrou pontos positivos em termos de adesão e satisfação com o tratamento e resultados;
- Psicoterapia: tratamento de primeira linha para a DSS. As terapias breve são as que demonstram melhores evidências como tratamento de primeira escolha. O estudo CASPER comprovou relevância no tratamento da DSS ao ofertar a um grupo de idosos um programa estruturado com suporte psicológico e abordagem do tipo comportamen-

tal. Foi demonstrado que esse grupo teve diminuição da sintomatologia depressiva avaliada pela escala PHQ-9 após 4 meses de intervenção em comparação ao grupo com tratamento usual para os transtornos depressivos.

Tratamento farmacológico

Existem algumas vantagens no tratamento farmacológico em relação à psicoterapia de forma isolada:

- Disponibilidade imediata, sendo que a psicoterapia pode demorar mais para ser instituída e muitas vezes não é acessível aos pacientes;
- Em 2 a 3 semanas, já é possível avaliar o efeito do tratamento.

Ao se escolher a classe antidepressiva, deve-se levar em conta:

- Contraindicações;
- Efeitos adversos;
- Acesso ao medicamento e custo;
- Resultados anteriores pessoais ou familiares à classe medicamentosa;
- Comorbidades clínicas.

Os inibidores da receptação de serotonina (ISRS) são considerados tratamento de primeira linha na DSS. Em idosos, em especial, recomenda-se dosagens mais baixas no início com aumento gradual, assim como monitoramento dos efeitos colaterais.

CONSIDERAÇÕES FINAIS

É fundamental observar os sintomas depressivos na DSS ao longo de um *continuum* dimensional. A importância dessa ação permitirá a detecção precoce de sintomas, sua evolução, dimensionamento do impacto no indivíduo, identificação de fatores de risco para o TDM e, por fim, irá beneficiar os pacientes que precisam de medidas preventivas e de tratamento.

BIBLIOGRAFIA CONSULTADA

1. American Psychiatric Association. Manual de Diagnóstico e Estatística dos Transtornos Mentais. 5.ed. Porto Alegre: Artmed; 2014.
2. Covinsky KE, Cenzer IS, Yaffe K, O'Brien S, Blazer DG. Dysphoria and anhedonia as risk factors for disability or death in older persons: implications for the assessment of geriatric depression. Am J Geriatr Psychiatry. 2014;22:606-13.
3. Cuijpers P, Karyotaki E, Pot AM, Park M, Reynolds CF 3rd. Managing depression in older age: psychological interventions. Maturitas. 2014;79:160-9.
4. Gilbody S, Lewis H, Adamson J, Atherton K, Bailey D, Birtwistle J, et al. Effect of collaborative care vs usual care on depressive symptoms in older adults with subthreshold depression: the CASPER randomized clinical trial. JAMA. 2017;317:728-37.
5. MacQueen G, Santaguida P, Keshavarz H, Jaworska N, Levine M, Beyene J, et al. Systematic review of clinical practice guidelines for failed antidepressant treatment response in major depressive disorder, dysthymia, and subthreshold depression in adults. Can J Psychiatry. 2017;62(1):11-23.
6. Meeks TW, Vahia IV, Lavretsky H, Kulkarni G, Jeste DV. A tune in "a minor" can "b major": a review of epidemiology, illness course, and public health implications of subthreshold depression in older adults. J Affect Disord 2011;129:126-42.
7. Rodríguez MR, Nuevo R, Chatterji S, Ayuso-Mateos JL. Definitions and factors associated with subthreshold depressive conditions: a systematic review. BMC Psychiatry. 2012;12:181.
8. Samalin L, Genty JB, Boyer L, Lopes-Castroman J, Abbar M, Llorca PM. Shared decision-making: a systematic review focusing on mood disorders. Curr Psychiatry Rep. 2018;20:23.
9. Taylor WD. Clinical practice. Depression in the elderly. N Engl J Med. 2014;371:1228-36.
10. Ten Have M, Penninx BWJH, Tuithof M, van Dorsselaer S, Kleinjan M, Spijker J, et al. Duration of major and minor depressive episodes and associated risk indicators in a psychiatric epidemiological cohort study of the general population. Acta Psychiatr Scand. 2017;136:300-12.
11. Vaccaro R, Borrelli P, Abbondanza S, Davin A, Polito L, Colombo M, et al. Subthreshold depression and clinically significant depression in an italian population of 70-74-year-olds: prevalence and association with perceptions of self. Biomed Res Int. 2017; 2017:3592359.

CAPÍTULO 11

Transtorno depressivo induzido por substância/medicamento

Marcus Kiiti Borges

● INTRODUÇÃO

Alguns medicamentos podem causar alterações do humor (sintomas depressivos) e até mesmo transtornos depressivos. Embora poucos ensaios clínicos controlados prospectivos mostrem a associação entre o transtorno depressivo e o uso de medicamento, estudos observacionais recentes tentam determinar essa relação de causalidade.

As limitações dos estudos sobre o tema são: estressores psicossociais que não são avaliados, inclusão de pacientes com transtorno depressivo prévio, com história pessoal e familiar de depressão, ou em uso de vários medicamentos (polifarmácia). Estes seriam possíveis fatores de confusão ou confundidores, contudo não há evidência científica robusta sobre quais substâncias/medicamentos estão implicados no transtorno depressivo. No entanto, uma lista de potenciais medicamentos tem sido reportada há mais de 2 décadas, à medida que novos compostos são sintetizados e comercializados.

Estudos populacionais com amostras compostas por adultos nos Estados Unidos reportam prevalência de 0,26% para o transtorno depressivo induzido por substância durante a vida.

FATORES DE RISCO E COMORBIDADE

Os principais fatores que podem aumentar o risco ou agravar o curso do transtorno depressivo induzido por substância estão descritos na Figura 1.

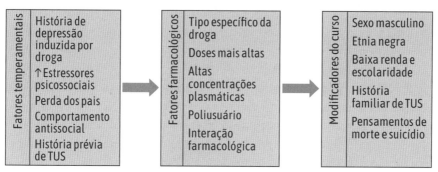

FIGURA 1   Fatores de risco para a depressão induzida por droga.
TUS: transtorno por uso de substâncias.

Indivíduos com transtorno depressivo induzido por substância/medicamento, se comparados àqueles com transtorno depressivo maior (TDM) primário e sem transtorno por uso de substância (TUS), apresentam maior risco de comorbidade psiquiátrica (Figura 2).

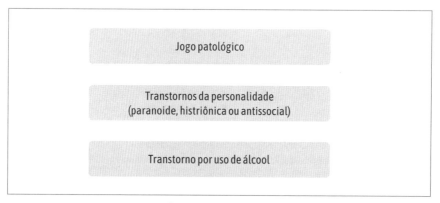

FIGURA 2   Comorbidade com transtornos específicos do DSM-5.

QUADRO CLÍNICO

A Figura 3 demonstra alguns medicamentos que atuam no sistema nervoso central (SNC), como anti-hipertensivos, antibióticos, levodopa, esteroides, anticoncepcionais, agentes quimioterápicos ou imunológicos, que podem levar a um episódio depressivo, que se desenvolverá nas primeiras semanas de tratamento. Em alguns casos, o indivíduo com o diagnóstico prévio de TDM pode ter recorrência da depressão enquanto está tomando um medicamento que seria o causador dessa situação.

Já um transtorno depressivo induzido por substância (álcool, drogas ilícitas, drogas prescritas para o tratamento de transtornos mentais) deve ter seu início enquanto o indivíduo está usando a substância, ou durante a abstinência (caso haja síndrome de abstinência pela substância). Depois que a droga é descontinuada, espera-se que os sintomas depressivos remitam em dias ou semanas, dependendo da meia-vida da substância/medicamento.

Agentes hormonais
- Corticosteroides (p.ex., prednisona)
- Contraceptivos orais
- Tamoxifeno
- Ciproterona
- GnRHa

Agentes cardiovasculares
- Clonidina
- Reserpina
- Metildopa
- Betabloqueadores (p.ex., propranolol)
- Diuréticos
- Digitálicos (p.ex., digoxina)

Agentes imunoterápicos ou quimioterápicos
- IFN-alfa
- Procarbazina
- Vincristina
- Vimblastina
- Cisplatina

Agentes que atuam no SNC
- Anticonvulsivantes
- Benzodiazepínicos
- Antipsicóticos
- Sedativos
- Anticolinérgicos
- Antiparkinsonianos

FIGURA 3 Medicamentos associados ao transtorno depressivo induzido.
GnRHa: agonista de hormônio liberador de gonadotrofina; IFN-alfa: interferon-alfa; SNC: sistema nervoso central.

DIAGNÓSTICO

Transtorno depressivo induzido por substância/medicamento é diagnosticado após o clínico levar em consideração início, curso e outros fatores associados ao uso da substância/medicamento, a partir da história clínica (anamnese), exame físico, achados laboratoriais de uso, abuso e intoxicação (antes do início do transtorno depressivo) (Quadro 1).

QUADRO 1 Critérios diagnósticos para transtorno depressivo induzido por substância/medicamento, segundo o DSM-5 (adaptado)

A. Perturbação proeminente e persistente do humor que predomina no quadro clínico, caracterizada por humor depressivo ou diminuição acentuada de interesse ou prazer em todas ou quase todas as atividades.
B. Existem evidências, a partir da história, do exame físico ou de achados laboratoriais, de (1) e (2):   1. Os sintomas no Critério A desenvolveram-se durante ou logo após intoxicação ou abstinência de substância ou após exposição a medicamento.   2. A substância/medicamento envolvida é capaz de produzir os sintomas no Critério A.
C. A perturbação não é mais bem explicada por transtorno depressivo não induzido por substância/medicamento. Essas evidências de transtorno depressivo independente podem incluir: sintomas precedem o início do uso da substância/medicamento; sintomas persistem por período substancial após a cessação da abstinência aguda ou intoxicação grave; ou existem outras evidências sugerindo a existência de transtorno depressivo independente, não induzido por substância/medicamento.
D. A perturbação não ocorre exclusivamente durante o curso de *delirium*.
E. A perturbação causa sofrimento clinicamente significativo ou prejuízo no funcionamento social, profissional ou em outras áreas importantes da vida do indivíduo.

Este diagnóstico deve ser feito em vez de um diagnóstico de intoxicação por substância ou abstinência de substância apenas quando os sintomas no Critério A predominam no quadro clínico e quando são graves a ponto de justificar atenção clínica.

Já no estado de abstinência, sintomas depressivos podem durar por um período de até 1 mês após a cessação do uso da substância. Se os sintomas persistem por mais de 4 semanas, outras causas ou etiologias para os sintomas depressivos devem ser consideradas. É importante ressaltar que história psiquiátrica prévia de uso de substâncias fortalece o diagnóstico dessa condição. Além disso, a identificação da substância/medicamento pode ser feita por meio de exames laboratoriais (com a dosagem dos níveis séricos ou na urina da substância), ajudando a confirmar o diagnóstico.

DIAGNÓSTICO DIFERENCIAL

- Transtorno depressivo primário: distinguir os sintomas que seriam efeitos colaterais de substâncias/medicamentos daqueles que parecem fazer parte de transtorno depressivo primário não é uma tarefa fácil. Na maioria dos casos, os medicamentos podem causar sintomas como apatia, letargia, cansaço, sonolência, ou sentimento de lentificação do pensamento, que se confundem com os sintomas do TDM primário (humor deprimido, anedonia, fadiga ou perda de energia, retardo psicomotor e diminuição da concentração);
- Intoxicação ou abstinência por substância específica: no geral, é um dos principais diagnósticos diferenciais. Na intoxicação ou abstinência, os sintomas de humor são graves o suficiente para serem o "foco de atenção" e exigirem tratamento imediato. Por exemplo, o humor disfórico (ou "irritável") é característico da abstinência por cocaína;
- Outra condição médica: outro diagnóstico diferencial é o transtorno depressivo decorrente de outra condição médica, que será descrito no Capítulo 15. Vale lembrar que certos indivíduos (p.ex., idosos) apresentam comorbidades clínicas (multimorbidade), consequentemente, tomam mais medicamentos (que podem levar a polifarmácia). Muitas vezes, diante dessa situação, é difícil para o clínico diferenciar os sintomas que poderiam ser causados pelas doenças clínicas daqueles induzidos pelos medicamentos. Importante ressaltar que quando existem evidências de que os sintomas depressivos se devem tanto à condição clínica quanto ao uso ou abstinência de substância/medicamento, ambos os diagnósticos podem ser feitos.

TRATAMENTO

Primeiramente, a história clínica do paciente é de grande valia para tal julgamento. Então, o clínico pode mudar o esquema terapêutico de forma empírica, como uma estratégia: descontinuar ou substituir o medicamento que possa estar causando o transtorno depressivo, no sentido de averiguar se realmente a perturbação ocorreu por causa do uso de certa substância/medicamento.

O objetivo do tratamento é a remissão dos sintomas, que pode ocorrer de forma espontânea, ou logo após o médico manejar os medicamentos, na dose da remissão dos sintomas. Importante ressaltar que o paciente deve retomar seu nível de funcionamento prévio, e não somente obter alívio dos sintomas depressivos.

CONSIDERAÇÕES FINAIS

Por fim, o médico deve estar atento a substâncias/medicamentos que interferem direta ou indiretamente nos neurotransmissores relacionados com os transtornos depressivos. A história clínica e a entrevista psiquiátrica são fundamentais para o acompanhamento e manejo desses casos.

BIBLIOGRAFIA CONSULTADA

1. Associação Americana de Psiquiatria. Manual Diagnóstico e Estatístico de Transtornos Mentais. 5.ed. Porto Alegre: Artmed; 2014.
2. Bottega NJ. Prática psiquiátrica no hospital geral: interconsulta e emergência. 4.ed. Porto Alegre: Artmed; 2017.
3. Bottino SMB, Fráguas R, Gattaz WF. Depressão e câncer. Rev Psiquiatr Clin. 2009;36(Suppl 3):109-15.

CAPÍTULO 12

Depressão vascular

Daniel G. Lichtenthaler

● INTRODUÇÃO

A população idosa apresenta níveis de depressão maior mais baixos que a população jovem. No entanto, sintomas depressivos são comuns nessa população, caracterizando um quadro de depressão subsindrômica. Nota-se ainda que a depressão nesse grupo é mais heterogênea e com frequência se manifesta de forma "atípica", com quadro clínico distinto daquele classicamente apresentado por indivíduos jovens, predominando sintomas como apatia, anergia e comprometimento cognitivo leve, com menor frequência de tristeza e sintomas melancólicos. O impacto funcional desses quadros também parece mais importante nessa população do que aquele produzido pela depressão em jovens.

Depressão maior e doença cardiovascular parecem ser doenças com mútua interação. Idosos com depressão apresentam risco mais elevado para eventos cardiovasculares importantes, como acidentes cerebrovasculares, do que idosos não deprimidos. Por outro lado, pacientes com fatores de risco cardiovasculares clássicos, como *diabetes mellitus* e hipertensão, estão mais propensos a desenvolverem depressão maior. Essa associação, aliada à observação clínica de um fenótipo peculiar de sintomas neuropsicológicos, levou à proposta em 1997 por Alexopoulus et al. do conceito de um subtipo específico de depressão de início tardio (geriátrica), associado a fatores de risco cardiovasculares e disfunção executiva, enfatizando que "a doença cerebrovascular poderia predispor, precipitar ou perpetuar o quadro depressivo em idade avançada". A hipótese por trás dessa proposta é que, nesses pacientes, a doença cerebrovascular gradualmente causa disrupção de circuitos neurais subcorticais, causando os sintomas depressivos e cognitivos que caracterizam a síndrome (Figura 1). Os autores posteriormente propuseram também o conceito de síndrome de depressão-disfunção executiva, enfatizando a importância dessa disfunção dentro da depressão geriátrica, aqui atribuindo menor importância a fatores vasculares.

No ano seguinte, Steffens e Krishnan (1998) propuseram que o termo "depressão vascular" fosse utilizado quando houvesse evidência mais robusta de doença cerebrovascular (DCV), sobretudo por critérios de neuroimagem (em especial por ressonância magnética nuclear – RMN) ou antecedente de acidente vascular cerebral (AVC) ou acidente isquêmico transitório (AIT). Nessa definição também era enfatizado o papel do comprometimento cognitivo com disfunção executiva.

Do ponto de vista clínico, essas três definições de subtipos de depressão geriátrica possuem sobreposição importante, embora não caracterizem exatamente o mesmo quadro (muitos casos poderiam ser englobados nas três, embora alguns apenas em uma ou duas delas). Neste capítulo, serão consideradas essas definições como variações dentro do mesmo espectro e será evidenciada a validade do conceito de depressão vascular e sua utilidade quanto a etiologia e tratamentos mais específicos dentro do quadro de depressão geriátrica.

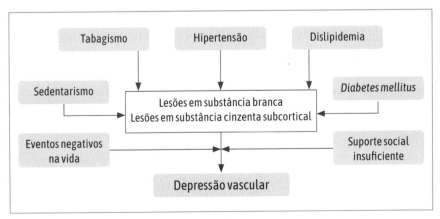

FIGURA 1   Possíveis mecanismos etiológicos para a depressão vascular.
Fonte: adaptada de Aizenstein et al., 2016.

EPIDEMIOLOGIA

Poucos estudos avaliaram a prevalência de depressão vascular na população idosa. Em um estudo sul-coreano com idosos acima de 65 anos, a prevalência da depressão vascular definida como depressão maior associada à DCV significativa na RMN foi de 2,4% (56% dos casos de depressão maior). Nesse estudo notou-se ainda que essa prevalência cresce com a idade e, acima de 75 anos, todos os idosos com depressão maior preenchiam critérios radiológicos para depressão vascular. Em um estudo norte-americano que definiu depressão vascular como depressão maior associada a presença de doença cardiovascular, cerebrovascular ou fatores de risco vasculares significativos, a prevalência encontrada em uma amostra de adultos com mais de 50 anos foi de 3,4% (cerca de 22% dos casos de depressão maior).

FATORES DE RISCO

Os critérios diagnósticos propostos por Alexopoulus et al. já implicavam que idade e fatores de risco cardiovasculares clássicos, como tabagismo, dislipidemia, *diabetes mellitus* e sobretudo hipertensão arterial sistêmica, estariam intrinsicamente associados ao diagnóstico de depressão vascular, uma vez que faziam parte dos critérios diagnósticos originais. Sexo masculino também parece ser um fator de risco significativo para depressão vascular.

Os critérios diagnósticos propostos por Krishnan et al. não incluem diretamente esses fatores de risco, mas incluem o critério de doença cerebrovascular evidenciada à neuroimagem. Portanto, todos os fatores de risco associados a doença cerebrovascular estão também associados a depressão vascular por essa definição. Isso inclui não apenas os clássicos fatores de risco cardiovasculares mencionados, mas também fatores de risco cerebrovasculares como fibrilação arterial e estenose de carótidas, além de possíveis fatores genéticos e doenças que levam a inflamação sistêmica ou neurológica crônica.

QUADRO CLÍNICO

A depressão vascular pode ser entendida como um subtipo de depressão geriátrica associada a fatores de risco vasculares e/ou doença cerebrovascular, sintomas cognitivos, perda funcional (desproporcional ao déficit cognitivo) e baixa resposta ao tratamento. Os sintomas depressivos podem não preencher critérios para depressão maior e costumam ser negligenciados pelo paciente. Chamam atenção a apatia, a lentificação psicomotora e a dificuldade de iniciar tarefas. Já os sintomas cognitivos, embora não cheguem a caracterizar uma síndrome demencial, são mais valorizados, sendo com frequência o motivo da consulta médica. Vale destacar a disfunção executiva, entendida clinicamente como dificuldade em planejamento, sequenciamento, organização e abstração, implicando dificuldade em realizar tarefas complexas. Também é frequente o déficit em linguagem, como a redução na nomeação e fluência verbal.

Observa-se ainda que os pacientes com depressão vascular não costumam apresentar sintomas psicóticos e o risco de suicídio não parece tão importante quanto em depressão não vascular. Procura-se ainda distinguir conceitualmente depressão vascular de depressão pós-acidente vascular cerebral e de depressão associada a síndromes demenciais. Estas duas entidades foram com frequência utilizadas como critério de exclusão para estudos de depressão vascular. O Quadro 1 apresenta as características da depressão vascular.

QUADRO 1   Características da depressão vascular

Depressão de início tardio ou mudança/piora clínica após instalação da doença vascular.
Sintomas depressivos mais frequentes: apatia, anergia, anedonia e lentificação psicomotora.
Sintomas cognitivos: disfução executiva, velocidade de processamento reduzida, disfunção visuoespacial, déficits de linguagem e memória episódica.
Ausência de *insight* ou anosognosia.
Ausência de história familiar significativa de transtornos de humor ou suicídio.
Elevados índices de doenças cárdio e cerebrovasculares ou fatores de risco vasculares (hipertensão, etc.).
Baixos índices de resposta terapêutica.
Maiores taxas de evolução para síndromes demenciais.
Maior grau de dependência funcional.
Maiores taxas de mortalidade.

DIAGNÓSTICO

Critérios diagnósticos

O fato de nunca se ter conseguido consenso quanto aos critérios talvez explique por que o conceito de depressão vascular não foi incluído no DSM-5 e o baixo número de estudos sobre o tema, em especial nos últimos anos.

Os critérios diagnósticos propostos por Alexopoulus et al. e aqueles propostos por Steffens e Krishnan ainda são os mais utilizados em estudos clínicos e podem ser comparados nos Quadros 2 e 3. Ambos são muito semelhantes, sendo que os critérios de Steffens e Krishnan são mais exigentes quanto à necessidade de critérios para depressão maior e de forte evidência de DCV estabelecida (não apenas fatores de risco vasculares). Na prática clínica, considera-se que seja interessante sempre ampla avaliação, valorizando também as características secundárias, mesmo que critérios para depressão maior não sejam completamente preenchidos ou os critérios de idade não sejam satisfeitos. A evidência de DCV deve ser buscada sempre que possível, sobretudo quando se considerar que o diagnóstico implica modificar o tratamento.

QUADRO 2 Critérios diagnósticos propostos por Alexopoulus et al. (1997)

Características cardinais
Depressão com início após os 65 anos ou mudança na evolução após instalação de doenças vasculares naqueles pacientes com depressão de início precoce; evolução com episódios depressivos mais frequentes ou permanentes.
Evidência clínica (AVC/AIT, fibrilação atrial, infarto do miocárdio/angina, sopro carotídeo) e/ou laboratorial (hiperintensidades em substância branca, doença microvascular) de doença vascular ou fatores de risco vasculares (hipertensão, dislipidemia).
Características secundárias (reforçam o diagnóstico)
Comprometimento cognitivo incluindo (mas não limitado) disfunção executiva (p.ex., planejamento, organização, sequenciamento e abstração).
Lentificação psicomotora.
Ideação depressiva pobre (p.ex., culpa).
Pouco *insight* ou anosognosia.
Ausência de história familiar significativa de transtornos de humor.
Comprometimento funcional.

AIT: acidente isquêmico transitório; AVC: acidente cerebrovascular; DCV: doença cerebrovascular.

Depressão vascular 119

QUADRO 3 Critérios diagnósticos propostos por Steffens e Krishnan (1998)

Presença do critério A associado a B1, B2 ou B3

A. Depressão maior no contexto de evidência clínica e/ou de neuroimagem de DCV ou comprometimento neuropsicológico.

B1. Manifestações clínicas podem incluir história de AVC ou AIT ou sinais ou sintomas neurológicos focais.

B2. Achados na neuroimagem podem incluir: hiperintensidades em substância branca profunda; lesões em substância cinzenta subcortical (Fazekas > 2; ou lesões > 5 mm de diâmetro), lesões confluentes em substância branca ou infartos corticais ou subcorticais.

B3. Comprometimento cognitivo com disfunção executiva (p.ex., planejamento, organização, sequenciamento e abstração), memória ou velocidade de processamento.

O diagnóstico é reforçado pelos seguintes fatores:

1. Depressão com início após os 50 anos ou mudança na evolução após instalação de doenças vasculares naqueles pacientes com início antes dos 50 anos.

2. Perda do interesse ou prazer

3. Lentificação psicomotora

4. Ausência de história pessoal de transtornos de humor

5. Comprometimento funcional significativo para atividades instrumentais de vida diária.

AIT: acidente isquêmico transitório; AVC: acidente cerebrovascular; DCV: doença cerebrovascular.

Instrumentos diagnósticos

A RMN do encéfalo é o exame de neuroimagem de eleição para a caracterização e quantificação da DCV:

- Busca-se caracterizar e quantificar hiperintensidades na substância branca profunda, lesões na substância cinzenta subcortical (gânglios da base) e lesões microvasculares (lesões lacunares e microssangramentos);
- Hiperintensidades na substância branca profunda são a característica mais marcante da DCV. Em geral, considera-se escore modificado de Fazekas total > 2 ou escore específico para substância branca profunda ou para substância cinzenta subcortical > 1 na RMN como significativo de DCV. Essas lesões são mais frequentemente encontradas em idosos com depressão de início tardio do que em idosos saudáveis, e foram associadas a maior desenvolvimento de apatia, disfunção executiva e perda funcional. O volume das lesões também está associado a maior evolução para quadros demenciais, em especial para demência vascular. Hiperintensidades em substância bran-

ca periventricular foram associadas a depressão de início tardio de modo menos consistente.

● DIAGNÓSTICOS DIFERENCIAIS

Dentre os diagnósticos diferenciais, destacam-se outros subtipos de depressão de início tardio (geriátrica), sobretudo: depressão pós-AVC, depressão psicótica, além de depressão maior não associada a DCV. Também deve-se diferenciar depressão vascular de sintomas depressivos presentes em síndromes demenciais, em particular da demência vascular.

Depressão vascular *versus* depressão pós-AVC

Os quadros de depressão pós-AVC muitas vezes foram excluídos dos estudos que buscavam caracterizar a validade e utilidade do conceito de depressão vascular. Entende-se a depressão pós-AVC como um quadro agudo, com início após um insulto cerebrovascular com manifestação neurológica súbita, que costuma trazer um componente emocional associado ao novo déficit motor instalado.

A depressão vascular é usualmente um quadro insidioso, secundário a lesões subcorticais indolentes e sem déficits neurológicos focais associados. No entanto, entende-se que o indivíduo com AVC ou AIT sabidamente possui DCV e pode posteriormente evoluir com instalação insidiosa de sintomas depressivos e cognitivos, característicos de depressão vascular (ou seja, o fato de ter tido um AVC/AIT não protege o idoso de evoluir com depressão vascular, pelo contrário).

Depressão psicótica

Também mais frequente em idosos, está fortemente caracterizada por alucinações e delírios (p.ex., culpa, niilismo, persecutórios e/ou de ciúmes) frequentes, com maior risco de autolesão.

Depressão maior

Idosos também podem apresentar quadros de depressão maior *lato sensu*, quando costumam ter mais sintomas melancólicos, início precoce de sintomas ansiosos/depressivos (ou história pessoal de episódios depressivos na juventude) e história familiar mais rica para transtorno de humor e suicídio. Normalmente, não possuem antecedentes pessoais de fatores de risco vasculares importantes e não apresentam alterações significativas na substância branca subcortical e núcleos da base.

Demência vascular

É importante diferenciar o diagnóstico de demência vascular, uma vez que o seu tratamento é bastante distinto. Tanto a demência vascular quanto a depressão vascular costumam apresentar alterações significativas na substância branca subcortical aos exames de neuroimagem (em especial na RMN do encéfalo). Nas demências vasculares, o diagnóstico será feito sobretudo pelo declínio cognitivo significativo, com impacto funcional importante, usualmente com menos sintomas depressivos envolvidos. Já na depressão vascular, o declínio funcional é usualmente atribuído a sintomas depressivos importantes (sobretudo anedonia, avolia e anergia), embora algum grau de declínio cognitivo esteja presente (sobretudo disfunção executiva, linguagem e velocidade de processamento), com frequência caracterizando transtorno neurocognitivo leve. Os estudos que buscaram caracterizar e validar o conceito de depressão vascular procuraram sempre excluir o diagnóstico de demência vascular, para evitar a sobreposição desses conceitos.

● TRATAMENTO

Tratamento não farmacológico

- Medidas comportamentais: visam a abordar fatores de risco cardiovasculares, como atividade física regular e cessação de tabagismo, que, embora pouco estudados no contexto específico de depressão vascular, comprovadamente trazem benefícios tanto à saúde vascular como aos sintomas de humor e devem ser sempre encorajadas;
- Psicoterapia: deve ser encarada como parte fundamental do tratamento de qualquer quadro depressivo em pacientes idosos, com eficácia comparável à da farmacoterapia. A psicoterapia cognitivo-comportamental, em especial a estratégia de solução de problemas, se mostrou

benéfica em estudos de depressão com disfunção executiva e pode ser uma estratégia psicoterápica mais interessante para idosos com depressão vascular;

- Estimulação magnética transcraniana: foi avaliada em um estudo bem desenhado (randomizado, com grupo controle com terapia placebo), mostrando eficácia significativa para pacientes com depressão vascular;
- Angioplastia: em pacientes com estenose significativa de carótidas, parece trazer resultados significativos quanto aos sintomas depressivos. Encoraja-se que todo paciente idoso tenha o tratamento de doenças cardio e cerebrovasculares otimizado e entende-se que isso potencialmente trará benefícios nos sintomas de humor;
- Eletroconvulsoterapia (ECT): é a forma mais eficaz de tratamento de depressão de início tardio e costuma ser indicada para casos de depressão psicótica e depressão maior refratária. Não há estudos específicos com pacientes com depressão vascular, mas como estes são um grupo que frequentemente pode se mostrar refratário aos tratamentos convencionais, a ECT pode ser uma opção interessante. Costuma ser utilizada em associação ao tratamento antidepressivo.

Tratamento farmacológico

Tratamentos farmacológicos, tanto voltados para a depressão como para os fatores de risco cardiovasculares presentes nesses pacientes, são considerados importantes. No entanto, poucos estudos duplo-cegos, randomizados e placebo-controlados foram realizados em pacientes com depressão vascular bem caracterizada.

Antidepressivos

- Dentre as terapias com evidência mais robusta, destacam-se alguns antidepressivos inibidores seletivos da recaptação da serotonina, em particular o citalopram e a sertralina;
- A vortioxetina, além de melhora dos sintomas antidepressivos, mostrou benefício em sintomas cognitivos em pacientes com depressão maior, o que sugere que possa ser um fármaco interessante para pacientes com depressão vascular. No entanto, estudos específicos nessa patologia ainda não existem na literatura.

Anti-hipertensivos

A nimodipina (estudada sempre como terapia adicional ao uso de antidepressivos) mostrou eficácia significativa em dois estudos específicos com pacientes com depressão vascular. Em um deles, associada à fluoxetina (comparada com tratamento apenas com fluoxetina e vitamina C), o grupo com nimodipina mostrou o dobro de remissão (NNT de 4) e taxa significativamente menor de recorrência em 61 dias (NNT de 3). Bloqueadores do receptor da angiotensina 2 e inibidores da enzima conversora da angiotensina parecem melhorar a hemodinâmica cerebral com melhora da autorregulação e atenuação da injúria por hipoperfusão. Seu uso foi associado a melhora de sintomas depressivos e qualidade de vida, mas ainda não há estudo em depressão vascular especificamente. Dentre os anti-hipertensivos, sugere-se evitar o uso de betabloqueadores em pacientes com depressão vascular, por possivelmente piorar sintomas depressivos, salvo se indicação precisa (p.ex., doença coronariana).

Outros

Agonistas dopaminérgicos, em particular o pramipexol, têm se mostrado promissores como estratégia para otimização do tratamento farmacológico de pacientes com resposta parcial a antidepressivos, mas estudos randomizados duplo-cegos ainda não existem. Lítio, aripiprazol e metilfenidato também se mostraram promissores como terapias de acréscimo (associados a antidepressivos) para depressão geriátrica, mas estudos com depressão vascular ainda não estão disponíveis.

Embora não tenham sido muito estudadas no contexto específico de depressão vascular, as estatinas mostraram benefício significativo em metanálise recente de estudos observacionais com depressão em idade avançada.

CONSIDERAÇÕES FINAIS

Embora com algumas evidências controversas, o conceito de depressão vascular parece ter validade tanto em estudos clínicos como em estudos de neuroimagem. Esse subtipo de depressão geriátrica implica prognóstico mais reservado, com menores taxas de resposta terapêutica e maior evolução para quadros demenciais (em particular depressão vascular), além de maior dependência funcional quando comparada à depressão geriátrica não vascular. Ressalta-se aqui a importância de medidas preventivas, como rastreio e tratamento precoce de fatores de risco para doenças cerebrovasculares, em particular da hipertensão arterial sistêmica. Apesar da baixa resposta, deve-se sempre tentar tratamento com antidepressivos pois, mesmo que não se atinja a remissão dos sintomas, os ganhos terapêuticos associados ao ganho funcional costumam ser significativos. Terapias não farmacológicas, em especial psicoterapia e mudanças no estilo de vida, devem ser associadas, sempre que possível.

 BIBLIOGRAFIA CONSULTADA

1. Aizenstein HJ, Baskys A, Boldrini M, Butters MA, Diniz BS, Jaiswal MK, et al. Vascular depression consensus report – a critical update. BMC Med [Internet]. 2016;14.
2. Alexopoulos GS. Mechanisms and treatment of lat-life depression.Transl Psychiatry. 2019; 9:188.
3. Alexopoulos GS, Meyers BS, Young RC, Kakuma T, Silbersweig D, Charlson M. Clinically defined vascular depression. Am J Psychiatry. 1997;154(4):562-5.
4. Alexopoulos GS. The depression-executive dysfunction syndrome of late life: a specific target for D3 agonists? Am J Geriatr Psychiatry. 2001;9:22-9.
5. Gustavson KA, Alexopoulos GS, Niu GC, McCulloch C, Meade T, Areán PA. Problem-solving therapy reduces suicidal ideation in depressed older adults with executive dysfunction. Am J Geriatr Psychiatry. 2016;24(1):11-7.
6. Krishnan KR, Hays JC, Blazer DG. MRI-defined vascular depression. Am J Psychiatry. 1997;154(4):497-501.
7. Sheline YI, Pieper CF, Barch DM, Welsh-Boehmer K, McKinstry RC, MacFall JR, et al. Support for the vascular depression hypothesis in late-life depression: results of a 2-site, prospective, antidepressant treatment trial. Arch Gen Psychiatry. 2010;67(3):277-85.
8. Steffens DC, Krishnan KR, Crump C, Burke GL. Cerebrovascular disease and evolution of depressive symptoms in the cardiovascular health study. Stroke. 2002;33:1636-44.
9. Steffens DC, Krishnan KR. Structural neuroimaging and mood disorders: recent findings, implications for classification, and future directions. Biol Psychiatry. 1998;43:705-12.
10. Taylor WD. Clinical practice. Depression in the elderly. N Engl J Med. 2014;371(13):1228-36.
11. Taylor WD, Schultz SK, Panaite V, Steffens DC. Perspectives on the management of vascular depression. Am J Psychiatry 2018; 175(12):1169-75.

CAPÍTULO 13

Depressão psicótica

Roberto Ratzke

● INTRODUÇÃO

A depressão psicótica tem recebido muito menos atenção que a esquizofrenia ou transtorno bipolar. Ela atualmente é considerada como um subtipo do transtorno depressivo maior. É caracterizada pela presença de delírios e/ou alucinações, em geral congruentes com o humor, associados aos sintomas depressivos. No passado, ela foi sinônimo de depressão endógena, isto é, causada por fatores biológicos, inatos. O diagnóstico da depressão psicótica pode ser difícil, em razão do estigma dos pacientes em relação a sintomas psicóticos.

● EPIDEMIOLOGIA

A prevalência na vida de depressão maior com sintomas psicóticos varia de 0,35 a 1% (0,5%), com idade média de início de 29 anos, com aumento das taxas conforme o aumento da idade. A depressão psicótica pode estar presente em 28% do total de pacientes com depressão e 42% dos internados por depressão. Ela também está ligada ao risco maior de suicídio que depressões não psicóticas.

● FATORES DE RISCO

Poucos fatores de risco foram estudados na depressão psicótica. Ela costuma ser mais frequente em mulheres, em famílias com histórico familiar de depressão psicótica ou transtorno bipolar. Está associada a desemprego e afastamentos do trabalho. Costuma também ser mais frequente em populações mais velhas, p.ex., acima de 45 anos. Em pacientes jovens, há risco de conversão diagnóstica posterior para transtorno bipolar ou esquizofrenia.

● QUADRO CLÍNICO

A depressão psicótica costuma apresentar as seguintes características:

- Sintomas depressivos melancólicos, isto é, com humor ou afeto pouco reativos a estímulos positivos do meio, perda de prazeres, diminuição ou ausência de apetite, com emagrecimento importante, insônia inicial, de manutenção ou global;
- Sintomas cognitivos como esquecimento e desatenção são comuns;
- Sintomas somáticos como epigastralgia, constipação, dores inespecíficas pelo corpo também podem aparecer;
- Ideias de suicídio são frequentes, porém o paciente não costuma relatar espontaneamente ao médico, por grande diminuição da iniciativa e da energia;
- Psicomotricidade muitas vezes se encontra alterada, com lentificação psicomotora e aumento da latência de resposta às perguntas feitas pelo médico. Alguns pacientes podem apresentar agitação psicomotora;
- Os sintomas costumam ocorrer ao longo de semanas ou meses, sem fator desencadeante significativo;
- Há diminuição nos autocuidados, com redução do asseio e da higiene;
- Sintomas psicóticos podem ser congruentes ou não com o humor. O paciente pode acreditar que irá morrer, que o mundo vai acabar, que sua alma irá para o inferno, que seu sofrimento será eterno. Esses pensamentos favorecem tentativas de suicídio:
  » O delírio mais comum é o de culpa. Ele é praticamente patognomônico de transtornos psicóticos afetivos, estando presentes em 40% dos portadores de depressão psicótica e 30% de depressões bipolares psicóticas;
  » Delírios de ruína, niilistas, também podem acontecer, assim como delírios religiosos, que são frequentes particularmente em pacien-

tes idosos. Delírios paranoides, autorreferentes, são semelhantes aos observados na esquizofrenia, mas em geral de duração mais curta;

» Alucinações costumam vir associadas aos delírios, em geral auditivas, com conteúdo depreciativo e ofensivo ao paciente. Outros tipos de alucinações podem aparecer, como olfativas (cheiros ruins, de veneno, de fezes, lixo, etc.);

- Comorbidades com transtorno do uso de álcool (44%) e transtornos de personalidade (40%) são comuns;
- A persistência de sintomas depressivos é maior em depressões psicóticas que em não psicóticas, com menor chance de remissão. Nos episódios subsequentes de depressão, os sintomas psicóticos costumam voltar;
- O prognóstico costuma ser pior que o da depressão sem sintomas psicóticos e semelhante ao do transtorno bipolar.

DIAGNÓSTICO

Critérios diagnósticos

O DSM-5 considera sintomas psicóticos como especificadores do transtorno depressivo maior (Quadro 1). Ao contrário do CID-10, que só permite o diagnóstico de depressão psicótica em depressões graves, o DSM-5 permite a presença de sintomas psicóticos independentes da gravidade da doença. Nenhum dos sistemas diagnósticos considera a depressão psicótica como uma doença à parte de outras depressões.

QUADRO 1   Especificadores psicóticos para transtorno depressivo maior (DSM-5)

- **Com características psicóticas:** delírios e/ou alucinações estão presentes.
- **Com características psicóticas congruentes com o humor:** delírios e alucinações cujo conteúdo é coerente com os temas depressivos típicos de inadequação pessoal, culpa, doença, morte, niilismo ou punição merecida.
- **Com características psicóticas incongruentes com o humor:** delírios ou alucinações cujo conteúdo não envolve temas depressivos típicos ou inadequação pessoal, culpa, doença, morte, niilismo ou punição merecida ou cujo conteúdo é uma mistura de temas incongruentes e congruentes com o humor.

Instrumentos diagnósticos

A maioria das escalas usadas para avaliação de depressão (p.ex., PHQ-9, BDI, QIDS) não contempla sintomas psicóticos. Recentemente, uma escala foi desenvolvida: a Psychotic Depression Assessment Scale. Ela é formada por 11 itens de outras escalas:

- 6 itens da subescala de melancolia da Escala de Hamilton para depressão (HAM-D);
- 5 itens de psicose da Escala breve de avaliação psiquiátrica (BPRS).

No entanto, infelizmente, não está validada em nosso meio, ao contrário da HAM-D e BPRS, que podem ser utilizadas separadamente.

DIAGNÓSTICOS DIFERENCIAIS

A depressão psicótica deve ser diferenciada principalmente de:

- Depressão sem sintomas psicóticos;
- Transtorno bipolar;
- Esquizofrenia;
- Depressão pós-esquizofrênica.

Muitas vezes, os pacientes não referem os sintomas psicóticos por vergonha, estigma ou por não perceberem a importância desses sintomas, levando a um tratamento inadequado.

O transtorno bipolar é diferenciado pela presença de episódios maníacos ou hipomaníacos no passado.

Na esquizofrenia, os sintomas psicóticos são mais proeminentes, não congruentes com o humor, e costumam começar antes dos sintomas afetivos. Os pacientes esquizofrênicos também podem evoluir com um episódio depressivo após o período mais crítico de sintomas psicóticos (positivos).

Um outro diagnóstico diferencial refere-se à dificuldade de diferenciação entre um pensamento delirante para um obsessivo. Sintomas obsessivos podem aparecer junto à depressão, muitas vezes levando ao diagnóstico comórbido de transtorno obsessivo-compulsivo (TOC).

TRATAMENTO

Tratamento farmacológico

O tratamento de escolha da depressão psicótica é a combinação de um antidepressivo com um antipsicótico. Recentemente tem-se dado preferência à combinação de sertralina e olanzapina.

- Após a remissão com essa combinação, o antipsicótico deve ser mantido por pelo menos 4 meses;
- A retirada do antipsicótico deve ser lenta, observando-se a possibilidade de recaída de sintomas psicóticos ou de ideação suicida;
- Não há dados referentes ao tempo de uso de antidepressivos. No entanto, dada a gravidade da depressão psicótica, seu risco de suicídio e a tendência de manter sintomas residuais, recomenda-se o uso por períodos longos, talvez pelo resto da vida do paciente, no caso de idosos.

Tratamento não farmacológico

A eletroconvulsoterapia (ECT) também é um tratamento efetivo. No entanto, a ECT não está disponível na maioria dos municípios brasileiros, há dificuldade do pagamento das aplicações por convênios e pelo SUS, além do estigma por parte da população.

Não há nenhum tratamento psicoterápico com evidências de eficácia para depressão psicótica.

CONSIDERAÇÕES FINAIS

A depressão psicótica é uma doença grave, recorrente, com prognóstico pior que outras depressões unipolares e com altas taxas de suicídio. A presença de sintomas psicóticos junto aos sintomas depressivos deve ser detectada o quanto antes, assim como a associação do antipsicótico junto ao antidepressivo. Dada a sua gravidade, recomenda-se aos clínicos gerais, geriatras e neurologistas o encaminhamento do paciente a um médico psiquiatra.

BIBLIOGRAFIA CONSULTADA

1. Flint AJ, Meyers BS, Rothschild AJ, et al. Effect of continuing olanzapine vs placebo on relapse among patients with psychotic depression in remission: The STOP-PD II Randomized Clinical Trial. JAMA. 2019;322(7):622-31.
2. Gournellis R, Tournikioti K, Touloumi G, Thomadakis C, Michalopoulou PG, Michopoulos I, et al. Psychotic (delusional) depression and completed suicide: a systematic review and meta-analysis. Ann Gen Psychiatry. 2018;17:39.
3. Jääskeläinen E, Juola T, Korpela H, Lehtiniemi H, Nietola M, Korkeila J, et al. Epidemiology of psychotic depression – systematic review and meta-analysis. Psychol Med. 2018;48(6):905-18.
4. Nelson JC, Bickford D, Delucchi K, Fiedorowicz JG, Coryell WH. Risk of psychosis in recurrent episodes of psychotic and nonpsychotic major depressive disorder: a systematic review and meta-analysis. AmJ Psychiatry. 2018;175(9):897-904.
5. Nietola M, Heiskala A, Nordström T, Miettunen J, Korkeila J, Jääskeläinen E. Clinical characteristics and outcomes of psychotic depression in the Northern Finland Birth Cohort 1966. Eur Psychiatry. 2018;53:23-30.
6. Noort A, Beekman ATF, van Gool AR, Braam AW. Religious delusions in older adults: Diagnoses, combinations, and delusional characteristics. Int J Geriatr Psychiatry. 2018;33(12):1680-7.
7. Østergaard SD, Pedersen CH, Uggerby P, Munk-Jørgensen P, Rothschild AJ, Larsen JI, et al. Clinical and psychometric validation of the psychotic depression assessment scale. J Affect Disord. 2015;173:261-8.
8. Picardi A, Fonzi L, Pallagrosi M, Gigantesco A, Biondi M. Delusional themes across affective and non-affective psychoses. Front Psychiatry. 2018;9:132.
9. van Diermen L, van den Ameele S, Kamperman AM, Sabbe BCG, Vermeulen T, Schrijvers D, et al. Prediction of electroconvulsive therapy response and remission in major depression: meta-analysis. Br J Psychiatry. 2018;212(2):71-80.
10. Wijkstra J, Lijmer J, Burger H, Cipriani A, Geddes J, Nolen WA. Pharmacological treatment for psychotic depression. Cochrane Database Syst Rev. 2015;(7):CD004044.

CAPÍTULO 14

Depressão atípica

Guilherme Kenzzo Akamine

INTRODUÇÃO

A expressão "depressão atípica" (DA) foi historicamente utilizada por West e Dally, em 1959, para descrever pacientes deprimidos que respondiam melhor aos inibidores da monoaminoxidase (IMAO) do que aos antidepressivos tricíclicos (ADT). Conceitos iniciais focaram nos chamados "sintomas vegetativos reversos", isto é, hipersonia e hiperfagia, que distinguiam a DA dos quadros depressivos endógenos e melancólicos, tidos como "típicos" (Tabela 1). Posteriormente, identificou-se na DA um traço de personalidade central, a da sensibilidade à rejeição interpessoal, além da maior frequência de sintomatologia ansiosa.

No DSM-5, a DA é um especificador do episódio depressivo maior atual (ou do mais recente) ou do transtorno depressivo persistente (distimia). Por conseguinte, a DA pode estar inserida no curso longitudinal de um transtorno depressivo maior (TDM), do transtorno depressivo persistente ou dos transtornos bipolares I e II.

EPIDEMIOLOGIA

Ao contrário do que a sua terminologia pode sugerir, a DA é uma apresentação comum de depressão. Estudos epidemiológicos reportaram prevalências ao longo da vida de 0,7 a 7,5% na população geral e de 15 a 29% entre os pacientes com TDM em amostras da comunidade, sendo a maior parte constituída por mulheres.

TABELA 1 Diferenças entre os sintomas depressivos atípicos e melancólicos

Sintoma	Depressão atípica	Depressão melancólica ("típica")
Reatividade do humor	Preservada, alegra-se com eventos positivos	Ausência de reatividade, mesmo que temporária, diante de eventos positivos
Apetite e peso	Aumento de apetite Ganho de peso significativo	Anorexia significativa Perda de peso
Sono	Excessivo ao longo de todo o dia	Diminuído, com despertar precoce pela manhã
Psicomotricidade	Paralisia "em chumbo" (sensação de peso nos braços e pernas)	Lentificação ou agitação
Personalidade Conteúdo ideativo	Sensibilidade à rejeição interpessoal não restrita aos episódios de humor	Culpa excessiva ou inapropriada durante episódios de humor
Variação diurna	Depressão com piora preferencial à noite	Depressão pior pela manhã

● FATORES DE RISCO

- Sexo feminino: mulheres são afetadas 2 a 3 vezes mais do que homens;
- Início do transtorno depressivo na adolescência ou em idade adulta jovem;
- Alta concordância de DA entre pares de gêmeos monozigóticos, sugerindo componente genético.

Nenhuma outra variável sociodemográfica mostrou diferenças consistentes para o risco de DA.

● QUADRO CLÍNICO

O quadro clínico se caracteriza pelos sintomas de transtorno depressivo associados às características atípicas:

1. Reatividade do humor: capacidade de se alegrar diante eventos positivos (p.ex., receber visita de amigos ou elogios de outras pessoas). O

humor pode se tornar eutímico até mesmo por longos períodos, quando as circunstâncias externas permanecem favoráveis. Na prática, a reatividade do humor pode dar a impressão de que o paciente não está realmente deprimido, já que ele mantém a capacidade de modular positivamente seus afetos;

2. Aumento do apetite ou ganho de peso: pode ser manifestado por clara elevação no consumo alimentar ou por ganho de peso;

3. Hipersonia: pode incluir um período de sono noturno estendido ou cochilos diurnos que totalizam no mínimo 10 horas de sono por dia (ou pelo menos 2 horas a mais do que o habitual para o indivíduo em seu estado eutímico);

4. Paralisia "de chumbo": sentir-se pesado ou com sobrecarga, geralmente nos braços ou pernas. Essa sensação costuma estar presente por pelo menos 1 hora por dia, mas, com frequência, dura muitas horas seguidas;

5. Sensibilidade à rejeição interpessoal: é um traço persistente de personalidade com início precoce que persiste durante a maior parte da vida adulta. Trata-se de um padrão de sensibilidade patológica à percepção de rejeição interpessoal. A sensibilidade à rejeição ocorre tanto quando a pessoa está deprimida, quanto quando não está, embora seja exacerbada durante os períodos depressivos.

Comumente associam-se ao quadro fadiga importante e sintomas fóbicos e ansiosos. Outras características do quadro clínico da DA, quando comparada com episódio depressivo maior sem características atípicas, são apresentadas no Quadro 1.

QUADRO 1 Características clínicas associadas na DA

• Idade de início mais precoce
• História familiar positiva para depressão
• Frequência mais alta de comorbidades, particularmente transtornos de ansiedade (p.ex., transtorno de ansiedade social, fobias específicas), transtorno bipolar, depressão sazonal, transtornos por uso de substância, transtornos de personalidade, transtornos alimentares e obesidade
• Quadro depressivo mais grave (exceto quando comparada com depressão melancólica)
• Duração mais prolongada dos episódios depressivos
• Maior prejuízo funcional
• Maior número de tentativas de suicídio

134 Depressão: guia prático

O Quadro 2 apresenta um caso clínico ilustrativo.

QUADRO 2   Caso clínico

Mulher de 21 anos, cursando faculdade em tempo integral, apresenta-se com sintomas depressivos com início há 1 ano. Perdeu a motivação para frequentar as aulas. Sente-se triste e fatigada durante boa parte do tempo, embora consiga aproveitar filmes de seu interesse e se alegrar momentaneamente na companhia de amigos, de modo que eles nem percebem seu sofrimento. Nos últimos meses, tem tido sono excessivo, dormindo das 22 às 11 horas, faltando às aulas do período da manhã. Queixa-se de apetite aumentado que, associado à incapacidade para atividade física decorrente da sensação de corpo pesado, a fez ganhar 10 quilos desde o início do quadro (índice de massa corpórea de 31 kg/m²). Teve falha de tratamento com fluoxetina até 40 mg/dia. Nega quadros maniformes pregressos. Não há sintomas psicóticos, ideação suicida ou comportamentos suicidas prévios. Além da obesidade, a paciente não apresenta outras doenças.

Iniciou sessões semanais de terapia cognitivo-comportamental e passou a se engajar gradativamente em exercícios físicos aeróbicos para perda de peso. Optou-se pela troca da fluoxetina por escitalopram, com remissão do quadro em poucos meses de tratamento.

● DIAGNÓSTICO

Critérios diagnósticos

Os critérios foram desenvolvidos a partir dos estudos da Universidade de Columbia por Quitkin et al., em 1988, e subsidiaram posteriormente os critérios diagnósticos de DA a partir do DSM-IV.

No DSM-5, os critérios diagnósticos (Quadro 3) podem ser encontrados ao final do capítulo "Transtornos depressivos", no tópico "Especificadores dos transtornos depressivos".

QUADRO 3   Critérios diagnósticos para a depressão atípica, segundo o DSM-5 (adaptado)

Este especificador pode ser aplicado quando essas características predominam durante a maioria dos dias do episódio depressivo maior atual ou mais recente ou do transtorno depressivo persistente (distimia).

A. Reatividade do humor (i.e., o humor melhora em resposta a eventos positivos reais ou potenciais).

B. Duas (ou mais) das seguintes características:

1. Ganho de peso ou aumento do apetite significativos.

2. Hipersonia.

3. Paralisia "de chumbo" (i.e., sensação de peso nos braços ou nas pernas).

4. Um padrão persistente de sensibilidade à rejeição interpessoal (não limitado aos episódios de perturbação do humor) que resulta em prejuízo social ou profissional significativo.

C. Não são satisfeitos os critérios para depressão com características melancólicas ou com catatonia durante o mesmo episódio.

Instrumentos diagnósticos

Os dois instrumentos de avaliação mais comumente utilizados para a avaliação de sintomas depressivos são:

- Escala de avaliação de depressão de Hamilton (HAM-D);
- Escala de avaliação de depressão de Montgomery e Åsberg (MADRS).

Contudo, elas têm a desvantagem de não contemplarem os sintomas atípicos.

O Inventário de sintomatologia depressiva (IDS) seria um instrumento mais adequado para a avaliação de transtornos depressivos com esses sintomas, mas ele ainda não foi validado no Brasil.

DIAGNÓSTICOS DIFERENCIAIS

A DA deve ser diferenciada da simples presença de "características atípicas" (essencialmente hipersonia e hiperfagia) que são comuns no transtorno bipolar (especialmente em pacientes mais jovens) e na depressão sazonal:

- Depressão sazonal: hipersonia, hiperfagia e falta de energia são comuns tanto na depressão sazonal quanto na DA. Além disso, o transtorno depressivo pode apresentar simultaneamente características de ambos os subtipos. Contudo, apenas 10% dos pacientes com DA reportaram padrão sazonal dos episódios depressivos, o que sugere se tratar de subtipos distintos de depressão com sobreposição de alguns sintomas;
- Transtorno bipolar: os episódios depressivos no transtorno bipolar frequentemente possuem características atípicas. A presença de letargia importante e sintomas vegetativos reversos durante um episódio depressivo maior confere risco aumentado para diagnóstico de transtorno bipolar no futuro, ou seja, de episódios maníacos ou hipomaníacos subsequentes;
- Narcolepsia: a sonolência excessiva é o sintoma mais sensível, ainda que inespecífico, da narcolepsia. Além disso, é frequente a ocorrência comórbida de TDM entre os pacientes narcolépticos. Contudo, o qua-

dro de narcolepsia pode se apresentar com cataplexia (episódios súbitos e reversíveis de atonia bilateral da musculatura esquelética durante a vigília, mantendo o nível de consciência preservado, frequentemente desencadeados por situações de forte conteúdo emocional), alucinações hipnagógicas ou hipnopômpicas, paralisia do sono e fragmentação do sono;

- Hipotireoidismo: sabe-se que o hipotireoidismo pode se manifestar com sintomas depressivos. Nessa situação, o diagnóstico pelo DSM-5 é de "transtorno depressivo devido a outra condição médica". Humor deprimido, letargia, hipersonia e ganho de peso podem estar presentes tanto na DA como no hipotireoidismo, apesar de, nesse último, o ganho de peso ocorrer menos frequentemente por hiperfagia e mais por diminuição do metabolismo e edema do que no primeiro. Os exames laboratoriais de função tireoidiana fazem a diferenciação diagnóstica conclusiva.

TRATAMENTO

Tratamento não farmacológico

O tratamento não farmacológico, de modo geral, não foi sistematicamente estudado para a DA como subtipo específico dos transtornos depressivos. Contudo, modalidades de tratamento utilizadas para os transtornos depressivos em geral costumam ser recomendadas:

- Psicoterapia, como terapia cognitivo-comportamental (TCC), psicoterapia interpessoal, entre outros. Em um estudo, a TCC se mostrou comparável em termos de eficácia com o IMAO fenelzina;
- Exercício físico: um ensaio clínico randomizado (N = 122), utilizando exercício aeróbico como estratégia de aumentação no tratamento de pacientes com TDM refratários ao ISRS, mostrou melhor resposta para pacientes com DA do que para os pacientes com depressão típica;
- Eletroconvulsoterapia (ECT): quando houver indicação (p.ex., presença de sintomas psicóticos, risco elevado de suicídio, refratariedade aos tratamentos farmacológicos, complicações clínicas associadas à depressão), a ECT pode ser tão ou mais eficaz na DA do que na de-

pressão típica, como mostrado no estudo de Husain et al., em que pacientes com DA tiveram 2,6 vezes mais chances de remitirem do que pacientes com depressão típica;

- Fototerapia para os casos que preencherem critérios para depressão sazonal concomitante à DA, já que a comorbidade entre ambas é frequente. Contudo, em um estudo, a fototerapia para pacientes com DA sem padrão sazonal foi inferior à resposta dos pacientes com depressão sazonal.

Tratamento farmacológico

Não há diretrizes específicas para o tratamento farmacológico da DA. Apesar do número substancial de ensaios clínicos com essa população, a maioria é de estudos pequenos e com problemas metodológicos.

A maior eficácia dos IMAO na DA em comparação com os tricíclicos (ADT) foi confirmada por vários estudos. Por exemplo, uma metanálise reunindo ensaios clínicos randomizados, duplo-cegos, comparando a eficácia dos IMAO com os ADT, encontrou um tamanho de efeito de 0,27 em favor dos primeiros. No entanto, esse achado é de utilidade limitada para a prática clínica atual, dados os problemas de tolerabilidade e segurança dessa classe em face de alternativas medicamentosas mais modernas e seguras.

A preponderância dos ensaios clínicos mostra que os inibidores seletivos da recaptação de serotonina (ISRS), particularmente a fluoxetina e a sertralina, também são eficazes no tratamento da DA e não inferiores aos IMAO e ADT. Em um estudo com metanálise de ensaios clínicos randomizados, foi realizada uma análise comparativa da eficácia de IMAO com ISRS (moclobemida *vs.* fluoxetina, moclobemida *vs.* sertralina, fenelzina *vs.* fluoxetina), sugerindo eficácia comparável entre ambas as classes, com superioridade desprezível no tamanho de efeito (0,02) em benefício dos IMAO.

No ensaio multicêntrico aberto iSPOT-D (*International Study to Predict Optimized Treatment in Depression*), Arnow et al. não detectaram diferenças nas taxas de remissão entre os subtipos DA, depressão melancólica e depressão ansiosa em pacientes randomizados para receber escitalopram, sertralina ou venlafaxina. Os autores concluíram que o subtipo da depressão pode ser de valor mínimo para a escolha dos antidepressivos estudados (esses três antidepressivos, por exemplo, são considerados todos como primeira linha nas diretrizes de tratamento do TDM, independente de seu especificador diagnóstico).

Antidepressivos com mecanismos de ação mais modernos, como IRSN, mirtazapina, bupropiona, trazodona e vortioxetina, não foram sistematicamente estudados na DA.

CONSIDERAÇÕES FINAIS

A maior eficácia dos IMAO no tratamento da DA é de relevância apenas histórica. Há evidências em favor dos ISRS, particularmente fluoxetina e sertralina, com melhor perfil de tolerabilidade do que os IMAO. Alguns autores consideram que o subtipo da depressão é de pouca importância na escolha entre os antidepressivos de primeira linha.

 BIBLIOGRAFIA CONSULTADA

1. American Psychiatric Association. Diagnostic and Statistical Manual of Mental Disorders (DSM-5). 5.ed. Washington, DC: American Psychiatric Association; 2013.
2. Arnow BA, Blasey C, Williams LM, Palmer DM, Rekshan W, Schatzberg AF, et al. Depression subtypes in predicting antidepressant response: a report from the iSPOT-D trial. Am J Psychiatry. 2015;172(8):743-50.
3. Henkel V, Mergl R, Allgaier AK, Kohnen R, Möller HJ, Hegerl U. Treatment of depression with atypical features: a meta-analytic approach. Psychiatry Res. 2006;141(1):89-101.
4. Łojko D, Rybakowski JK. Atypical depression: current perspectives. Neuropsychiatr Dis Treat. 2017;13:2447-56.
5. Matza LS, Revicki DA, Davidson JR, Stewart JW. Depression with atypical features in the National Comorbidity Survey: classification, description, and consequences. Arch Gen Psychiatry. 2003;60(8):817-26.
6. Pae C-U, Tharwani H, Marks DM, et al. Atypical depression: a comprehensive review. CNS Drugs. 2009;23(12):1023-37.
7. Quitkin FM, Stewart JW, McGrath PJ, Liebowitz MR, Harrison WM, Tricamo E, et al. Phenelzine versus imipramine in the treatment of probable atypical depression: defining syndrome boundaries of selective MAOI responders. Am J Psychiatry. 1988;145(3):306-11.
8. West ED, Dally PJ. Effects of iproniazid in depressive syndromes. Br Med J. 1959;1(5136):1491-4.

PARTE III

Depressão em situações específicas

CAPÍTULO 15

Depressão e doenças clínicas

Marcus Kiiti Borges

INTRODUÇÃO

Estudos epidemiológicos mostram que 10 a 20% dos pacientes com doenças clínicas apresentam sintomas depressivos significativos, sendo que cerca de 5% apresentam quadros depressivos mais graves. Infelizmente, somente 1/3 dos casos é diagnosticado pelos médicos clínicos e, destes casos, apenas 10 a 30% recebem tratamento adequado com antidepressivos.

Inicialmente, estudos sobre transtornos depressivos excluíam pacientes com doenças graves, entretanto estudos mais recentes demonstram que a depressão pode ser estudada em associação com as doenças clínicas. A Figura 1 mostra a possível relação bidirecional dos transtornos depressivos com as doenças clínicas.

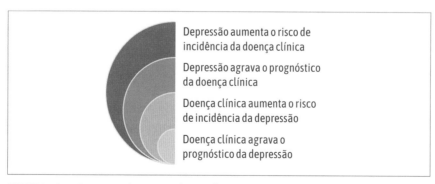

FIGURA 1   Associação entre depressão e doença clínica.

Evidências científicas mostram que o impacto da depressão na incidência da doença clínica é variável. Estudos de metanálises mostram que a depressão aumenta o risco relativo (RR) de incidência das doenças clínicas (Tabela 1).

TABELA 1 Risco de doenças clínicas nos pacientes deprimidos

Doença clínica	RR [IC 95%]
Câncer	1,2 [1,1 – 1,5]
Acidente vascular encefálico (AVE)	1,3 [1,2 – 1,6]
Hipertensão	1,4 [1,1 – 1,9]
Diabetes	1,6 [1,4 – 1,9]
Obesidade	1,6 [1,3 – 1,8]
Demência	1,7 [1,3 – 2,1]
Doenças cardíacas	1,8 [1,5 – 2,2]

Certamente, há correlação positiva entre a prevalência dos sintomas depressivos e a gravidade dos sintomas físicos das doenças. Estudo recente investigou o impacto dos transtornos mentais em 10 condições clínicas crônicas utilizando dados do WMH (*World Mental Health*) de 17 países. Resultados sugerem que os efeitos deletérios dos transtornos mentais na saúde física se acumulam ao longo da vida e que a razão de chances (RC) aumenta com a comorbidade da depressão (Tabela 2).

TABELA 2 Efeitos da depressão no agravo das condições clínicas

Condições clínicas crônicas	RC [IC 95%]
Câncer	1,2 [1,0 – 1,5]
Hipertensão	1,4 [1,2 – 1,5]
Diabetes	1,4 [1,2 – 1,6]
Doença cardíaca	1,5 [1,3 – 1,8]
Asma	1,5 [1,3 – 1,8]
Acidente vascular encefálico (AVE)	1,6 [1,3 – 2,1]
Artrite	1,6 [1,5 – 1,8]
Dor crônica	1,7 [1,6 – 1,8]
Úlcera péptica	1,7 [1,5 – 1,9]
Doença pulmonar obstrutiva crônica (DPOC)	2,1 [1,6 – 2,8]

Estudos epidemiológicos mostram que as prevalências de transtornos depressivos em diferentes doenças clínicas variam conforme os critérios e instrumentos diagnósticos adotados (Tabela 3 a 7).

TABELA 3   Prevalência da depressão nas doenças neurológicas

Doenças neurológicas	Prevalência
Epilepsia	25 a 30%
Epilepsia refratária	55%
AVE	23 a 60%
Doença de Parkinson (DP)	25 a 70%
Doença de Huntington (DH)	41%
Esclerose múltipla (EM)	27 a 54%

TABELA 4   Prevalência da depressão nas doenças gastrointestinais

Doenças do trato gastrointestinal	Prevalência
Dispepsia funcional	5,2%
Doença do refluxo gastroesofágico	7 a 44%
Síndrome do intestino irritável	27 a 29%
Retocolite ulcerativa Doença de Crohn	9,3 a 68%

TABELA 5   Prevalência da depressão nas doenças pulmonares

Doenças pulmonares	Prevalência
Asma	2 a 26%
Doenças pulmonares restritivas	25%
DPOC	37 a 71%
Tuberculose	68%

TABELA 6   Prevalência da depressão nas doenças reumatológicas

Doenças reumatológicas	Prevalência
Lúpus eritematoso sistêmico (LES)	11 a 39%
Artrite reumatoide Osteoartrite	13 a 20%
Fibromialgia	20 a 62%
Esclerose sistêmica Esclerodermia	36 a 65%

TABELA 7 Prevalência da depressão nas doenças endocrinológicas

Doenças endocrinológicas	Prevalência
Diabetes mellitus (DM)	10 a 15%
Hipotireoidismo	15 a 20%
Doença de Addison	20 a 30%
Síndrome de Cushing	50 a 60%

FATORES DE RISCO E PROGNÓSTICO

A relação entre a depressão e a doença clínica é complexa e multifatorial. Os fatores de risco para transtornos depressivos são bem estabelecidos pela literatura, dentre os quais se destacam: sexo feminino, histórico prévio de depressão, isolamento social, viuvez, divórcio, baixo nível sociocultural, comorbidades clínicas, dor mal controlada, insônia, perda funcional e comprometimento cognitivo.

Alguns desses fatores podem contribuir para o risco aumentado de depressão em doenças clínicas. Na Figura 2, são descritos alguns dos fatores biológicos, comportamentais e psicológicos associados ao processo fisiopatológico da depressão.

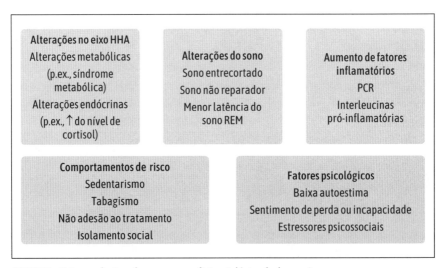

FIGURA 2 Fatores relacionados ao processo fisiopatológico da depressão.
HHA: hipotálamo-hipófise-adrenal; REM: *rapid eye movement*; PCR: proteína C reativa.

A associação da depressão com a diabetes pode complicar tanto os sintomas depressivos como as consequências clínicas associadas com o diabetes. Pacientes com essa associação apresentam prognóstico mais desfavorável, pois têm menor adesão ao tratamento do diabetes e aos antidepressivos e estão predispostos a fatores de risco como obesidade, falta de controle glicêmico, tabagismo e sedentarismo.

A depressão está associada com alterações no eixo hipotálamo-hipófise-adrenal (HHA), provocando um aumento do nível do cortisol, catecolaminas e também resistência à insulina. Além disso, indivíduos com depressão apresentam níveis elevados de marcadores inflamatórios. O estresse ativa a resposta inflamatória por meio de citocinas e provoca alterações do sono, que são fatores de risco importantes para a depressão.

Além disso, transtornos depressivos estão relacionados a pior estado geral de saúde e pior qualidade de vida. Pacientes com asma e depressão apresentam taxas mais altas de hospitalização, com mais admissões aos serviços de emergências, assim como maior número de visitas ao clínico geral.

Por outro lado, a depressão pode surgir como resultado de limitações nas esferas pessoais, sociais e ocupacionais, desencadeando um ciclo entre a sintomatologia depressiva e as comorbidades clínicas. Os transtornos depressivos podem desencorajar comportamentos saudáveis ou ações preventivas, culminando com dificuldades no controle das doenças crônicas. A depressão pode influenciar comportamentos de risco associados com fatores de risco para o diabetes, como aumento da ingesta calórica, falta de exercício físico e má adesão aos tratamentos propostos.

Já os pacientes que sobrevivem ao AVE precisam lidar com a limitação do desempenho funcional e com as consequências negativas na qualidade de vida.

A depressão também é o principal fator de risco para o suicídio em idosos e nos pacientes com doenças clínicas graves, principalmente logo após o diagnóstico da doença.

Depressão parece ser um preditor para diversos desfechos desfavoráveis, como risco de quedas, dependência funcional, pior qualidade de vida, pior evolução de comorbidades, hospitalização e morte (Figura 3).

A fibrilação atrial (FA) é a arritmia mais comum e está associada ao risco aumentado de AVE e mortalidade. Um estudo recente encontrou RC entre 1,1 e 1,5 para FA em pacientes com sintomas depressivos leves a

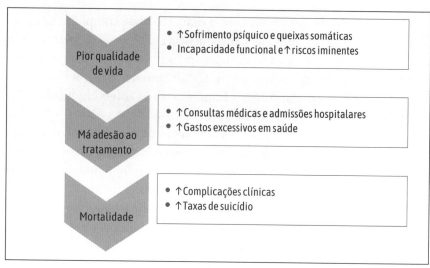

FIGURA 3   Impacto da depressão sobre o prognóstico das doenças.

moderados. Outro estudo recente encontrou RC de mortalidade 1,8 vez maior para depressão na doença crônica.

Sintomas depressivos em pacientes com DPOC estão associados a mortalidade 2 vezes maior no período de 1 ano. A presença de depressão em insuficiência cardíaca (IC) pode aumentar em 3 vezes a mortalidade e em 2,5 vezes a taxa de reinternação hospitalar. A depressão pós-AVE aumenta a mortalidade em 3,4 vezes.

Além disso, nos 6 meses após o infarto do miocárdio (IM), as taxas de mortalidade podem estar aumentadas, pois há aumento de até 4 vezes da mortalidade para os pacientes com depressão se comparados àqueles sem depressão (Tabela 8).

TABELA 8   Risco de mortalidade (1 ano) conforme a doença clínica

Condição clínica	Risco de mortalidade
Depressão + FA	1,1 a 1,5
Depressão + doença crônica	1,8
Depressão + DPOC	2
Depressão + IC	3
Depressão + AVE	3,4
Depressão + IM	4

FA: fibrilação atrial; DPOC: doença pulmonar obstrutiva crônica; IC: insuficiência cardíaca; AVE: acidente vascular encefálico; IM: infarto do miocárdio.

QUADRO CLÍNICO

Na avaliação de um paciente deprimido são fundamentais história clínica e entrevista psiquiátrica abrangentes, além de exame físico e exames complementares apropriados, no sentido de confirmar ou descartar comorbidade com doença clínica.

A presença de associação temporal entre o início, a exacerbação ou remissão da condição clínica em relação à perturbação do humor deve ser sempre considerada. Outro aspecto importante é a presença de características atípicas nos transtornos do humor (p.ex., idade de início, curso atípico dos sintomas depressivos e ausência de história familiar).

É importante notar as evidências da depressão pré-morbida, as possíveis comorbidades psiquiátricas e a possibilidade de comprometimento do SNC pela doença clínica (p.ex. doenças neurológicas, que são amplamente abordadas no próximo capítulo).

- Doença de Parkinson (DP): pacientes deprimidos apresentam disforia, pessimismo, irritabilidade, tristeza e ideação suicida. A presença de sintomas depressivos cognitivos e afetos negativos (p.ex., disforia) é indicativo de depressão nos pacientes com DP;
- Doença de Huntington (DH): sintomas psiquiátricos mais comuns na fase inicial são as alterações do humor (incluindo humor deprimido), irritabilidade, apatia e ideação suicida. Outros sintomas neuropsiquiátricos que podem ocorrer são: ansiedade, sintomas obsessivo-compulsivos, comportamento explosivo, perseveração, psicoses e comportamento antissocial;
- Esclerose múltipla (EM): existe uma clara sobreposição dos sintomas neurológicos, cognitivos e psiquiátricos.

Peculiaridades do quadro clínico, como irritabilidade, hostilidade ou apatia e não necessariamente tristeza, podem dificultar a realização do diagnóstico por parte do médico clínico e a aceitação do diagnóstico por parte do paciente com doença clínica.

Já nos pacientes com queixas somáticas, é importante ressaltar que os sintomas depressivos como anedonia, desesperança, culpa e ideação suicida ajudam os médicos a diferenciá-los dos sintomas específicos das doenças clínicas. Portanto, as manifestações psicológicas podem confirmar o diagnóstico da depressão diante da sobreposição de sintomas clínicos e psiquiátricos.

Estudos sugerem que pessoas que sofrem de doenças crônicas têm o dobro de chance de apresentar depressão em 1 ano. Em pacientes hospitalizados deprimidos, mesmo aqueles com sintomas depressivos leves a moderados, parece existir um risco adicional de mau prognóstico, independentemente da doença clínica associada com a depressão.

Há estudos que correlacionam a prevalência de depressão com a gravidade do quadro clínico, sendo que pacientes com quadros clínicos graves apresentariam maiores taxas de depressão. Sintomas fisiológicos da diabetes, além do aumento de peso, dor, hipertensão, cardiopatia, perda de habilidades motoras e prejuízo da acuidade visual, também podem precipitar alterações de humor. Percepção subjetiva de baixa qualidade de vida, maior comprometimento funcional, pior estado geral de saúde e capacidade de exercício reduzida seriam outros fatores para o desenvolvimento de sintomas depressivos.

DIAGNÓSTICO

A característica essencial para o diagnóstico do transtorno depressivo devido a outra condição médica seria a presença dos Critérios A e B (Quadro 1). Ao se determinar se a perturbação do humor se deve a uma condição médica geral, o clínico deve estabelecer se houve relação causal ou etiológica por meio de mecanismo fisiológico. Para isso, avaliação cuidadosa e ampla de múltiplos fatores é necessária. Portanto, o melhor julgamento do clínico é a essência desse diagnóstico (DSM-5).

QUADRO 1 Critérios diagnósticos para o transtorno depressivo devido a outra condição médica, segundo o DSM-5 (adaptado)

A. Período proeminente e persistente de humor deprimido ou de diminuição acentuada de interesse ou prazer em todas ou quase todas as atividades que predomina no quadro clínico.
B. Existem evidências, a partir da história, do exame físico ou de achados laboratoriais, de que a perturbação é consequência fisiopatológica direta de outra condição médica.
C. A perturbação não é mais bem explicada por outro transtorno mental (p.ex., transtorno de adaptação com humor depressivo em resposta ao estresse de ter uma condição grave).
D. A perturbação não ocorre exclusivamente durante o curso de *delirium*.
E. A perturbação causa sofrimento clinicamente significativo ou prejuízo no funcionamento social, profissional ou em outras áreas importantes da vida do indivíduo.

Especificar se:

- Com características depressivas: não são satisfeitos todos os critérios para um episódio depressivo maior;
- Com episódio do tipo depressivo maior: são satisfeitos todos os critérios (exceto o Critério C) para um episódio depressivo maior;
- Com características mistas: sintomas de mania ou de hipomania também estão presentes, mas não predominam no quadro clínico.

DIAGNÓSTICO DIFERENCIAL

A avaliação da depressão encontra-se em uma fronteira limítrofe entre a anamnese clínica e o diagnóstico psiquiátrico. Neste contexto, é difícil para o médico clínico e até mesmo para o psiquiatra diferenciar os sintomas depressivos daqueles relacionados aos transtornos de adaptação, ou daqueles que são decorrentes das doenças clínicas ou induzido por medicamento.

Pacientes com hipotireoidismo frequentemente apresentam sintomas de depressão e ansiedade, incluindo retardo psicomotor, diminuição do apetite, fadiga, letargia e irritabilidade. Vale salientar também que alguns medicamentos utilizados no controle da DPOC, como corticoides, beta-agonistas e teofilina, podem intensificar os sintomas depressivos e ansiosos. O uso de corticoides também está relacionado a sintomas depressivos em 40% dos pacientes em tratamento para o lúpus.

No Quadro 2, são apresentadas algumas doenças clínicas que podem ter sintomas semelhantes àqueles presentes em um quadro depressivo.

QUADRO 2 Sintomas não específicos para depressão na doença clínica

Câncer	AVE	Doença de Parkinson
• Fadiga	• Perda de energia	• Perda de energia
• Lentificação	• Fadiga	• Distúrbios do sono
• Perda de peso	• Dificuldade de concentração	• Retardo psicomotor
• Dificuldade de concentração	• Perda ou aumento de apetite/peso	• Rosto com pouca expressão
• ↓ apetite		
• Apatia		

Os estudos de prevalência de depressão em pacientes com câncer mostram que as prevalências mais elevadas são descritas ao longo do primeiro ano após o diagnóstico do câncer. A superposição dos sintomas da depressão e do câncer faz com que os sintomas sejam atribuídos exclusivamente ao câncer, dificultando o diagnóstico de depressão.

A depressão pós-AVE é comumente acompanhada por sintomas neurocognitivos e físicos que podem ser confundidos com os do próprio AVE, tornando-se um diagnóstico desafiador para o clínico. Os sintomas da DP, como retardo psicomotor, pobreza da expressão facial e cansaço, podem mimetizar a depressão, o que dificulta o diagnóstico.

● TRATAMENTO

Pacientes que recebem o diagnóstico de transtorno depressivo maior (TDM), transtorno depressivo persistente (distimia) ou transtorno de adaptação com humor depressivo devem receber tratamento adequado. É importante ressaltar que o transtorno depressivo devido a outra condição médica deve ser considerado diante dos diagnósticos prévios citados, e seu tratamento deve ser instituído em monoterapia (antidepressivo ou abordagem psicoterápica) ou tratamento combinado (antidepressivo e psicoterapia).

Tratamento não farmacológico

Estudos recentes demonstram que o tratamento com terapia cognitivo-comportamental (TCC) isolado ou em conjunto com exercício físico parece ser efetivo no tratamento de pacientes deprimidos com diabetes tipo II. Além disso, revisão sistemática e metanálise sugerem que a terapia interpessoal ou TCC podem levar à redução dos sintomas depressivos em pacientes com doenças crônicas. A TCC tem mostrado impacto positivo com vários efeitos benéficos em pacientes com doenças cardíacas, reumáticas e em pacientes oncológicos (psiconcologia).

Tratamento farmacológico

Quando os sintomas depressivos persistem mesmo após intervenção psicoterápica breve, é indicado o tratamento farmacológico com antidepressivos. Uma revisão sistemática mostrou que os antidepressivos são eficazes e bem toleráveis no tratamento da depressão.

Como regra geral, os inibidores de recaptação de serotonina (ISRS) são os antidepressivos de primeira linha, mas a escolha do antidepressivo depende da doença clínica do paciente e dos medicamentos já prescritos (interação medicamentosa).

Por fim, o tratamento da depressão associada a uma doença clínica é importante não somente porque o transtorno depressivo pode comprometer a qualidade de vida, mas também porque a intervenção, baseada na melhor evidência clínica (Quadro 3), pode reduzir gastos e utilização desnecessária dos cuidados de saúde, além de reduzir as complicações clínicas, melhorar a adesão ao tratamento e diminuir a mortalidade.

QUADRO 3 Estudos sobre a eficácia do tratamento da depressão em pacientes com doença cardiovascular (com impacto sobre o prognóstico da doença clínica)

SADHART	MIND-IT
• Sertralina	• Mirtazapina
CREATE	ENRICHD
• Citalopram + Terapia Interpessoal	• ISRS + TCC

SADHART: *Sertraline Antidepressant Heart Attack Randomized Trial*; MIND-IT: *Myocardial Infarction and Depression-Intervention Trial*; CREATE: *Canadian Cardiac Randomized Evaluation of Antidepressant and Psychotherapy Efficacy*; ENRICHD: *Enhancing Recovery in Coronary Heart Disease*; ISRS: inibidores seletivos de recaptação da serotonina; TCC: terapia cognitivo-comportamental.

CONSIDERAÇÕES FINAIS

A inter-relação entre as alterações biológicas e os aspectos psicológicos e sociais é complexa e deve ser considerada sob perspectiva multifatorial. Portanto, aspectos comportamentais e de estilo de vida, neuroendocrinológicos e imunológicos devem ser valorizados ao se planejar uma abordagem integrada com intervenções efetivas e específicas no tratamento do transtorno depressivo devido a outra condição médica.

BIBLIOGRAFIA CONSULTADA

1. American Psychiatric Association, DSM-5 Task Force. Diagnostic and statistical manual of mental disorders: DSM-5. 5.ed. Arlington: American Psychiatric Publishing; 2013.

2. Bernard P, Romain AJ, Caudroit J, Chevance G, Carayol M, Gourlan M, et al. Cognitive behavior therapy combined with exercise for adults with chronic diseases: systematic review and meta-analysis. Health Psychol. 2018;37(5):433-50.
3. De Groot M, Shubrook JH, Hornsby WG Jr, Pillay Y, Mather KJ, Fitzpatrick K, et al. Program ACTIVE II: outcomes from a randomized, multistate community-based depression treatment for rural and urban adults with type 2 diabetes. Diabetes Care. 2019;42(7):1185-93.
4. Feng T, Malmo V, Laugsand LE, Strand LB, Gustad LT, Ellekjær H, et al. Symptoms of anxiety and depression and risk of atrial fibrillation – the HUNT study. Int J Cardiol. 2019;pii:S0167-5273(19):34490-0.
5. Humes E de C, Viera MEB, Fráguas Júnior R, Hübner MMC, Olmos RD. Psiquiatria interdisciplinar. Barueri: Manole; 2016.
6. Lespérance F, Frasure-Smith N, Koszycki D, Laliberté MA, van Zyl LT, Baker B, et al.; CREATE Investigators. Effects of citalopram and interpersonal psychotherapy on depression in patients with coronary artery disease: the Canadian Cardiac Randomized Evaluation of Antidepressant and Psychotherapy Efficacy (CREATE) trial. JAMA. 2007;297(4):367-79. *Erratum in*: JAMA. 2007;298(1):40.
7. Li C, Xu D, Hu M, Tan Y, Zhang P, Li G, Chen L. A systematic review and meta-analysis of randomized controlled trials of cognitive behavioural therapy for patients with diabetes and depression. J Psychosom Res. 2017;44-54.
8. Penninx BW, Milaneschi Y, Lamers F, Vogelzangs N. Understanding the somatic consequences of depression: biological mechanisms and the role of depression symptom profile. BMC Med. 2013;11:129.
9. Roest AM, Carney RM, Freedland KE, Martens EJ, Denollet J, de Jonge P. Changes in cognitive versus somatic symptoms of depression and event-free survival following acute myocardial infarction in the Enhancing Recovery In Coronary Heart Disease (ENRICHD) study. J Affect Disord. 2013;149(1-3):335-41.
10. Scott KM, Lim C, Al-Hamzawi A, Alonso J, Bruffaerts R, Caldas-de-Almeida JM, et al. Association of mental disorders with subsequent chronic physical conditions: world mental health surveys from 17 countries. JAMA Psychiatry. 2016;73(2):150-8.
11. Swenson JR, O'Connor CM, Barton D, Van Zyl LT, Swedberg K, Forman LM, et al.; Sertraline Antidepressant Heart Attack Randomized Trial (SADHART) Group. Influence of depression and effect of treatment with sertraline on quality of life after hospitalization for acute coronary syndrome. Am J Cardiol. 2003;92(11):1271-6.
12. van Melle JP, de Jonge P, Honig A, Schene AH, Kuyper AM, Crijns HJ, et al.; MIND-IT investigators. Effects of antidepressant treatment following myocardial infarction. Br J Psychiatry. 2007;190:460-6.

CAPÍTULO 16

Depressão e doenças neurológicas

Silvia Stahl Merlin

● INTRODUÇÃO

Doenças do sistema nervoso sempre tiveram íntima relação com manifestações psiquiátricas, em especial com o quadro clínico de depressão. O motivo para essa proximidade é facilmente compreensível ao se interpretar que manifestações psíquicas possuem como substrato anatômico as estruturas cerebrais, em especial as regiões límbicas, o córtex pré-frontal, a formação hipocampal e as disfunções dos receptores dos neurotransmissores.

Recentemente, fundamentos genéticos indicaram que muitos genes determinam distúrbios cerebrais com diferentes fenótipos relacionados às alterações de comportamento. Da mesma maneira, existem outras justificativas para manifestações depressivas em pacientes neurológicos, como fatores estressantes de origem psicossocial (como desemprego, preconceito), uso de medicações inibitórias do sistema nervoso (anticonvulsivantes) e a própria incapacidade e déficits que estão presentes nas doenças motoras (hemiplegia/afasia).

Existe uma associação inexorável entre síndromes depressivas e quadros neurológicos, sendo a depressão uma comorbidade comum na maioria dos distúrbios neurológicos. Um recente estudo populacional em larga escala encontrou a prevalência de depressão variando de 18 a 30%, dependendo da condição neurológica em questão.

Neste capítulo serão abordadas algumas peculiaridades da depressão nas cefaleias, epilepsia, doença cerebrovascular, esclerose múltipla, doença

154 Depressão: guia prático

de Parkinson, esclerose lateral amiotrófica e traumatismo craniano. A relação entre demências e depressão será abordada em capítulo específico.

● DIAGNÓSTICO

O diagnóstico de transtorno depressivo maior é extremamente complexo em pacientes que apresentam patologias neurológicas, pois ocorre superposição dos sintomas como fadiga, inapetência, dor, insônia e lentificação nas patologias neurológicas e psiquiátricas. Sintomas não vegetativos como disforia, anedonia, culpa e pensamentos suicidas devem ser avaliados com atenção nesses casos, substituindo os sintomas físicos por um comportamental ou cognitivo.

A existência e associação temporal entre o início da condição médica e a perturbação de humor, assim como a presença de características atípicas nos transtornos do humor primários (idade de início ou curso atípico) sugere o diagnóstico de depressão decorrente de doença neurológica. No entanto, se a relação temporal não for clara e os sintomas depressivos forem preexistentes, a categorização mais adequada seria a de comorbidade com transtorno depressivo.

Critérios diagnósticos

O Quadro 1 apresenta os critérios diagnósticos para o transtorno depressivo devido a outra condição médica.

QUADRO 1 Critérios diagnósticos para transtorno depressivo devido a outra condição médica, segundo o DSM-5 (adaptado)

A. Um período proeminente e persistente de humor deprimido ou de diminuição acentuada de interesse ou prazer em todas ou quase todas as atividades que predomina no quadro clínico.
B. Existem evidências, a partir da história, do exame físico ou de achados laboratoriais, de que a perturbação é consequência fisiopatológica direta de outra condição médica.
C. A perturbação não é mais bem explicada por outro transtorno mental (p.ex., transtorno de adaptação com humor depressivo em resposta ao estresse de ter uma condição médica grave).
D. A perturbação não ocorre exclusivamente durante o curso de *delirium*.
E. A perturbação causa sofrimento clinicamente significativo ou prejuízo no funcionamento social, profissional ou em outras áreas importantes da vida do indivíduo.

Nota: Incluir o nome da outra condição médica no nome do transtorno mental – transtorno depressivo devido a doença neurológica com características depressivas.

● DIAGNÓSTICOS DIFERENCIAIS

Os principais diagnósticos diferenciais do transtorno depressivo devido a doenças neurológicas são apresentados na Tabela 1.

TABELA 1 Diagnósticos diferenciais

Diagnósticos diferenciais	Características
Depressão maior	Episódios depressivos antes do início da condição neurológica Curso da doença independente do estadio e evolução da doença neurológica
Transtorno adaptativo	Sofrimento intenso e desproporcional ao estressor que se iniciou em até 3 meses Uma vez que o estressor ou suas consequências tenham cedido, os sintomas desparecem em até 6 meses Ausência do número de critérios (cinco de nove) para depressão maior
Transtorno depressivo induzido por medicamentos	História clínica de uso de medicamento com efeito psicotrópico Intensificação de sintomas após modificação de dose de medicamentos
Delirium hipoativo	Perturbação da atenção, da consciência e da orientação A perturbação se desenvolve de forma aguda, em horas a dias

● DOENÇAS NEUROLÓGICAS

Cefaleia

Estudo epidemiológico realizado na Europa em 2016 demonstrou que os portadores de enxaqueca têm 19,1% de ansiedade comórbida e 6,9% de depressão. Os valores foram ainda mais significativos nos pacientes com cefaleia por uso excessivo de analgésicos com a proporção de 38,8% de ansiedade e 16,9% com critérios de depressão. Um aspecto fundamental presente nos indivíduos com cefaleia é a irritabilidade, que muitas vezes é classificada como sintoma de ansiedade, porém eventualmente está associada à depressão.

Ambos os distúrbios foram mais prevalentes no sexo feminino e a existência de comorbidade associada à inadequação do sono sugere fatores de pior prognóstico para resolução do sofrimento doloroso dos pacientes. Estudos indicam que existe relação bidirecional entre enxaqueca e depressão pela possibilidade de mecanismos biológicos compartilhados. Possivelmente os genes dos sistemas serotoninérgico, dopaminérgico e

GABAérgico, juntamente com variantes nos genes do fator neurotrófico cerebral (BDNF), estão relacionados na fisiopatologia.

Com base na hipótese fisiopatológica, o tratamento de pacientes com cefaleia associada com sintomas depressivos é baseado em medicações antidepressivas que exercem efeitos em ambas as patologias. Os tricíclicos tradicionais (amitriptilina e nortriptilina) devem ser considerados, assim como os antidepressivos serotoninérgicos e os de ação dual (em especial a duloxetina). As considerações terapêuticas devem observar que doses maiores são fundamentais no tratamento da depressão, porém a resposta do controle da dor ocorre em doses baixas.

Epilepsia

Os episódios depressivos nas síndromes epilépticas são comuns. A prevalência ao longo da vida para o transtorno depressivo maior é de cerca de 17% em pacientes com epilepsia e cerca de 30% naqueles com epilepsia focal refratária aos medicamentos. Além disso, a importância do quadro é tanta, que os pacientes com epilepsia apresentam taxas de suicídio 3 vezes mais altas em comparação com a população saudável.

Apesar de o transtorno depressivo ser o mais frequente, há outras patologias psiquiátricas de alta relevância, como descritas na Tabela 2.

TABELA 2   Risco de condições psiquiátricas em pacientes epilépticos

	Transtorno de ansiedade	Transtorno de humor bipolar	Transtorno depressivo	Transtornos psicóticos	Esquizofrenia
População com epilepsia	18 a 22%	2 a 14%	16 a 23%	2 a 9%	2 a 9%
População geral	9 a 10%	0,3 a 7%	8 a 9%	0,5 a 1%	0,3 a 1%
Risco relativo	2	8 a 10	2 a 2,5	4 a 9	8 a 9

Fonte: adaptada de Campbell, 2019.

Muitos são os determinantes da depressão nos pacientes epilépticos. Dentre eles:

- Neurobiológicos: disfunção frontal, temporal e hipocampal;
- Psicossociais: isolamento social por constrangimento de ter convulsões e estigma;

- Neuroquímicos: alterações do glutamato e GABAérgicas;
- Iatrogênicos: farmacológicos e cirúrgicos.

Grande parte da depressão que acomete os pacientes epilépticos tem:

- Características atípicas com reatividade do humor;
- O quadro depressivo ocorrendo principalmente no período interictal (entre os episódios de crises convulsivas).

Outro fator adicional está relacionado às drogas antiepilépticas:

- Fenobarbital, topiramato e vigabatrina: apresentam efeitos colaterais como fadiga, distúrbios do sono, ganho de peso e problemas de memória que mimetizam sintomas depressivos;
- Levetiracetam: pode levar a distúrbios psiquiátricos com aumento dos pensamentos suicidas.

O Inventário de Depressão dos Distúrbios Neurológicos para Epilepsia (NDDI-E) é um instrumento de autorrelato de seis itens para a detecção confiável de depressão maior em epilépticos. A vantagem desse instrumento é que ele não possui interferência dos efeitos das drogas antiepilépticas ou problemas cognitivos, frequentemente observados na epilepsia.

O tratamento da depressão comórbida ou decorrente da epilepsia é baseado no uso de antidepressivos inibidores seletivos da recaptação de serotonina (ISRS). No geral, ISRS e inibidores da recaptação da serotonina-noradrenalina (ISRNS) estão associados a baixas taxas de convulsões em pessoas com epilepsia. Por outro lado, antidepressivos tricíclicos e inibidores da recaptação de noradrenalina-dopamina devem ser evitados em primeira instância, principalmente a clomipramina e a bupropiona, pois possuem risco de desencadear convulsões mesmo em doses terapêuticas.

Estudos demonstram que o tratamento da depressão nos pacientes epiléticos acarreta melhor controle das convulsões em até 21% dos casos refratários. No entanto, existem alguns cuidados que devem ser observados ao se administrar antidepressivo para um paciente epilético:

158   Depressão: guia prático

- Existem aproximadamente 6 vezes mais chances de indivíduos epilépticos terem como comorbidade o transtorno bipolar, podendo haver
  virada maníaca com uso do antidepressivo;
- As interações farmacocinéticas com alteração dos níveis plasmáticos
  das drogas antidepressivas associadas ao uso da carbamazepina, fenitoína e fenobarbital são indutoras enzimáticas.

A Tabela 3 apresenta sugestões do uso de medicamentos para pacientes epiléticos com depressão associada.

TABELA 3   Tratamento da depressão em pacientes epilépticos

	Recomendado	Não recomendado
Drogas antiepilépticas	Valproato	Fenobarbital
	Carbamazepina	Levetiracetam
	Lamotrigina	Topiramato
	Gabapentina	Vigabatrina
	Pregabalina	
Antidepressivos	ISRS	Bupropiona
	ISRNS	Clomipramina
	Quando não disponíveis os citados, uso de tricíclicos	

Fonte: adaptada de Błaszczyk, 2016.

Por fim, o tratamento não medicamentoso é baseado na psicoterapia,
que deve ser indicada concomitantemente à terapia medicamentosa ou
isoladamente em pacientes que não toleram os efeitos colaterais dos antidepressivos ou que se recusam a tomá-los. A terapia eficaz em estudos
controlados para paciente com depressão e epilepsia foi a terapia cognitivo-comportamental baseada na terapia de aceitação e compromisso.

Doença cerebrovascular

A depressão pós-acidente vascular cerebral (AVC) acontece em aproximadamente 1/3 dos pacientes em até 5 anos após o ocorrido. Os principais fatores de risco descritos na literatura para depressão pós-AVC são:

- Diabetes;
- Sexo masculino.

Já a gravidade do AVC, o grau de incapacidade física e o comprometimento cognitivo causados pelo ictus influenciam:

- Na resposta ao tratamento;
- No curso clínico mais crônico e recorrente da depressão desses pacientes.

Embora o termo depressão vascular esteja relacionado à isquemia dos pequenos vasos e a depressão pós-AVC esteja geralmente relacionada ao infarto dos grandes vasos, a maioria dos estudos encontrou semelhanças entre essas condições: um único infarto cerebral pode desencadear as mesmas alterações fisiopatológicas da depressão que a isquemia microvascular que evolui lentamente.

Etiologicamente se associa o quadro de depressão aos mecanismos psicológicos reativos aos danos e aos fatores biológicos como interrupção dos circuitos pré-frontais-subcorticais com alterações na neuroplasticidade e na neurotransmissão. Assim, a isquemia cerebral estrategicamente localizada pode produzir depressão independentemente da presença de patologia cerebrovascular generalizada. Outro fator de relevância é o nível de fator neurotrófico cerebral (BDNF). O ambiente hipóxico induzido pelo AVC diminui a expressão do BDNF no cérebro.

Escalas como a Escala de Depressão de 20 itens do Centro de Estudos Epidemiológicos (CES-D) e o Questionário de Saúde do Paciente de 9 itens (PHQ-9) têm alta sensibilidade para a detecção de depressão após AVC. No entanto, os pacientes podem experimentar instabilidade emocional ou efeito pseudobulbar após AVC, e esses sintomas geralmente diminuem com o tempo e não requerem tratamento para depressão.

O tratamento antidepressivo com ISRS nos pacientes com depressão relacionada ao AVC apresentam melhora na sintomatologia psiquiátrica, na recuperação física e na condição cognitiva e também pode aumentar a sobrevida em até 10 anos.

No entanto, deve-se reconhecer que o tratamento com antidepressivos não é isento de riscos. O uso de ISRS tem sido associado com risco aumentado de complicações hemorrágicas e aumento do risco de quedas em idosos. Além disso, outros estudos relataram que os ISRS estão associados ao aumento do risco de AVC, infarto do miocárdio e mortalidade por todas as causas.

Finalmente, a American Heart Association recomenda que o uso de antidepressivos pós-AVC seja continuado após 6 meses da recuperação do quadro. Assim, embora os ISRS tenham sido associados a um risco aumentado de complicações, os pacientes em geral se beneficiam do tratamento, com alívio dos sintomas. Alguns estudos sugerem que intervenções psicossociais breves podem ser úteis e eficazes no tratamento.

Esclerose múltipla

A depressão é uma comorbidade comum em pacientes com esclerose múltipla (EM), com prevalência média de 30% para depressão maior e 50% para sintomas depressivos. Os pacientes acometidos pelo quadro de depressão aderem menos ao tratamento da doença e há evidências sugerindo que a prevalência de transtorno depressivo é maior entre os pacientes com formas progressivas de EM comparado àqueles com EM remitente recidivante.

Outras comorbidades psiquiátricas prevalentes na EM são transtornos de ansiedade, transtorno bipolar e transtornos de personalidade. À medida que a doença progride, as mudanças de personalidade podem acontecer secundariamente às lesões cerebrais. A ideação suicida em pacientes com EM é 14 vezes maior que na população geral, e as taxas estimadas de suicídio variam de 1,8 a 15,1% de todas as mortes dos doentes acometidos por EM.

A fisiopatologia da depressão em pacientes com EM depende da interação complexa de variáveis, como descrita na Tabela 4.

TABELA 4 Hipóteses dos mecanismos fisiopatológicos da depressão na esclerose múltipla

Fatores psicossociais	Dificuldade de enfrentamento Baixo suporte social Incerteza e perda de esperança
Fatores estruturais cerebrais	Alta carga de lesão no fascículo arqueado esquerdo Lesões em córtex pré-frontal e temporal anterior Interrupção da alça córtico-estriado-pálido-talâmica
Fatores neuroendócrinos	Disfunção do eixo hipotálamo-hipófise-adrenal com hiperatividade Cortisol com níveis noturnos elevados

(continua)

Depressão e doenças neurológicas 161

TABELA 4 Hipóteses dos mecanismos fisiopatológicos da depressão na esclerose múltipla *(continuação)*

Fatores inflamatórios e imunológicos	Aumento da permeabilidade, permitindo entrada de moléculas inflamatórias ou células imunes no SNC Aumento de citocinas causa apatia e perda de energia
Medicamentoso	Efeito colateral dos imunomediadores, principalmente o interferon Oscilação de humor secundária ao uso de corticoide (dexametasona)

Fonte: adaptada de Lee, 2019.

Os sintomas depressivos mais comuns na EM incluem irritabilidade, desânimo, problemas de memória e concentração, fadiga, insônia e falta de apetite. Dessa forma, o diagnóstico de depressão na EM tem como desafio a sobreposição dos sintomas da patologia de base.

Estudos demonstram que, além de os antidepressivos tratarem a depressão, eles reduzem significativamente as recaídas relacionadas ao estresse. Diversos medicamentos podem ser utilizados na EM para tratamento da depressão e comumente a escolha é determinada pela preferência e experiência do médico, que considera a existência de outros problemas concomitantes à depressão.

A Tabela 5 apresenta o resumo dos antidepressivos descritos na literatura para depressão e EM.

TABELA 5 Medicamentos antidepressivos utilizados na esclerose múltipla

Antidepressivo	Observações
Escitalopram	Estudo randomizado em 2010 demonstrou reduzir as recaídas e tratar os sintomas depressivos
Vortioxetina	Nenhum estudo utilizou vortioxetina em pacientes com esclerose múltipla para tratar a depressão até o momento
Paroxetina	Estudo randomizado em 2008 não proporcionou melhora estatisticamente significativa na depressão em comparação com o placebo
Sertralina	Estudo randomizado em 2001 demonstrou eficácia na redução da depressão

(continua)

162 Depressão: guia prático

TABELA 5 Medicamentos antidepressivos utilizados na esclerose múltipla *(continuação)*

Antidepressivo	Observações
Duloxetina	Estudo aberto em 2013 verificou redução significativa dos escores de depressão e fadiga Um estudo randomizado, duplo-cego, controlado por placebo (2014) indicou a duloxetina como eficaz no tratamento da dor neuropática no contexto da EM A duloxetina foi testada em pacientes com EM no contexto da síndrome da bexiga hiperativa (incontinência urinária), em que se mostrou eficaz (2012)
Fluvoxamina	Estudo aberto em 2004 testou a dose máxima de 200 mg em pacientes tomando interferon-beta, com melhora significativa da depressão
Mirtazapina	Sem estudos. Há relato na literatura de uso para pacientes que sofrem de náusea ou insônia concomitantes à depressão, com ou sem caquexia
Bupropiona	Sem estudos. Há relato de uso em pacientes com disfunção sexual e melhora da fadiga
Venlafaxina	Não existem estudos experimentando a venlafaxina
Fluoxetina	São necessários estudos usando fluoxetina para tratar a depressão em pacientes com esclerose múltipla

Fonte: adaptada de Nathoo, 2017.

Na ausência de mais estudos realizados especificamente em pacientes com EM, o tratamento deve seguir as mesmas diretrizes da população em geral. Portanto:

- Iniciar com ISRS, seguido por inibidores da recaptação de serotonina-noradrenalina (ISRNS);
- Terapia cognitivo-comportamental (TCC) é intervenção eficaz para o tratamento da depressão leve a moderada e também pode melhorar a qualidade de vida dos pacientes.

Doença de Parkinson

A doença de Parkinson (DP) é um distúrbio neurodegenerativo heterogêneo caracterizado por amplo espectro de características motoras e não motoras. O transtorno de humor é um sintoma não motor predominante da DP, ocorrendo com prevalência média de 22% de distimia, 36% de depressão menor e 25% de depressão maior. Os poucos estudos que examinam a incidência de depressão na DP indicam que os transtornos depressivos podem se desenvolver em qualquer fase do curso da DP, mas frequentemente os distúrbios afetivos antecedem o aparecimento dos sintomas motores 4 a 6 anos antes do diagnóstico.

Em geral, os pacientes com DP desenvolvem apatia, anedonia, fadiga, dificuldade de concentração e insônia durante a evolução natural da patologia neurodegenerativa. Portanto, pode ser um desafio identificar a depressão clínica em pacientes com DP.

Características depressivas não somáticas, como pessimismo excessivo, ruminações negativas e desesperança ajudam a distinguir pacientes com DP deprimidos e não deprimidos. Dificuldade de enfrentamento pode ser um sinal importante de transtorno depressivo. Assim, o diagnóstico de transtorno depressivo deve ser considerado quando a incapacidade e o sofrimento autorreferidos excederem o que é esperado do exame clínico.

O conhecimento da fisiopatologia da depressão da DP permanece desconhecido. Fatores psicológicos são relevantes, mas os fatores neurobiológicos associados à doença neurodegenerativa e seus tratamentos são mais importantes.

- A degeneração dos neurônios dopaminérgicos na substância negra compacta são características da DP e envolve também a perda discreta de neurônios noradrenérgicos e serotoninérgicos responsáveis pela regulação do humor;
- A degeneração dos neurônios dopaminérgicos mesocorticais e mesolímbicos causa disfunção orbitofrontal, que interrompe os neurônios serotoninérgicos na rafe dorsal e leva à disfunção dos circuitos orbitofrontal-basais relacionados à depressão.

Três ferramentas foram sensíveis e específicas para identificar a depressão na DP:

- Escala de Depressão Geriátrica (GDS-15);
- Inventário de Depressão de Beck (BDI-I);
- Montgomery-Asberg Escala de Classificação de Depressão (MADRS).

Medicamentos antidepressivos e TCC são opções terapêuticas para depressão na DP, mas também o uso precoce de terapias ocupacionais, físicas e a fonoterapia reduzem o impacto de estressores que podem se tornar avassaladores e contribuir para o humor deprimido dos pacientes.

Em geral, todos os antidepressivos tradicionais estudados na DP são considerados seguros e bem tolerados. A eficácia em relação ao placebo foi demonstrada para nortriptilina, venlafaxina, sertralina, citalopram, paroxetina, escitalopram, bupropiona, trazodona, mirtazapina e duloxetina. No entanto, os efeitos adversos do ISRS precisam ser levados em consideração.

As preocupações de que os ISRS piorem o parkinsonismo não são comprovadas, porém há riscos de interações adversas de ISRS com inibidores da monoamina oxidase B, causando crise hipertensiva ou síndrome serotoninérgica.

Outro receio está relacionado ao uso de antidepressivos tricíclicos e ao agravamento da cognição e hipotensão ortostática, principalmente em pacientes com doença avançada.

Os agonistas da dopamina, como o pramipexol, têm sido explorados como tratamento para a depressão da DP com resultados variados. Já a eletroconvulsoterapia (ECT) é indicada para casos de depressão grave. Deve-se sempre observar se os sintomas depressivos ocorrem apenas durante os períodos de *off* das flutuações dos sintomas motores e não motores da DP, pois, nesse caso, o ajuste dos medicamentos antiparkinsonianos é a escolha mais apropriada para melhora sintomática.

Dessa forma, a escolha do antidepressivo é feita levando em consideração as características e comorbidades de cada paciente:

- Em pacientes mais jovens, com boa cognição e tremor, são usados antidepressivos tricíclicos, principalmente amitriptilina ou nortriptilina;
- Em pacientes idosos, em estágios mais avançados, opta-se pelo uso de citalopram, escitalopram ou sertralina;
- Nos pacientes cujo maior problema é distúrbio do sono, utiliza-se amitriptilina, mirtazapina e trazodona;
- No caso de dor crônica, utiliza-se amitriptilina ou venlafaxina;
- Quando há disfunção erétil, excesso de peso ou sonolência diurna, o medicamento considerado como primeira escolha é a bupropiona.

Esclerose lateral amiotrófica

A esclerose lateral amiotrófica (ELA) é uma doença neurodegenerativa progressiva, grave e irreversível, que acomete neurônios motores, porém não é apenas um distúrbio motor. Atualmente é bem reconhecido que, além do comprometimento motor, existem sintomas clínicos extramotores, como alterações cognitivas e mudanças na autopercepção e no processamento das emoções ao longo da doença.

Na literatura, as taxas de prevalência de transtornos depressivos na ELA variam de 7 a 11%, no entanto, os estudos demonstram que mais de 1/3 dos pacientes está em uso de antidepressivos.

Até a presente data, a fisiopatologia da depressão na ELA ainda não está clara, mas nos últimos anos foi postulado que a degeneração das células da glia nas áreas pré-frontais do cérebro, comum na ELA, desempenha um papel crítico na patogênese da depressão.

Assim como nas demais patologias neurológicas, o diagnóstico de transtorno depressivo em pacientes com ELA é difícil em razão do fato dos sintomas depressivos incluírem aspectos psicológicos e somáticos, como perda de apetite, insônia ou hipersonia, retardo psicomotor, fadiga ou perda de energia. Dessa forma, orienta-se o uso do Inventário de Depressão da Esclerose Lateral Amiotrófica com 12 itens (ADI-12) como instrumento projetado especificamente para detectar sintomas de depressão na ELA.

Há evidências de aumento do risco de depressão antes dos sintomas motores em pacientes com ELA, sugerindo que o transtorno de humor faz parte da cascata prodrômica. Além disso, há diferença significativa no tempo de sobrevida entre pacientes com ELA com depressão antes da ELA, em comparação com pacientes com ELA sem depressão prévia, o que reforça a hipótese de que a depressão é um marcador inespecífico da neurodegeneração global desses pacientes.

Não há estudos na literatura que orientem o uso de antidepressivos para tratamento da depressão em paciente com ELA. Assim, deve-se usar como base diretrizes gerais de tratamento depressivo.

Traumatismo craniano

As estatísticas demonstram que 15% das vítimas de traumatismo craniano tentam suicídio 5 anos após o evento. Grande parte disso ocorre pois até 50% dos indivíduos após trauma cranianoencefálico (TCE) e até 80% dos pacientes com encefalopatia traumática crônica (ETC) apresentam sintomas depressivos.

A natureza neuropatológica do TCE e da ETC sugere que ocorre hiperfosforilação da proteína tau e micro-hemorragias perivasculares e subcorticais em regiões frontal, temporal, gânglios da base e o *locus coeruleus*. Embora nenhum mecanismo específico tenha sido estabelecido, as evidências indicam que as vias inflamatórias contribuem para o desenvolvimento da depressão após o TCE. Os fatores psicossociais também são claramente importantes.

Na grande maioria das vezes, os sintomas de dor de cabeça, déficits de atenção, mudanças comportamentais, perda de memória, explosividade e desesperança, que acontecem no TCE agudo, desaparecem nas duas primeiras semanas após a lesão. Para indivíduos com TCE em que os sintomas não são resolvidos após 3 meses, os sintomas principais são distúrbios do sono e transtornos do humor com sintomas depressivos graves, incluindo anedonia, sentimentos de inutilidade e apatia.

Em geral, o tratamento da depressão associada a TCE ou ETC é responsivo ao medicamento antidepressivo com a mesma eficácia e tolerabilidade que em pessoas sem insulto neurológico.

- Especificamente, na depressão maior após TCE há evidências apoiando o uso de sertralina e citalopram;
- Se houver necessidade de efeitos analgésicos associados ao uso de antidepressivo, indica-se o uso de SNRI, em especial a duloxetina;
- O uso de metilfenidato 20 mg/dia associado a sertralina obteve resultados adicionais nos sintomas pós-concussivos, principalmente na esfera atencional e cognitiva.

Outras abordagens, como *biofeedback*, meditação, estimulação magnética e acupuntura, continuam sendo intervenções experimentais até o momento. Já a TCC mostrou eficácia comparável à da medicação antidepressiva nos traumas de crânio.

CONSIDERAÇÕES FINAIS

O principal desafio diagnóstico de depressão em paciente com doenças neurológicas ocorre pelo fato de os sintomas da doença de base serem semelhantes com as características clínicas da depressão. Outro percalço relacionando à depressão em pacientes neurológicos é a resistência que o paciente com patologias orgânicas costuma ter aos tratamentos medicamentosos e psicoterápicos. Por fim, os sintomas depressivos podem ser características muito precoces de doenças degenerativas, precedendo antecipadamente doenças neurológicas como DP, doença de Alzheimer e ELA.

 BIBLIOGRAFIA CONSULTADA

1. American Psychiatric Association. Manual diagnóstico e estatístico de transtornos mentais [recurso eletrônico]:DSM-5. 5.ed. Porto Alegre: Artmed; 2014.
2. Benbrika S, Desgranges B, Eustache F, Viader F. Cognitive, emotional and psychological manifestations in amyotrophic lateral sclerosis at baseline and overtime: a review. Front Neurosci. 2019;13:951.
3. Błaszczyk B, Czuczwar SJ. Review article epilepsy coexisting with depression Pharmacological Reports. 2016;68:1084-92.
4. Bodnar CN, Morganti JM, Bachstetter AD. Depression following a traumatic brain injury: uncovering cytokine dysregulation as a pathogenic mechanism. Neural Regen Res. 2018;13(10):1693-704.
5. Boeschoten RE, Braamse AMJ, Beekman ATF, et al. Prevalence of depression and anxiety in multiple sclerosis: a systematic review and meta-analysis. Journal of the Neurological Sciences. 2017;372:331-41.
6. Campbell C, Cavalleri GL, Delanty N. Exploring the genetic overlap between psychiatric illness and epilepsy: a review. Epilepsy & Behavior. 2020;102:106669.
7. Carvalho M, Rabelo D, Santos Mc, Dunningham W. Association of depressive and anxious symptoms in neurological patients assisted in an ambulatory of Salvador – Bahia. Rev Bras Neurol Psiquiatria. 2018;22(1):2.
8. Carvalho TL, Almeida LM, Lorega CM, Barata MF, Ferreira ML, Brito-Marques PR, et al. Depression and anxiety in individuals with amyotrophic lateral sclerosis: a systematic review. Trends Psychiatry Psychother. 2016;38(1):1-5.
9. Costa FHR, Rosso ALZ, Maultasch H, Nicaretta DH, Vincent MB. Depression in Parkinson's disease: diagnosis and treatment. Arq Neuropsiquiatr. 2012;70(8):617-20.
10. De Marchi F, et al. Depression and risk of cognitive dysfunctions in amyotrophic lateral sclerosis. Acta Neurol Scand. 2019;139:438-45.
11. Elger CE, Johnston SA, Hoppe C. Diagnosing and treating depression in epilepsy review Diagnosing and treating depression in epilepsy. Seizure. 2017;44:184-93.
12. Fann JR, Hart T, Schomer KG. Treatment for depression after traumatic brain injury: a systematic review. Journal of Neurotrauma. 2009;26:2383:402.
13. Goodarzi Z, Mrklas KJ, Jette N, Pringsheim T. Detecting depression in Parkinson disease: a systematic review and meta-analysis. Neurology. 2016;87:426-37.
14. Gunzler DD, Morris N, Perzynski A, et al. Heterogeneous depression trajectories in multiple sclerosis patients. Mult Scler Related Disord. 2016;9:163-9.
15. Lampl et al. Headache, depression and anxiety: associations in the Eurolight project. The Journal of Headache and Pain. 2016;17:59.
16. Laura Marsh L. Depression and Parkinson's disease: current knowledge. Curr Neurol Neurosci Rep. 2013;13(12):409.
17. Lee C-H, Giuliani F. The role of inflammation in depression and fatigue. Front Immunol. 2019;10:1696.

18. Ling H, Hardy J, Zetterberg H. Neurological consequences of traumatic brain injuries in sports. Molecular and Cellular Neuroscience. 2015;66:114:22.
19. Mahar I, Alosco ML, McKee AC. Psychiatric phenotypes in chronic traumatic encephalopathy. Neuroscience and Biobehavioral Reviews. 2017;83:622:30.
20. Nathoo N, Mackie A. Treating depression in multiple sclerosis with antidepressants: a brief review of clinical trials and exploration of clinical symptoms to guide treatment decisions. Multiple Sclerosis and Related Disorders. 2017;18:177-80.
21. Pagnini F, Manzoni GM, Tagliaferri A, Gibbons CJ. Depression and disease progression in amyotrophic lateral sclerosis: a comprehensive meta-regression analysis. Journal of Health Psychology. 2015; 20(8):1107-28.
22. Reichmann H. Premotor diagnosis of Parkinson's disease. Neurosci Bull. 2017; 33(5):526-34.
23. Ribot R, Ouyang B, Kanner AM. The impact of antidepressants on seizure frequency and depressive and anxiety disorders of patients with epilepsy: is it worth investigating? Epilepsy & Behavior. 2017;70:5-9.
24. Robinson RG, Jorge RE. Post-stroke depression: a review. Am J Psychiatry. 2016;173:3.
25. Roos E, Mariosa D, Ingre C, Lundholm C, Wirdefeldt K, Roos PM, et al. Depression in amyotrophic lateral sclerosis. Neurology. 2016;86(24):2271-7.
26. Silveira C, Guedes R, Maia D, Curral R, Coelho R. Neuropsychiatric symptoms of multiple sclerosis: state of the art. Psychiatry Investig. 2019;16(12):877-88.
27. Taylor WD, Aizenstein HJ, Alexopoulos GS. The vascular depression hypothesis: mechanisms linking vascular disease with depression. Mol Psychiatry. 2013;18(9):963-74.
28. The Brainstorm Consortium. Analysis of shared heritability in common disorders of the brain. Science. 2018;360:Eaap8757.
29. Towfighi A, et al. A Scientific Statement for Healthcare Professionals From the American Heart Association/American Stroke Association. Poststroke Depression. Stroke. 2017;48:e30-e43.
30. Umschweif G, Greengard P, Yotam Sagi Y. The dentate gyrus in depression. Eur J Neurosci. 2019;00:1-26.
31. Zhang E, Liao P. Brain-derived neurotrophic factor and post-stroke depression. J Neuro Res. 2019;00:1-12.
32. Zhuo et al. Efficacy of antidepressive medication for depression in Parkinson disease: a network meta-analysis. Medicine. 2017;96:22(e6698).

CAPÍTULO 17

Depressão no transtorno bipolar

Paula Villela Nunes

● INTRODUÇÃO

O transtorno bipolar (TB) é um distúrbio psiquiátrico caracterizado, a depender do seu subtipo, pela alternância de episódios com elevação do humor (hipomania, mania), normalidade afetiva, períodos depressivos e quadros mistos. Dentro do quadro, não são necessários, embora sejam muito frequentes, os episódios depressivos e, em flutuações graves de humor, os sintomas psicóticos. Este quadro justificava a antiga denominação "psicose maníaco depressiva". Além da alteração de humor, em parcela significativa de pacientes com TB, pode haver prejuízo funcional, sofrimento e piora da qualidade de vida.

O transtorno bipolar é classificado no conjunto de transtornos do humor na Classificação Internacional de Doenças, 11ª revisão (CID-11). Também, no Manual Diagnóstico e Estatístico de Transtornos Mentais, Quinta Edição (DSM-5), que criou uma categoria para "Transtornos bipolares e afins"; portanto, os transtornos bipolares não são classificados em transtornos psicóticos ou afetivos. Sendo assim, para os fins deste capítulo, o foco é o DSM-5.

No DSM-5, os transtornos bipolares são subclassificados como TB I, TB II, ciclotimia e categorias residuais de formas atípicas, que não se enquadram nos primeiros subtipos mencionados. A subclassificação (TB I, TB II) depende da gravidade e da duração dos episódios maníacos ou hipomaníacos.

O TB clássico, facilmente reconhecido, é o TB I caracterizado por episódios de mania (Figura 1). Características adicionais incluem estado misto e desenvolvimento de sintomas psicóticos, sendo estes últimos considerados sempre manifestação grave da doença.

O TB pode ter início em qualquer fase da vida, mas estudos recentes mostram que a média de idade de início é de 20 anos. As apresentações clínicas do TB podem variar desde episódios leves de depressão ou hipomania até episódios graves acompanhados de sintomas psicóticos. A seguir, são apresentados os principais sintomas de cada episódio.

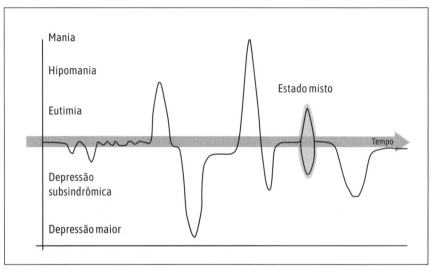

FIGURA 1 Possíveis estados afetivos do transtorno bipolar.
Fonte: adaptada de Grande et al., 2016.

● **EPIDEMIOLOGIA**

Em metanálise de prevalência dos subtipos, tem-se que o TB tipo I apresenta prevalência ao longo da vida de 1,06% (intervalo de confiança de 95% [IC95%] 0,81-1,31) e o do tipo II foi de 1,57% (IC95% 1,15-1,99). A incidência do TB, independentemente da etnia, da nacionalidade e da condição socioeconômica. A prevalência de doença bipolar I é semelhante em homens e mulheres, mas o transtorno bipolar II é mais comum em mulheres.

DESFECHOS E IMPACTOS NEGATIVOS

O TB inicia-se, em geral, no início da vida adulta. Trata-se de transtorno recorrente que, frequentemente, cursa com elevadas taxas de morbidade e mortalidade, trazendo prejuízos e custos significativos para seu portador e para a sociedade. Quando comparados com portadores de depressão unipolar, pacientes com TB têm mais dias de trabalho perdidos por ano em razão dos episódios depressivos. O TB também está associado a:

- Risco de suicídio ao longo da vida de até 15%;
- Prejuízos psicossociais;
- Índices de remissão apenas moderados (mesmo sob tratamento);
- Presença de sintomas subsindrômicos;
- Cronicidade que resulta em prejuízo no funcionamento global do indivíduo.

ETIOLOGIA

Apesar de se tratar de transtorno grave e recorrente, sua causa ainda é desconhecida. Supõe-se que a etiologia do TB seja complexa, envolvendo influências genéticas e ambientais múltiplas, que podem variar amplamente entre os indivíduos afetados.

Anormalidades neurobiológicas, como disfunção do eixo hipotálamo-hipófise-adrenal, aumento da atividade pró-inflamatória, disfunção na transdução de sinais intracelulares e alterações de neuroimagem estrutural e funcional, envolvendo regiões pré-frontal dorsoventral e límbica anterior, estão associadas ao TB e podem estar implicadas na fisiopatologia do transtorno.

Atualmente, um modelo multifatorial que inclui carga genética, fatores epigenéticos, aspectos ambientais, modificações no funcionamento neural e na circuitaria cerebral é o mais aceito para explicar a fisiopatologia do TB. Dentro desse construto, todos esses mecanismos contribuiriam, sinergicamente, para desencadear consequências sistêmicas (p. ex., inflamação, estresse oxidativo e síndrome metabólica) e comportamentais correlatas (p. ex., alterações de humor, energia e pensamento), impactando na funcionalidade do indivíduo.

Apesar desse transtorno ser uma das doenças de maior herdabilidade na psiquiatria e dos avanços nas técnicas e métodos de pesquisa, os resultados dos estudos realizados até o momento ainda não permitem a identificação inequívoca de nenhum gene de suscetibilidade ao TB ou de modificações epigenéticas específicas.

Historicamente, pensava-se que os distúrbios do humor resultassem de um desequilíbrio nos sistemas de neurotransmissores monoaminérgicos, como o serotoninérgico, o noradrenérgico e, em particular no transtorno bipolar, o sistema de neurotransmissores dopaminérgicos. Apesar das evidências demonstrarem que esses circuitos provavelmente desempenham um papel, nenhuma disfunção específica desses sistemas de neurotransmissores foi identificada. Tal hipótese foi abandonada como explicação da causa do TB, e hoje se considera que as alterações de neurotransmissores são consequências de disfunções complexas da transdução intracelular de sinais e da expressão gênica.

● DEPRESSÃO UNIPOLAR *VERSUS* DEPRESSÃO BIPOLAR

A maioria dos pacientes com TB apresenta episódios depressivos que não são facilmente distinguíveis daqueles da depressão unipolar. Os critérios do DSM-5 para um episódio depressivo maior são os mesmos para a depressão bipolar e unipolar, e a gravidade do episódio é avaliada nas mesmas escalas. Nas últimas décadas, esforços têm sido feitos no sentido de identificar características clínicas indicativas de que um episódio depressivo seria uma depressão bipolar.

Os estudos apontam em diversas direções, porém, mais frequentemente, que os portadores de TB deprimidos apresentam retardo psicomotor, sintomas atípicos e sintomas psicóticos. Além disso, têm idade de início mais precoce e episódios mais frequentes, com início abrupto e história familiar positiva para TB. Entretanto, até o momento, não foram identificados sintomas específicos de episódio agudo que diferenciem as depressões bipolares das unipolares.

Para o estabelecimento do diagnóstico de TB, é essencial a identificação de episódios maníacos ou hipomaníacos. Como os portadores de TB passam a maior parte do tempo de doença em depressão e os episódios de elevação do humor nem sempre são considerados patológicos por eles, muitos buscam tratamento apenas durante os episódios depressivos e não informam sobre sintomas pertencentes ao outro polo da doença. Por esse motivo, é fundamental que o clínico, diante do paciente com depressão, investigue ativamente a presença de episódios hipomaníacos e maníacos ao longo da sua vida, sendo necessário, muitas vezes, obter essas informações de familiares ou pessoas próximas ao paciente.

● TRATAMENTO

O tratamento do TB é complexo, pois depende da fase em que o paciente se encontra e envolve medicações de manejo complexo e prontidão da equipe de cuidado para atender às constantes mudanças do quadro e ao risco aumentado de suicídio. Por conta disso, o tratamento é com frequência recomendado a especialistas, entre eles psiquiatras, e na rede pública direcionados para os Centros de Atenção Psicossocial (CAPS).

O objetivo do tratamento de curto prazo é estabelecer tratamento agudo dos episódios depressivos, maníacos ou mistos, e das condições associadas, como a ciclagem rápida. O objetivo de longo prazo é fazer a profilaxia das recorrências, isto é, impedir que o paciente apresente novos episódios depressivos ou maníacos, uma vez estando em remissão do último episódio de humor. É preciso sempre diagnosticar e tratar as comorbidades médicas e psiquiátricas existentes.

As medicações mais utilizadas são o carbonato de lítio, os anticonvulsivantes e os antipsicóticos atípicos. Psicoeducação e técnicas psicoterápicas específicas podem ser empregadas em associação ao tratamento medicamentoso.

Diagnóstico, curso longitudinal do transtorno, risco de suicídio e presença de comorbidades clínicas e psiquiátricas são aspectos que devem ser levados em consideração pelo clínico ao definir a sua escolha terapêutica, bem como as evidências científicas que sustentam cada uma das opções, lembrando que o tratamento adequado reduz substancialmente a morbidade e a mortalidade associadas à doença.

Geralmente, o tratamento pode ser feito em regime ambulatorial, à exceção de casos em que, por motivo de risco de suicídio, falta de crítica e não adesão ao tratamento, comportamento francamente desorganizado ou auto/heteroagressividade, tenha-se optado pela internação psiquiátrica.

Apesar das inúmeras opções terapêuticas, o TB ainda é condição psiquiátrica de difícil tratamento. Diversos estudos de acompanhamento mostram que a maioria dos pacientes não se mantém em recuperação sintomática duradoura e, mesmo quando livre de sintomas depressivos ou maníacos, ainda apresenta funcionamento social e ocupacional pobre. A depressão bipolar é, particularmente, um quadro de tratamento muito difícil, e há ainda hoje uma necessidade muito grande de identificação de novos tratamentos que melhorem o prognóstico da condição, sem falar da dificuldade no manejo dos estados mistos e dos quadros de ciclagem rápida.

A utilização dos estabilizadores de humor é fundamental em todas as fases do tratamento farmacológico do TB. O estabilizador de humor ideal seria aquele que teria eficácia antidepressiva e antimaníaca, sem induzir a sintomas da polaridade oposta àquela que está em tratamento agudo, e que teria eficácia na prevenção de novos episódios, tanto depressivos quanto maníacos.

Infelizmente, ainda não se dispõe de um estabilizador de humor tão completo, com eficácia equiparável em todas as fases da doença, por essa razão é comum a necessidade de se combinar o uso de dois ou mais estabilizadores de humor no tratamento de um episódio agudo ou mesmo no tratamento de profilaxia.

Diversos algoritmos e diretrizes para o tratamento do TB vêm sendo publicados por associações e grupos de especialistas. Em inúmeras vezes, o *Canadian Network for Mood and Anxiety Treatments* (CANMAT) sintetizou as evidências disponíveis e definiu diretrizes de tratamento para o TB, posteriormente atualizadas em conjunção com a *International Society for Bipolar Disorders* (ISBD), gerando uma das mais importantes diretrizes para o tratamento do TB (Tabela 1). Neste consenso, estão presentes especialistas de diversos países, incluindo o Brasil. O CANMAT tem orientado as suas recomendações de acordo com os seguintes níveis de evidência científica:

1. Metanálise com intervalo de confiança pequeno ou pelo menos um estudo replicado duplo-cego, randomizado, controlado com placebo ou grupo de comparação ativo com pelo menos 30 indivíduos em cada grupo.
2. Metanálise com intervalo de confiança grande ou um estudo duplo-cego, randomizado, controlado com placebo ou grupo de comparação ativo com pelo menos 30 indivíduos em cada grupo.

3. Pelo menos um estudo duplo-cego, randomizado, controlado com placebo ou grupo de comparação ativo com 10-29 indivíduos em cada grupo ou informação administrativa de sistema de saúde.
4. Estudos não controlados, relato de caso ou opinião de especialistas.

TABELA 1   Recomendações para tratamento farmacológico da depressão bipolar (TB tipo I)

Opções	Tratamentos
Primeira linha	Lítio, lamotrigina (sozinha ou adjuvante), quetiapina, lítio ou valproato + lurasidona
Segunda linha	Valproato, bupropiona ou ISRS adjuvante, olanzapina + fluoxetina, ECT
Terceira linha	Olanzapina, carbamazepina e como adjuvantes: estimulação transmagnética por corrente contínua, cetamina, levotiroxina, N-acetilcisteína, antidepressivos duais ou IMAO
Não recomendado	Monoterapia com antidepressivo, aripiprazol

ADT: antidepressivo tricíclico; APA: antipsicótico atípico; ECT: eletroconvulsoterapia; IMAO: inibidor da monoaminoxidase; ISRS: inibidor seletivo de recaptação de serotonina.
Fonte: Yatham et al., 2018.

Na ausência de resposta, é preciso sempre checar adesão ao tratamento e comorbidades não anteriormente identificadas. Sempre que possível, é importante engajar a família. Levar em consideração, naturalmente, as escolhas pessoais e a resposta prévia, bem como tolerabilidade e segurança para cada indivíduo.

Carbonato de lítio

- Foi o primeiro estabilizador de humor a ter sua eficácia antimaníaca comprovada em ensaio clínico duplo-cego controlado com placebo.
- Apresenta eficácia no tratamento da mania, principalmente na mania pura (diferente dos estados mistos).
- O lítio possui moderado efeito antidepressivo.
- É considerado o melhor estabilizador de humor na profilaxia no TB tipo I sem ciclagem rápida, com episódios bem delimitados e com boa recuperação interepisódica.
- É comercializado na forma de carbonato de lítio, tem meia-vida de eliminação de 18-24 h (pode ser administrado em uma ou duas toma-

das diárias), e pode ser iniciado em dosagem de 600 mg/dia, devendo-se titular a dosagem de acordo com a litemia (concentração sérica de lítio, que tem máxima eficácia em torno de 0,8 a 1,2 mEq/L). A coleta do sangue deve ser feita 4 a 7 dias após o início da terapia e de 8-12 h após a última tomada. A litemia deve ser repetida sempre que houver dúvidas sobre eficácia, toxicidade ou adesão ao tratamento.

- São contraindicações absolutas à litioterapia: infarto agudo do miocárdio recente, arritmias cardíacas graves, psoríase e insuficiência renal aguda.
- Os efeitos colaterais mais comuns são tremor fino em mãos, náuseas (principalmente no início do tratamento), polidipsia, poliúria, ganho de peso e acne. Cerca de 20% dos pacientes desenvolvem hipotireoidismo subclínico a médio-longo prazo (aumento de TSH), o qual deve ser corrigido. Nefropatia induzida por lítio ocorre raramente, mas de forma ocasional pode levar à suspensão do tratamento.

Valproato

- O valproato de sódio (divalproato de sódio, ácido valproico) tem comprovada eficácia antimaníaca, principalmente na mania e em estados mistos, na ciclagem rápida, na comorbidade com transtornos ansiosos e abuso de álcool e substâncias.
- É a primeira opção, em alternativa ao lítio ou em combinação, no tratamento da mania aguda.
- Pode haver rápida melhora do quadro clínico, em cerca de 1 semana, com a introdução e rápido aumento nas dosagens, quando necessário.
- Níveis séricos entre 45 e 125 mcg/mL são necessários, de acordo com a tolerabilidade do paciente.
- Pode ser administrado em uma ou duas tomadas diárias, a depender da apresentação (liberação prolongada ou não).
- A eficácia antidepressiva é menor quando comparada à do lítio. Com relação à profilaxia, é mais eficaz na prevenção de episódios maníacos que depressivos.
- Os efeitos colaterais mais comuns são náuseas, tremores dose-dependentes, aumento de apetite e de peso, queda ou modificação da estrutura dos cabelos e discreta elevação de transaminases.

- Enzimas hepáticas e hemograma devem ser colhidos periodicamente, em função do risco (raro) de desenvolvimento de hepatotoxicidade aguda.

Lamotrigina

- É um anticonvulsivante e tem papel importante no tratamento da depressão bipolar e na profilaxia dos episódios depressivos.
- Pode ser administrada em uma tomada diária, com dosagens eficazes na faixa de 50 a 200 mg/dia.
- Costuma ser bem tolerada, mas, pelo risco de *rash* cutâneo (nos casos graves, pode evoluir para síndrome de Stevens-Johnson), a dosagem inicial deve ser no máximo de 25 mg/dia, devendo ser aumentada lentamente. Deve ser evitada em associação ao valproato por aumentar o risco de *rash* e síndrome de Stevens-Johnson.

Antipsicóticos

- Têm papel importante no manejo do TB, principalmente os antipsicóticos de segunda geração (também conhecidos como "atípicos").
- Dentre os antipsicóticos atípicos, a olanzapina, a quetiapina e a lurasidona merecem destaque. Dentre os efeitos colaterais, os mais críticos são risco de desenvolvimento de obesidade, síndrome metabólica e sedação.

Antidepressivos

- Devem ser evitados no tratamento do TB, havendo evidências de que podem induzir a episódios maníacos ou hipomaníacos e acelerar a ciclagem, piorando a evolução da doença.
- Seu uso deve ser reservado nos casos em que estratégias de primeira linha não tiveram eficácia no tratamento ou na profilaxia de episódios depressivos.

Eletroconvulsoterapia (ECT)

Pode ser o tratamento de primeira escolha em depressões com estupor grave e psicose nas depressões psicóticas.

CONSIDERAÇÕES FINAIS

O TB é um distúrbio crônico recorrente, afeta mais de 1% da população e tem pico de incidência no adulto jovem. Naqueles em que não se estabelece a adesão e/ou a resposta satisfatória ao tratamento, é uma das principais causas de incapacidade entre adultos, podendo causar prejuízo cognitivo e funcional e aumento da mortalidade, principalmente por suicídio. O diagnóstico preciso é difícil, porque frequentemente se inicia com um episódio depressivo semelhante à depressão unipolar.

Não existem biomarcadores exclusivos que determinam o diagnóstico, portanto a detecção de períodos hipomaníacos e a avaliação longitudinal são cruciais para diferenciar o transtorno bipolar de outras condições.

O tratamento farmacológico e de outras esferas psicossociais é fundamental para melhorar o prognóstico da doença e, muitas vezes, precisa ser diferente nas fases de euforia, depressão e prevenção de recaídas.

BIBLIOGRAFIA CONSULTADA

1. American Psychiatric Association (APA). Diagnostic and Statistical Manual of Mental Disorders. Fifth Edition, DSM-5. Washington, DC: American Psychiatric Publishing; 2013.
2. Clemente AS, Diniz BS, Nicolato R, Kapczinski FP, Soares JC, Firmo JO, Castro-Costa É. Bipolar disorder prevalence: a systematic review and meta-analysis of the literature. Braz J Psychiatry. 2015;37(2):155-61.
3. Goodwin FK, Jamison KR. Doença maníaco-depressiva – transtorno bipolar e depressão recorrente. 2.ed. São Paulo: Artmed; 2010.
4. Grande I, Berk M, Birmaher B, Vieta E. Bipolar disorder. Lancet. 2016;387(10027):1561-72.
5. Vieta E, Berk M, Schulze TG, Carvalho AF, Suppes T, Calabrese JR, et al. Bipolar disorders. Nat Rev Dis Primers. 2018;4:18008.
6. Yatham LN, Kennedy SH, Parikh SV, Schaffer A, Bond DJ, Frey BN, et al. Canadian Network for Mood and Anxiety Treatments (CANMAT) and International Society for Bipolar Disorders (ISBD) 2018 guidelines for the management of patients with bipolar disorder. Bipolar Disord. 2018;20(2):97-170.

CAPÍTULO 18

Depressão e transtorno de ansiedade

Marcus Kiiti Borges

● INTRODUÇÃO

Depressão e ansiedade são os transtornos mentais mais frequentes na população em geral, sendo comum a coexistência de sintomas depressivos e ansiosos (Figura 1).

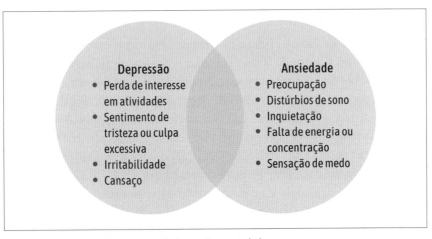

FIGURA 1   Combinação dos sintomas de depressão e ansiedade.

A combinação de sintomas de ansiedade e depressão apresentada na Figura 1 pode ser comum nos ambulatórios da atenção primária à saúde e nas clínicas especializadas de saúde mental. Dados epidemiológicos sobre o transtorno misto de ansiedade e depressão não estão disponíveis, mas alguns pesquisadores estimam que a prevalência na população em geral é de 10 a 50%.

Em linhas gerais, a taxa de prevalência (1 ano) do transtorno de ansiedade é de 17,7%, com uma diferença significativa entre as mulheres (30,5%) se comparadas aos homens (19,2%). Os principais transtornos de ansiedade são: transtorno de pânico, agorafobia, transtorno de ansiedade generalizada (TAG), fobia específica e transtorno de ansiedade social (Tabela 1).

TABELA 1   Prevalência dos transtornos ansiosos

Transtornos de ansiedade	Prevalência
Transtorno do pânico	1-4%
Agorafobia	2-6%
Transtorno de ansiedade generalizada (TAG)	3-8%
Fobia específica	5-10%
Transtorno de fobia social	3-13%

- Transtorno de pânico: pesquisas recentes mostram que as taxas de comorbidades variam de forma considerável – em alguns estudos, de 10 a 65%, já outros reportam que 20 a 90% dos pacientes com transtorno de pânico têm episódios de depressão maior. Dados da literatura confirmam que, em até 2/3 dos pacientes, a depressão ocorre ao mesmo tempo ou depois do início do transtorno de pânico. Já 1/3 dos pacientes deprimidos preenche os critérios para o transtorno de pânico (a depressão precede o início do transtorno do pânico).
- Agorafobia: seu curso é persistente e crônico, por isso, o curso de longo prazo favorece o surgimento de transtorno depressivo maior (TDM), transtorno depressivo persistente (distimia) e transtorno por uso de substância, que podem complicar o curso da doença.
- TAG: os indivíduos provavelmente já preencheram ou preenchem os critérios para outro transtorno de ansiedade ou transtornos depressivos.

- Fobia específica: está associada a uma variedade de transtornos, especialmente depressão em adultos mais velhos. Além disso, indivíduos com fobia específica apresentam risco aumentado de desenvolvimento de outros transtornos de ansiedade e humor (depressivo ou bipolar).
- Transtorno de ansiedade social: a comorbidade com depressão é alta. Em geral, taxas maiores são encontradas no sexo feminino (com razão de chances [RC] = 1,5-2,2).

Metanálise recente de 66 estudos longitudinais mostrou que sintomas de depressão podem predizer os sintomas de ansiedade (r = 0,31), assim como o inverso foi demonstrado (r = 0,34) numa correlação bidirecional. Tanto os transtornos depressivos podem aumentar o risco de incidência dos transtornos de ansiedade (RC = 2,73), como os transtornos de ansiedade podem aumentar o risco de incidência dos transtornos depressivos (RC = 2,77), como mostra a Figura 2. Resultados desta metanálise sugerem que os transtornos depressivos podem predizer o transtorno de ansiedade social (RC = 6,05), assim como a fobia específica (RC = 2,93).

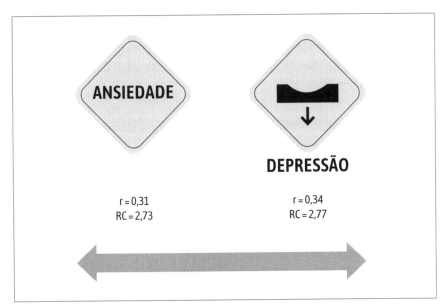

FIGURA 2   Correlação entre sintomas e transtornos de depressão e ansiedade. *r*: correlação de Pearson. RC: razão de chances.

FATORES DE RISCO

Fatores de risco estão relacionados, principalmente, aos transtornos de ansiedade comórbidos (Quadro 1).

QUADRO 1 Fatores relacionados aos transtornos depressivos em comorbidade com transtorno de ansiedade

Adversidades na infância (superproteção parenteral)
Perda/separação dos pais
História de abuso físico/sexual
Início dos sintomas ansiosos (mais precocemente)
Sensibilidade à ansiedade
Neuroticismo (afetividade negativa ou labilidade emocional)
Evitação de danos (inibição comportamental ou esquiva)
Estressores interpessoais
Fatores genéticos (história familiar)
Isolamento social crônico

QUADRO CLÍNICO

A ansiedade afeta a percepção, o pensamento e o aprendizado, portanto as manifestações clínicas do transtorno de ansiedade podem ser: emocionais, cognitivas e comportamentais.

- Componentes emocionais: medo de "morrer", "perder o controle" ou "enlouquecer", sentimento de "ter os nervos à flor da pele" ou "de vergonha".
- Componentes cognitivos: são os pensamentos disfuncionais baseados na percepção distorcida das sensações fisiológicas (palpitações, sudorese, tensão muscular), como "interpretações catastróficas" com preocupações excessivas até sintomas obsessivos. A preocupação excessiva prejudica a funcionalidade (em casa ou no trabalho), porque a preocupação pode tomar tempo e energia.
- Componentes comportamentais: podem se apresentar como comportamento de esquiva, compulsões, inquietação ou agitação psicomoto-

ra, além dos sintomas físicos (motores e viscerais). Por exemplo, sintomas de hiperatividade do sistema nervoso autônomo, como queixas gastrointestinais, são bem frequentes nos ambulatórios de clínica médica. Vários pesquisadores sugerem que a hiperatividade do sistema noradrenérgico (p. ex., tremor, palpitações, boca seca) seria causa para o transtorno de pânico com transtornos depressivos. Os neurotransmissores serotonina e o GABA também podem estar envolvidos no transtorno misto de ansiedade e depressão. Importante ressaltar que o transtorno de ansiedade está associado a incapacidade e sofrimento significativos independentes dos transtornos depressivos comórbidos.

DIAGNÓSTICO

O transtorno misto de ansiedade e depressão seria caracterizado em pacientes que apresentam sintomas (subsindrômicos) tanto de ansiedade quanto de depressão, porém nenhum dos quais satisfazendo os critérios para outros transtornos (depressivos ou de ansiedade). Durante o curso do transtorno, esses sintomas costumam se alternar em relação à incidência e à gravidade. Transtorno depressivo não especificado seria esta categoria no DSM-5, ou seja, sintomas característicos de transtorno depressivo que causa sofrimento clinicamente significativo ou prejuízo social, profissional ou em outras áreas importantes da vida do indivíduo, mas não satisfazem os critérios para categorizar como transtornos depressivos (TDM ou distimia).

Entretanto, a presença de pelo menos dois dos sintomas apresentados no Quadro 2, durante a maioria dos dias de um episódio depressivo maior ou transtorno depressivo persistente (distimia), caracteriza um dos especificadores no DSM-5.

QUADRO 2 Especificador com sintomas ansiosos

Sentir-se nervoso ou tenso
Sentir-se anormalmente inquieto
Dificuldade de se concentrar em razão de preocupações
Temor de que algo terrível aconteça
Sentimento de que o indivíduo possa perder o controle de si mesmo

184 Depressão: guia prático

● DIAGNÓSTICO DIFERENCIAL

Os principais diagnósticos diferenciais são descritos no Quadro 3.

QUADRO 3 Diagnóstico diferencial do transtorno depressivo com sintomas ansiosos

Transtornos da personalidade (esquivo, dependente, obsessivo-compulsivo)
Transtorno de ansiedade/depressivo decorrente de outra condição médica
Transtorno de ansiedade/depressivo induzido por substância/medicamento
Transtornos relacionados a trauma e a estressores
Transtorno de ansiedade de separação
Transtorno obsessivo-compulsivo
Transtorno de adaptação
Transtorno somatoforme
Transtorno bipolar
Distimia

Diante disso, a entrevista psiquiátrica, o exame do estado mental e os critérios diagnósticos são fundamentais para o médico diferenciar essas condições.

● TRATAMENTO

Pela dificuldade em agrupar e categorizar os pacientes com sintomas mistos (depressão e ansiedade), poucos estudos adequados comparam as modalidades de tratamento baseadas em evidências.

Tratamento não farmacológico

As abordagens e as intervenções psicoterápicas, como a terapia cognitiva ou de modificação do comportamento (terapia cognitivo-comportamental – TCC) são as mais eficazes, porém alguns médicos utilizam a psicoterapia orientada ao *insight*.

Estudo de metanálise concluiu que a TCC é, provavelmente, eficaz no tratamento de TDM com TAG, transtorno de pânico ou transtorno de ansiedade social. Os resultados, segundo pequeno número de ensaios clínicos de alta qualidade, mostram que os efeitos são grandes quando a condição de controle é a "lista de espera", mas pequenos a moderados quando comparados com placebo.

Tratamento farmacológico

O tratamento medicamentoso pode incluir medicamentos ansiolíticos, antidepressivos ou ambos.

- Alguns dados de estudos recentes indicam o uso de triazolobenzodiazepínicos (p. ex., alprazolam) por sua eficácia no tratamento da depressão com transtorno de ansiedade.
- Buspirona ou trazodona, medicamentos que atuam em receptores 5-HT1A, também estariam indicados.
- Antidepressivos serotoninérgicos (inibidores seletivos de recaptação da serotonina – ISRS) podem ser mais eficazes, apesar das teorias noradrenérgicas. Venlafaxina/desvenlafaxina e duloxetina são antidepressivos aprovados pela FDA para tratamento do TDM e TAG, sendo, portanto, o tratamento de escolha no transtorno combinado (depressão com transtorno de ansiedade).
- Pregabalina é eficiente e segura, de modo que pode ser indicada como medicação coadjuvante, para o tratamento do TAG e da fibromialgia associada a distúrbios do sono, pois atua no GABA.

CONSIDERAÇÕES FINAIS

O diagnóstico da depressão com transtorno de ansiedade é um desafio na prática clínica, porque os sintomas se sobrepõem, o que exige acurácia no diagnóstico e efetividade no tratamento dessa condição.

 BIBLIOGRAFIA CONSULTADA

1. American Psychiatric Association. Diagnostic and Statistical Manual of Mental Disorders (DSM-5), Fifth Edition. Washington, DC: American Psychiatric Association; 2013.
2. Cuijpers P, Cristea IA, Karyotaki E, Reijnders M, Huibers MJ. How effective are cognitive behavior therapies for major depression and anxiety disorders? A meta-analytic update of the evidence. World Psychiatry. 2016;15(3):245-58.

3. Jacobson NC, Newman MG. Anxiety and depression as bidirectional risk factors for one another: a meta-analysis of longitudinal studies. Psychol Bull. 2017;143(11):1155-200.
4. Sadock BJ, Sadock VA, Ruiz P. Kaplan & Sadock. Compêndio de psiquiatria: ciências do comportamento e psiquiatria clínica. 11.ed. Porto Alegre: Artes Médicas; 2017.

CAPÍTULO 19

Depressão nas síndromes demenciais

Natália Oliani Rossi

INTRODUÇÃO

Sintomas depressivos estão frequentemente presentes na demência e podem ser um de seus muitos sintomas neuropsiquiátricos.

A depressão pode ocorrer mais comumente como sintoma na demência vascular e na demência por corpos de Lewy, quando comparado à demência de Alzheimer, sendo comum também entre pacientes com demência na doença de Parkinson e na doença de Huntington.

Em relação à neurobiologia, diversos mecanismos são estudados, dentre eles: atrofia hipocampal, alterações na secreção de glicocorticoides, comprometimento cerebrovascular, deposição de placas de beta-amiloide, inflamação crônica, estado da apolipoproteína E, déficits de fatores de crescimento nervoso, entre outros.

EPIDEMIOLOGIA

A alta prevalência de sintomas depressivos na demência parece indicar associação contínua entre essas condições.

As taxas de prevalência variam de 0 a 86% em vários estudos; em média, 20% para depressão e acima de 50% para sintomas depressivos significativos. A grande variação entre as taxas de prevalência pode ser explicada pelo uso de diferentes instrumentos, critérios diagnósticos, diferentes manifestações clínicas e a população estudada.

FATORES DE RISCO

Os fatores de risco para depressão em idosos com demência podem variar por uma série de razões. Por exemplo, caso o idoso resida em casa, fatores de risco demográficos como idade e gênero são mais importantes, enquanto doenças físicas, deficiências funcionais e prejuízo cognitivo grave parecem exercer papel importante para pessoas morando em instituição.

Uma revisão de 2014 encontrou evidências convincentes para apoiar a depressão no início da vida associada a risco aumentado de demência e depressão no final da vida como pródromo de demência.

ETIOLOGIA

À medida que a neurodegeneração contribui para os sintomas cognitivos da demência, compreende-se atualmente que esta também tenha um papel etiológico na manifestação de sintomas comportamentais e psicológicos. Inicialmente, o circuito fronto-subcortical foi correlacionado a comportamentos motores e outros comportamentos "complexos" que podem estar associados a danos nessas regiões. Ao sintetizar a literatura sobre degeneração e lesão, os autores descrevem o papel dos circuitos fronto-subcorticais no comportamento humano e o impacto da interrupção desse circuito na geração dos sintomas motores, bem como apatia, depressão, mania e transtorno obsessivo-compulsivo. Mais especificamente, para sintomas depressivos no processo de degeneração, demonstrou-se envolvimento dos gânglios da base e da carga vascular associada ao processo de neurodegeneração.

Um estudo que avaliou a frequência de várias síndromes depressivas em idosos sem comprometimento cognitivo (NC), comprometimento cognitivo leve (MCI) e demência por doença de Alzheimer (DA), em um ambiente de clínica de memória e, em seguida, testou se formas graves e leves de síndromes depressivas estão associadas diferentemente aos grupos cognitivos sugeriu que o processo degenerativo da DA contribui para a ocorrência de condições depressivas leves, mas não para a depressão grave.

QUADRO CLÍNICO

Sabe-se que há uma diferenciação no perfil de sintomas dos pacientes com depressão na demência em relação aos pacientes deprimidos sem demência.

Alguns estudos revelaram que pacientes com demência, quando deprimidos, mostraram mais "sintomas motivacionais" e menos "sintomas de humor" do que um grupo sem demência. A descrição desses sintomas pode ser vista no Quadro 1.

Da mesma forma, observou-se que sintomas motivacionais predominam dentre os sintomas depressivos nos pacientes com DA.

QUADRO 1 Caracterização de sintomas motivacionais e de humor

Sintomas motivacionais	Sintomas de humor
Cansaço	Preocupação
Desaceleração do pensamento e motor	Humor deprimido
Falta de interesse	Choro
Resposta afetiva reduzida a atividades prazerosas	Desesperança
	Pensamentos suicidas

Há também evidência de que sintomas depressivos não só diferem entre pessoas idosas com e sem demência, mas também entre pessoas com demência de vários tipos e graus.

O curso da depressão maior e sintomas depressivos significativos em pacientes com demência costuma ser crônico, isto é, com taxa de persistência alta. Uma explicação pode ser que a depressão é subdiagnosticada e, consequentemente, subtratada. Possivelmente isso está relacionado ao tratamento inadequado (doses baixas, medicamentos ineficientes) ou simplesmente ao fato de alterações estruturais do cérebro nos pacientes com demência estarem relacionados a depressão.

● DIAGNÓSTICO

Apesar de ser altamente prevalente, a depressão é subdiagnosticada em pacientes idosos com demência, e isso pode ocorrer por diversas razões:

- Dificuldades em expressar os sentimentos em função de alterações da memória e dificuldades de linguagem;
- Comorbidade com doenças físicas;
- Superposição entre demências e sintomas depressivos, que tornam esse diagnóstico complexo.

Depressão: guia prático

As dificuldades no diagnóstico da depressão nos quadros demenciais se explicam em parte por:

- Coexistência de sintomas similares, particularmente os não relacionados ao humor, como apatia, diminuição da energia, alterações do padrão do sono e apetite, isolamento social e perda gradual do interesse e do prazer;
- Outro fator que contribui com as dificuldades no diagnóstico está relacionado à fonte de informação utilizada (pacientes, observadores treinados e cuidadores);
- Especialmente nas fases mais avançadas, a interpretação da sintomatologia depressiva é um desafio diagnóstico.

Critérios diagnósticos

De uma forma didática, Lauter e Dame inicialmente sugeriram quatro formas clínicas de combinação entre depressão e demência, descritas na Tabela 1.

TABELA 1   Formas de associação entre depressão e demência

Tipo de associação	Forma de associação
Depressão na demência	Sintomas depressivos são considerados parte da demência, parecendo a depressão uma reação psicológica ou biológica ao processo degenerativo cerebral
Demência com depressão	Os distúrbios coexistem, mas estão menos intimamente relacionados. A depressão sobrepõe-se ao quadro demencial já instalado
Depressão com déficits cognitivos	Sintomas cognitivos são parte do quadro clínico da depressão associados a outros sintomas depressivos
Demência na depressão (pseudodemência)	Déficits cognitivos muito pronunciados, com o quadro clínico da depressão, assemelhando-se ao de demência

Fonte: Lauter e Dame, 1991.

Os critérios padrão para diagnóstico de depressão de acordo com CID-10 e DSM não são os melhores para diagnosticar depressão em pessoas cognitivamente comprometidas (uma vez que foram desenvolvidos para o diagnóstico de depressão em adultos sem demência). Posteriormente, outros critérios foram desenvolvidos por um grupo de investigadores com larga experiência clínica e de pesquisa, tanto com depressão quanto com demência de Alzheimer nos moldes dos critérios diagnósticos do DSM--IV. São os chamados "Critérios diagnósticos provisórios para depressão na Doença de Alzheimer" (PDC-dAD), mostrados no Quadro 2.

Alguns estudos de validação do PDC-dAD foram publicados mostrando que a prevalência de depressão utilizando os critérios provisórios é bem mais alta, quase o dobro da prevalência de depressão maior usando os critérios DSM-IV na mesma amostra de pacientes.

QUADRO 2   Critérios diagnósticos provisórios para depressão na doença de Alzheimer (adaptado)

A. Três (ou mais) dos seguintes sintomas estiveram presentes durante o mesmo período de 2 semanas e representam uma alteração a partir do funcionamento anterior: pelo menos um dos sintomas é 1) humor depressivo; ou 2) diminuição do afeto ou prazer* Nota: não incluir sintomas que, na sua opinião, se devem claramente a uma condição médica outra que não doença de Alzheimer; ou que sejam um resultado direto de um sintoma de demência não relacionado ao humor (perda de peso decorrente de dificuldade de deglutição).
1. Humor depressivo clinicamente significativo 2. Diminuição do afeto positivo ou prazer em resposta a contatos sociais ou atividades habituais* 3. Isolamento social ou afastamento* 4. Perda de apetite 5. Perturbações do sono 6. Alterações psicomotoras (agitação ou retardo psicomotor) 7. Irritabilidade* 8. Cansaço ou perda de energia 9. Sentimentos de inutilidade, desesperança ou culpa excessiva ou inadequada 10. Pensamentos de morte recorrentes, ideias, plano ou tentativa de suicídio
B. Todos os critérios para doença de Alzheimer são preenchidos.
C. Os sintomas causam sofrimento clinicamente significativo ou alteração no funcionamento.
D. Os sintomas não ocorrem exclusivamente durante o curso de *delirium*.
E. Os sintomas não se devem ao efeito fisiológico direto de uso de uma substância (abuso de drogas ou medicação).
F. Os sintomas não são mais bem explicados por outras condições como episódio depressivo maior, transtorno bipolar, luto, esquizofrenia, transtorno esquizoafetivo, psicose da doença de Alzheimer, transtornos ansiosos ou transtorno relacionado a substância.

*Diferenças em relação aos critérios diagnósticos para depressão, baseado no DSM-IV: três ou mais sintomas em vez de cinco para o diagnóstico de depressão; não requerem que os sintomas estejam presentes na maior parte do tempo; foi reformulado o critério "perda" de interesse ou prazer para "diminuição" de interesse ou prazer e deletado o critério "dificuldade de concentração". Foram adicionados os sintomas de isolamento social/afastamento e de irritabilidade.

No PDC-dAD, levou-se também em conta a avaliação objetiva (observada pelo médico ou informada pelo cuidador) em vez de apenas a subjetiva (relatada pelo paciente) para o diagnóstico de diminuição de prazer e interesse, justamente pela maior dificuldade de o paciente se expressar.

Em um estudo realizado uma década após, portanto em 2012, apoiou-se no critério, conteúdo e validade convergente do PDC-dAD, mas as dimensões de confiabilidade e validade preditiva ainda precisam ser determinadas. Embora não seja um padrão globalmente aceito, o PDC-dAD é um conjunto de critérios diagnósticos clinicamente úteis para identificar a depressão na DA, agora podendo ser utilizado para pesquisa e fins clínicos, até modificações adicionais ou estudos futuros para sugerir o contrário. Para o diagnóstico de depressão na DA, o PDC permite que aqueles atualmente incapazes de atingir o limiar de diagnóstico pelos critérios do DSM ou do CID para depressão possam obter o melhor tratamento e obter um diagnóstico. Com essa evidência de validade em mente, reconhece-se que o PDC é necessário para definir a depressão como um distúrbio na DA (e não apenas um especificador).

Instrumentos diagnósticos

Algumas escalas habitualmente empregadas para avaliar sintomas depressivos em idosos podem não ser adequadas para pacientes deprimidos com demência.

Em uma revisão sobre avaliação do comportamento e sintomas neuropsiquiátricos em pacientes com DA, foram relacionados os instrumentos:

- Hamilton Depression Rating Scale;
- Cornell Scale for Depression in Dementia;
- NIMH Dementia Mood Assessment Scale;
- Geriatric Depression Scale;
- Center for Epidemiological Studies Depression Scale;
- Pleasant Events Schedule- AD.

Todos esses instrumentos foram usados em estudos investigando pacientes com demência ou prejuízo cognitivo e sintomas depressivos, mostrando-se válidos e confiáveis para quantificar esses sintomas. Claro que os pontos de corte devem ser adaptados a cada população e para subgrupos de pacientes com diferentes níveis de gravidade de demência. No Brasil, a Cornell Scale for Depression in Dementia (CSDD) e a Geriatric Depression Scale (GDS) estão entre os instrumentos mais comumente empregados para avaliar sintomas depressivos em pacientes com demência. A versão brasileira da CSDD foi aplicada em 29 pacientes com DA, apresentando boa confiabilidade entre avaliadores e teste-reteste.

● DIAGNÓSTICOS DIFERENCIAIS

Deve-se sempre lembrar de avaliar:

- Doenças médicas (p.ex., hipotireoidismo, distúrbios hidroeletrolíticos, anemia, esclerose múltipla, acidente vascular cerebral);
- Abuso de substâncias;
- Medicações.

Esses fatores podem estar causando ou agravando os sintomas de depressão nos pacientes tanto com como sem transtorno neurocognitivo. Uma vez identificadas condições clínicas associadas, elas devem ser adequadamente corrigidas e deve-se reavaliar a persistência ou resolução dos sintomas depressivos.

- *Delirium* persistente: transtornos neurocognitivos menor e maior podem ser difíceis de se diferenciar de *delirium* persistente, capaz de ocorrer ao mesmo tempo. Uma investigação criteriosa da atenção e da excitação pode ajudar nessa diferenciação.

● TRATAMENTO

Tratamento não farmacológico

Os tratamentos não farmacológicos são a abordagem inicial preferida para o manejo dos sintomas depressivos na demência, mas os dados que os sustentam são escassos. Dentre eles, podem ser citados:

- Terapia cognitivo-comportamental, psicoterapia de apoio e terapia de reminiscência;
- Musicoterapia;
- Exercícios físicos (dança e treinamento de resistência progressiva);
- Estimulação sensitiva (aromaterapia e massagem);
- Exposição à luz do dia;
- Atividades de lazer, especialmente quando ajustadas aos interesses passados do paciente;
- Mudança socioambiental (ambientes agradáveis, comidas favoritas e passeios);
- Terapia de apoio (elogios, toque físico, exibições de afeto e animais de estimação);
- Engajamento em atividades sociais e modificação de seu ambiente para minimizar os gatilhos que os deixam ansiosos ou irritados podem ajudar a melhorar a qualidade de vida.

Tratamento farmacológico

Os antidepressivos são a base do tratamento farmacológico para a depressão clinicamente significativa na população em geral, mas as evidências para apoiar seu uso na demência são variadas.

Uma revisão sistemática e metanálise de estudos randomizados controlados por placebo para depressão em demência em 2011, que incluiu sete estudos (n = 330), investigou os antidepressivos imipramina, clomipramina, sertralina, fluoxetina e venlafaxina. Observou-se que, em comparação com os controles placebo, os idosos com depressão na demência tratados com antidepressivos tiveram maiores chances de apresentar melhora clinicamente significativa [odds ratio (OR) 2,12, IC 95% 0,95-4,70] e remissão dos sintomas (OR 1,97, IC 95% 0,85-4,55), embora nenhum desses resultados tenha sido estatisticamente significativo.

Os autores defendem que testes com antidepressivos geralmente devem ser reservados para indivíduos com depressão, em que os sintomas são angustiantes e ultrapassam o limiar da depressão maior. Inibidores da acetilcolinesterase e memantina são eficazes no tratamento sintomático da DA, mas as evidências atuais não apoiam seu uso no tratamento de sintomas depressivos na demência. Da mesma forma, antipsicóticos e estabilizadores de humor não têm eficácia comprovada para depressão e o risco de efeitos adversos parece superar qualquer benefício potencial. A dor pode ser um problema frequente na demência e pode ter efeitos significativos no comportamento e no humor. Evidências preliminares apoiam o papel da analgesia adequada na melhora do humor em pessoas com demência.

Duas revisões sistemáticas anteriores relataram resultados semelhantes. Bains et al. incluíram 137 participantes, de quatro ensaios clínicos randomizados. Os autores relataram um efeito modesto a favor dos inibidores seletivos da recaptação de serotonina na Escala de Cornell para Depressão na Demência, mas isso foi de relevância clínica incerta e mais pessoas nos grupos de tratamento experimentaram um evento adverso.

A revisão de Thompson et al. incluiu 165 participantes de cinco ensaios (todos incluídos na revisão subsequente de Nelson e Devanand) e relatou resposta ao tratamento superior e estatisticamente significativa para antidepressivos (imipramina, clomipramina, sertralina e fluoxetina) em comparação com o placebo, com OR de 2,32 (IC 95% 1,04-5,16). As pessoas que tomam antidepressivos também tiveram maior probabilidade de obter remissão do episódio depressivo (OR 2,75, IC 95% 1,13-6,65). As taxas de abandono e eventos adversos foram semelhantes nos dois grupos.

No entanto, esses ensaios clínicos controlados apresentaram problemas metodológicos, principalmente no que tange aos critérios diagnósticos, ao tamanho das amostras e à duração, dificultando a interpretação dos resultados. Dadas essas incertezas, reforça-se a ideia de limitar o uso de antidepressivos àqueles com maior probabilidade de benefício: adultos mais velhos com sintomas graves e incapacitantes de depressão associados à demência. Nesses casos, pode ser mais prudente.

Na prática clínica, nota-se que os pacientes apresentam maior sensibilidade a efeitos adversos, com manifestações mais atípicas. Apesar disso, toleram doses mais baixas e com ajuste de dose cuidadoso. Aparentemente, toleram melhor os ISRS do que os antidepressivos atípicos, principalmente quando esses últimos são usados em doses mais altas. Já os antidepressivos tricíclicos hoje em dia devem ser evitados pelos seus efeitos anticolinérgicos, com impacto sobre a cognição e com efeitos sedativos, o que aumenta o risco de queda na população mais idosa.

Lembrar que a eletroconvulsoterapia (ECT) é efetiva e deve ser considerada para pacientes que não respondem a outros tratamentos, sendo que o esquema de aplicação 2 vezes/semana e a técnica unilateral da ECT reduzem o risco de *delirium* ou de piora do déficit cognitivo devido ao procedimento.

CONSIDERAÇÕES FINAIS

Diagnosticar e tratar a depressão em pessoas com comprometimento cognitivo leve ou com demência apresenta desafios especiais, mas isso pode melhorar a qualidade de suas vidas, a vida de seus cuidadores e, no caso de comprometimento cognitivo leve, pode até retardar a progressão para demência.

As intervenções não farmacológicas são a opção inicial para o manejo de sintomas depressivos leves, ao passo que os antidepressivos são reservados para os casos moderados e graves. Depressão maior deve ser tratada com antidepressivos. Todos os tipos de tratamento devem ser cuidadosamente acompanhados e monitorados quanto a eficácia e efeitos colaterais.

BIBLIOGRAFIA CONSULTADA

1. Aziz R, Steffens D. Overlay of late-life depression and cognitive impairment. Focus 2017;15:35-41.
2. Bains J, Birks J, Dening T. Antidepressants for treating depression in dementia. Cochrane Database Syst Rev. 2002;4:CD003944.
3. Bennett S, Thomas AJ. Depression and dementia: cause, consequence or coincidence? Maturitas 2014;79:184-90.
4. Ismail Z, Smith EE, Geda Y, Sultzer D, Brodaty H, Smith G, et al. Neuropsychiatric symptoms as early manifestations of emergent dementia: provisional diagnostic criteria for mild behavioral impairment. Alzheimers Dement. 2016;12(2):195-202.
5. Lauter H, Dame S. Depressive disorders and dementia: the clinical view. Acta Psychiatric Scand. 1991;366(supl.):40-6.
6. Lee JH, Byun MS, Yi D, Choe YM, Choi HJ, Baek H, et al. Frequency of depressive syndromes in elderly individuals with no cognitive impairment, mild cognitive Impairment, and Alzheimer's disease dementia in a memory clinic setting. Dement Geriatr Cogn Disord. 2016;42(3-4):135-45.
7. Nelson JC, Devanand DP. A systematic review and meta-analysis of placebo-controlled antidepressant studies in people with depression and dementia. J Am Geriatr Soc. 2011;59(4):577-85.
8. Olin JT, Katz JR, Meyers BS, Schneider LS. Provisional diagnosticcriteria for depression of Alzheimer Disease: rational and background. Am J Geriatric Psychiatry. 2002b;10(2):129-41.
9. Sepehry AA, Lee PE, Hsiung GYR, Beattie BL, Feldman HH, Jacova C. The 2002 NIMH Provisional Diagnostic Criteria for Depression of Alzheimer's Disease (PDC-

-dAD): gauging their validity over a decade later. Journal of Alzheimer's Disease 2017;58:449-62.

10. Thompson S, Herrmann N, Rapoport MJ, Lanctot KL. Efficacy and safety of antidepressants for treatment of depression in Alzheimer's disease: a metaanalysis. Can J Psychiatry. 2007;52(4):248-55.

CAPÍTULO 20

Depressão e dor crônica

Vanessa de Albuquerque Citero

● INTRODUÇÃO

"Dor é uma experiência emocional, com sensação desagradável, associada à lesão tecidual real, potencial ou descrita em termos de tal lesão", conforme definido pela Associação Internacional para o Estudo da Dor. Tal definição esclarece que a dor é composta por elementos sensoriais e emocionais, e que não existe uma relação linear causal entre estímulos nociceptivos e dor, dessa forma ampliando a compreensão de como o processo doloroso se desencadeia. Em outras palavras, a relação entre lesão tecidual e dor não é uniforme ou previsível. Por isso a dor descrita por um paciente pode ser avaliada como apropriada, menor do que o esperado ou excessiva para o grau de patologia orgânica aparente. Nesse sentido, a dor é sempre uma experiência subjetiva, possuindo um componente físico e mental, e sendo afetada pelo contexto de vida e o estado emocional de cada indivíduo.

A expressão da dor é composta por uma sensação e uma reação à dor, chamada de "experiência da dor" ou "comportamento da dor". Este pode ser influenciado pela personalidade do paciente, seu entorno familiar e rede social de apoio, pelo seu entendimento cultural da doença de base dolorosa e, eventualmente, de possíveis comorbidades psiquiátricas presentes.

Clinicamente, dois tipos de dor podem ser descritos: aguda e crônica. Enquanto a dor aguda é fisiológica e gerada pela lesão orgânica, diante da ativação do sistema nervoso autônomo, com relação causa-efeito bem definida, a dor crônica é patológica, não necessariamente ligada a uma lesão orgânica e envolve mais do que a ativação do sistema nervoso autônomo. Na dor crônica, a relação de causa-efeito nem sempre é bem definida e muitas vezes não se evidencia algo que a justifique. É insidiosa, categorizada como crônica quando superior a 3 meses, e, por não existir ou persistir na ausência de lesão real, a dor se constitui na própria doença. Dessa forma, é comum cursar com alterações no comportamento emocional (ansiedade, medo, desespero, desesperança e depressão) e pode gerar até incapacidade permanente. Sem dúvida, a dor crônica está associada fortemente a transtornos mentais, sendo o transtorno depressivo o quadro mais proeminente. É importante também considerarmos que a dor crônica tem um subtipo com características próprias, que é a fase de reagudização da dor crônica, que do ponto de vista de saúde mental traz algumas peculiaridades na sua relação com a depressão.

⬤ FATORES DE RISCO

Sem dúvida, a relação entre dor crônica e transtorno depressivo é difícil de avaliar, pois dependendo da população, do método de avaliação e do padrão de dor, a prevalência pode variar de 1,5 a 55%, com média de 33% de associação. Ter dor crônica é fator de risco para transtorno depressivo ou ter transtorno depressivo é fator de risco para dor crônica? Possivelmente as duas sentenças estão corretas, pois ambos os processos patológicos estão relacionados a alterações inflamatórias que se imbricam. Sabe-se que o indivíduo com transtorno depressivo, ao manifestar dor, apresenta hiper-reatividade do córtex pré-frontal, da amígdala e hipocampo, equivalente a uma reatividade emocional aumentada, impactando na expressão da experiência da dor.

Indivíduos com transtorno depressivo percebem mais a dor e podem responder a esse estímulo com estratégias cognitivas menos adaptativas, como o pensamento catastrófico, no qual a dor é ruminada, ampliada e há desesperança em haver melhoria do que se está sentindo, sem relação linear com a gravidade física.

A Figura 1 ilustra a contribuição de aspectos biológicos, cognitivos, afetivos e sociais no aumento da incapacidade e sofrimento em pacientes acometidos por dores crônicas.

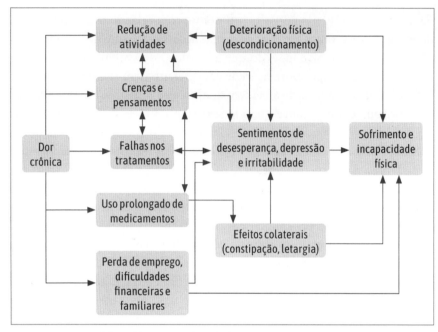

FIGURA 1   Visão geral de problemas causados pela dor.
Fonte: Sharp e Nicholas, 1998.

● QUADRO CLÍNICO

Sinais e sintomas

Diferentemente da dor aguda, que cursa com sintomas bem delineados temporalmente e se associa com alterações neurovegetativas, como taquicardia, hipertensão arterial, sudorese, palidez, expressão facial de desconforto e agitação psicomotora, dor crônica pode ser considerada como aquela que persiste além do tempo para a cura de uma lesão, ou que está associada a processos patológicos crônicos, que causam dor contínua ou recorrente em intervalos de meses ou anos. De forma geral, não ocorrem as respostas neurovegetativas presentes na dor aguda, a não ser na fase de reagudização em algumas doenças.

Sintomas leves de tristeza, choro, insônia, irritabilidade, preocupações e inapetência são comuns tanto no paciente com dor quanto naquele que tem depressão. No entanto, o paciente com dor pode relatar apenas o sentimento de perda de autoconfiança, de coragem e da capacidade de decisão, que sozinhos não caracterizam o quadro depressivo.

Além da depressão, como síndrome psiquiátrica, outros fenômenos como o afeto negativo e o pensamento negativo devem ser considerados no paciente com dor. O afeto negativo é basicamente o componente cognitivo e comportamental da depressão, ou seja, junto aos sintomas somáticos constituem a síndrome depressiva como um todo. Pode ser entendida com a tristeza, a falta de vitalidade, atitude depreciativa, etc. Já o pensamento negativo é uma estratégia de enfrentamento do conflito (viver com dor) estruturada cognitivamente e independente da depressão. Em outras palavras, o pensamento negativo representa mais o jeito de ser do indivíduo, e não apenas um momento depressivo, e a forma mais comum de se manifestar é por meio do pensamento catastrófico.

Entrevista dirigida

A diferenciação entre depressão, dor e a comorbidade (entre essas duas entidades) pode ser feita com uma entrevista mais detalhada da história pessoal e familiar de depressão, perda de interesse pelas pessoas geralmente queridas e incapacidade de imaginar ter prazer com atividades que considerava prazerosas. Quando esses sintomas já têm intensidade moderada a grave, persistindo, na maior parte do tempo, quase todos os dias, de forma autônoma e independente da condição física e da dor, devem levantar a suspeita de transtorno depressivo maior.

A avaliação da dor e o registro sistemático e periódico de sua intensidade são fundamentais para que se acompanhe a evolução dos pacientes e se realize os ajustes necessários ao tratamento. O uso de um "diário da dor", por algumas semanas, ajuda o profissional a entender a relação entre a experiência da dor e a relação desta com a presença de sintomas depressivos. Um modelo de diário pode ser visto no estudo PiSCES, também aplicado no Brasil.

Instrumentos diagnósticos

Existem vários instrumentos que, se usados concomitantemente na avaliação da dor, podem favorecer um cuidado mais eficaz. Esses instrumentos (escalas) são classificados como unidimensionais, que avaliam apenas a intensidade da dor (p.ex., a Escala Visual Analógica) e as multidimensionais, que abordam aspectos emocionais (p.ex., o Questionário de McGill).

● DIAGNÓSTICO

Critérios diagnósticos

Do ponto de vista do paradigma biopsicossocial, a comorbidade entre as doenças psiquiátricas e a dor deve ser pensada sob critérios amplos, sendo cinco as possibilidades de entendimento da coexistência dessas condições clínicas:

1. Apresentação psiquiátrica de doença clínica: p.ex., o idoso com quadro demencial grave que apresenta humor depressivo e irritabilidade como sinais de dor. Nesse caso, a percepção de sintomas depressivos muitas vezes precede o reconhecimento do quadro álgico;
2. Apresentação clínica de problema psiquiátrico: é o que ocorre com pacientes que não conseguem nomear percepções subjetivas como tristeza e angústia, nomeando essas sensações como dores físicas (dor de estômago, dor no peito, etc.);
3. Comorbidade médica e psiquiátrica: nessa situação, os fenômenos físicos e psíquicos apenas coexistem, sem relação íntima entre eles. Por exemplo, um paciente com quadro de cefaleia e depressão;
4. Complicações psiquiátricas de doença ou tratamento clínico: p.ex., pacientes sob o uso de medicações como derivados opioides que apresentam humor depressivo após o início da medicação;
5. Resposta psicológica à condição médica: situações na qual o paciente apresenta dificuldade em se adaptar à condição médica. Por exemplo, um paciente com dores lombares que recebe o diagnóstico de neoplasia e reage nas primeiras semanas com humor depressivo, menos valia e desânimo.

● DIAGNÓSTICOS DIFERENCIAIS

A dor psicogênica é considerada geralmente como um possível diagnóstico diferencial, quando a dor relatada pelo paciente não é reconhecida como pertinente ao estímulo nociceptivo. O diagnóstico de dor psicogênica requer que o médico identifique a presença de um significado psicológico relacionado à dor, o que pode parecer especulativo para a maioria dos médicos não psiquiatras. Entretanto, os domínios da fisiologia e da psicologia são claramente interligados quando se fala de dor em geral. A atual definição de dor requer a inclusão do aspecto afetivo, cognitivo e comportamental na transmissão da dor neurossensorial.

É importante lembrar que a percepção de dor ocorre por mecanismos de neuroplasticidade, sensibilidade e modulação da dor, que independem da lesão tecidual, e que os mecanismos centrais e periféricos envolvidos na percepção de dor são dinâmicos e interativos. Uma vez que as células nervosas se modularam e se sensibilizaram ao estímulo doloroso, o fenômeno da neuroplasticidade contribui para que a memória celular esteja ativada e determine a ativação da percepção nociceptiva, mesmo sem estímulo.

Consequentemente, os pacientes mais sensíveis à dor aguda serão potencialmente mais propensos à dor crônica, devido à excitação central, não requerendo um estímulo nociceptivo periférico persistente; a neuroplasticidade torna necessário investigar a desregulação do SNC como etiologia das síndromes dolorosas intratáveis, como a fibromialgia; e processos psicológicos governados por centros cerebrais (estresse, depressão, etc.) estarão conectados à modulação de dor, funcionando como estímulos nocivos, desagradáveis e aversivos.

Na tentativa de explicar o fenômeno psicológico por trás da dor, três modelos psicogênicos da dor crônica têm sido discutidos:

1. Dor como manifestação de conversão psicológica (modelo psicodinâmico): a conexão afeto-dor no processo de desenvolvimento psíquico da criança é o fundamento para o uso de estratégias de enfrentamento não adaptativas e da presença de dor no adulto sob as situações de estresse; no entanto, não há comprovação científica suficiente de que experiências da infância, traços de personalidade e mecanismos de defesa causem mecanismos dolorosos;

2. Dor como sintoma depressivo (modelo variante de depressão): considera-se a depressão como fator de intensificação da dor e o fato de que os antidepressivos melhoram as dores. A comorbidade entre de-

pressão e dor é conhecida, mas os estudos mostram o quanto a depressão amplifica a percepção de dor, mas não que cause dor;

3. A dor como produto de mecanismo de reforço (modelo operacional): a dor é sempre comunicada via comportamento, e a frequência e intensidade do comportamento doloroso são suscetíveis à influência ambiental. Os reforços ambientais, positivos e negativos, de ordem comportamental e cognitiva, vão influenciar no surgimento e na manutenção do quadro álgico. Embora a teoria ainda seja falha em termos de comprovação científica, as modalidades terapêuticas propostas têm trazido resultados satisfatórios.

TRATAMENTO

Tratar a dor é um dever de todos os profissionais da saúde. Estes, ao exercerem suas atividades, devem dar suporte e qualidade de vida. Visto que a sensação dolorosa é determinada não apenas pelos estímulos nociceptivos, mas também pelas experiências prévias vividas pelo indivíduo, bem como por emoções, crenças, atitudes e valores, o tratamento da dor deve comtemplar métodos multidimensionais, isto é, com a utilização de diferentes modalidades terapêuticas farmacológicas ou não farmacológicas, incluindo os tratamentos cirúrgicos e anestesiológicos, a medicina física, a reabilitação e as terapias educativas e comportamentais.

O tratamento inicia-se com uma explicação ao paciente sobre as causas das dores crônicas. Muitas delas são tratadas com a combinação de medicamentos e métodos não medicamentosos. O tratamento da causa que originou a dor, quando possível, deve ser aplicado simultaneamente com o tratamento da dor em si.

Tratamento não farmacológico

A dor é compreendida como uma experiência cognitiva, psicológica e sensorial integrada, o que exige a utilização de modalidades terapêuticas combinadas. Estratégias psicológicas para o tratamento da dor são cada vez mais utilizadas, provando sua efetividade. Compreendem programas psicoeducativos, terapia cognitivo-comportamental e psicoterapia, incluindo terapia de grupo, *biofeedback*, hipnose, exercícios de relaxamento e técnicas de distração do fenômeno da dor.

Tratamento farmacológico

Em 1986, a Organização Mundial da Saúde propôs um método para alívio das dores: a escada analgésica, inicialmente desenvolvida para dores oncológicas, mas atualmente indicada também para outras síndromes dolorosas:

- Primeiro degrau: recomenda o uso de medicamentos não opioides para dores fracas;
- Segundo degrau: sugere-se opioides fracos, que podem ser associados aos analgésicos simples do primeiro degrau;
- Terceiro degrau: para dores moderadas, no terceiro degrau constam opioides fortes, associados ou não aos não opioides, para dores fortes;
- Os adjuvantes podem ser usados nos três degraus da escada, e os antidepressivos e anticonvulsivantes são parte importante desses adjuvantes, ajudando no tratamento da comorbidade depressão e dor.

Antidepressivos

- Inibem a receptação das monoaminas nas fendas sinápticas, prolongando sua ação no tálamo, no tronco encefálico e na medula espinal, potencializando a atividade do sistema modulatório descendente com analgesia e melhora da depressão;
- Bloqueiam os receptores de histamina, os muscarínicos, os canais de cálcio e de sódio, a síntese de prostaglandinas e a atividade de receptores NMDA e de glutamato;
- Podem melhorar o sono e o humor, diminuir a ansiedade e aumentar o apetite;
- Controlam principalmente a dor crônica neuropática;
- Sua ação miorrelaxante contribui para melhora das dores musculares.

Os antidepressivos tricíclicos são os mais largamente utilizados; a amitriptilina, 12,5 a 25 mg (dose considerada subclínica para o tratamento da depressão, mas que na dose de até 100 mg tem se mostrado adequada para tratar dor e é terapêutica para a depressão), tem efeito rápido sobre a dor.

Os inibidores seletivos da recaptação da serotonina e noradrenalina, como a venlafaxina (150 a 225 mg) e a duloxetina (30 a 90 mg), são úteis em dores neuropáticas e neuromusculares. São contraindicados para pacientes com glaucoma, hipertireoidismo, arritmias cardíacas, insuficiência cardíaca, retenção urinária e hipertrofia prostática.

Apesar de muito utilizada, a fluoxetina, assim como os demais inibidores seletivos de receptação da serotonina, é controversa como eficaz para a dor. Estima-se que ajude mais no controle da ansiedade e dos sintomas depressivos do que na dor propriamente dita. Recomenda-se o uso de fluoxetina na dose de 10 a 40 mg para o manejo da dor associado ao tratamento para a depressão.

Anticonvulsivantes

Entre os anticonvulsivantes, podem ser usadas carbamazepina, 300 a 1.200 mg/dia (atua por bloqueio dos canais de sódio e diminuição da liberação do glutamato no terminal nervoso pré-sináptico); e gabapentina, 300 a 3.600 mg/dia, e pregabalina, 75 a 600 mg/dia (ambos agem em canais de cálcio dos neurônios pré-sinápticos promovendo sua modulação).

CONSIDERAÇÕES FINAIS

Dor crônica é fator de risco para transtorno depressivo ou transtorno depressivo é fator de risco para dor crônica? Este capítulo discute como essas duas condições podem coexistir, independentemente de relação causal, e como o profissional de saúde que aborda o paciente deve lidar com esse conjunto. É um desafio identificar a abordagem terapêutica ideal para cada paciente. Inúmeros estudos descrevem a relação entre essas doenças, por aspectos diversos.

BIBLIOGRAFIA CONSULTADA

1. Alles SRA, Smith PA. Etiology and pharmacology of neuropathic pain. Pharmacological Reviews. 2018;70(2):315-47.
2. Boakye PA, Olechowski C, Rashiq S, Verrier MJ, Kerr B, Witmans M, et al. A critical review of neurobiological factors involved in the interactions between chronic pain, depression, and sleep disruption. Clin J Pain. 2016;32(4):327-36.
3. Citero V de A, Levenson JL, McClish DK, Bovbjerg VE, Cole PL, Dahman BA, et al. The role of catastrophizing in sickle cell disease – the PiSCES project. Pain. 2007;133(1-3):39-46.

4. de Heer EW, Ten Have M, van Marwijk HWJ, Dekker J, de Graaf R, Beekman ATF, et al. Pain as a risk factor for common mental disorders. Results from the Netherlands Mental Health Survey and Incidence Study-2: a longitudinal, population-based study. Pain. 2018;159(4):712-8.
5. Furlanetto LM. Diagnosticando depressão em pacientes internados em enfermarias de clínica médica. J Bras Psiquiatr. 1996;45(6):363-70.
6. Levenson JL, McClish DK, Dahman BA, Bovbjerg VE, Citero VA, Penberthy LT, et al. Depression and anxiety in adults with sickle cell disease: the PiSCES project. Psychosom Med. 2008;70(2):192-6.
7. Lipowsky ZJ. Current trends in consultation-liaison psychiatry. Can J Psychiatry 1983;28:329-38.
8. Lucchesi F, Figueiredo MS, Mastandrea EB, Levenson JL, Smith WR, Jacinto AF, et al. Physicians' perception of sickle-cell disease pain. J Natl Med Assoc. 2016;108(2):113-8.
9. Mastandréa EB, Lucchesi F, Kitayama MM, Figueiredo MS, Citero V de A. The relationship between genotype, psychiatric symptoms and quality of life in adult patients with sickle cell disease in São Paulo, Brazil: a cross-sectional study. São Paulo Med J. 2015;133(5):421-7.
10. Merskey H. Pain terms: a list with definitions and notes on usage. Recommended by the IASP Subcommittee on Taxonomy. Pain. 1979;6(3):249-52.

CAPÍTULO 21

Depressão e insônia

Silvia Stahl Merlin

● INTRODUÇÃO

Distúrbios do sono, em especial a insônia, ocorrem frequentemente com transtornos da saúde mental. Insônia está definida como insatisfação com a duração ou qualidade do sono e dificuldades em iniciar ou manter o sono, juntamente com sofrimento e prejuízos substanciais no funcionamento diurno.

Relatos epidemiológicos demonstram que até 80% dos indivíduos com transtorno depressivo maior também apresentam sintomas de insônia e a gravidade da depressão está associada à gravidade da insônia. A prevalência de insônia na população em geral varia entre 7,5 e 30% e quase 20% dos pacientes com insônia também apresentam sintomas depressivos.

Diversos processos biológicos são compartilhados entre distúrbios do sono e distúrbios psiquiátricos, provavelmente porque o sistema circadiano do sono está intimamente envolvido na função serotoninérgica, na neurotransmissão monoaminérgica e no controle do eixo hipotálamo-hipófise-adrenal.

● FATORES DE RISCO

A insônia é mais prevalente em mulheres com baixa renda e em populações que vivem em regiões com baixa incidência de luz solar. Coincidentemente, esses fatores descritos também são os de maior risco para depressão. Nos indivíduos mais jovens, a insônia ocorre principalmente pela experiência de estressores da vida como casamento, nascimento de filhos e desafios profissionais. Já nos mais idosos as alterações fisiológicas do sono e os problemas urinários são o que mais aumentam o risco de insônia. Nos sujeitos com problemas de saúde mental, os principais preditores de insônia são a depressão e o transtorno do uso de álcool.

Insônia e depressão são consideradas distúrbios relacionados ao estresse. Eventos estressantes agudos da vida podem levar simultaneamente ao desenvolvimento de sintomas para ambos os distúrbios. Embora os sintomas da insônia possam se manifestar primeiro, a insônia pode produzir estresse adicional, o que pode culminar no desenvolvimento de um episódio depressivo.

Alguns genes conhecidos na regulação de ritmos circadianos têm sido associados a uma série de distúrbios de humor, como demonstrado na Figura 1. Assim, nota-se que a latência prolongada do sono (> 30 minutos) e a menor duração do sono (< 6 horas), isoladamente ou em combinação, aumentam o risco de não remissão da depressão, assim como estão associados à ideação suicida. Existe frequentemente uma relação bidirecional entre insônia e distúrbios de humor.

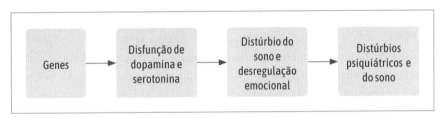

FIGURA 1   Relação entre alterações gênicas e distúrbios do sono e psiquiátricos.

● QUADRO CLÍNICO

O sono de má qualidade é marca registrada do transtorno depressivo maior. Essa complexa relação levou os atuais sistemas de classificação a eliminarem a distinção entre insônia primária (que não pode ser atribuída a outra causa) e insônia secundária (causada por outra condição). Estudos demonstraram que o tratamento da insônia leva a melhores resultados e melhora nos transtornos psiquiátricos coexistentes. Para alcançar

210 Depressão: guia prático

resultados ótimos de tratamento em pessoas com doença psiquiátrica e insônia, devem-se tratar os dois distúrbios.

O distúrbio da insônia é uma condição caracterizada por:

- Queixa de insatisfação com a qualidade ou duração do sono acompanhada por dificuldades em iniciar o sono na hora de dormir, despertares frequentes ou prolongados ou despertar matinal, com incapacidade de retornar ao sono apesar da oportunidade adequada de dormir;
- O quadro é associado ao prejuízo do funcionamento diurno com fadiga, distúrbios de humor e funções cognitivas reduzidas.

O diagnóstico de insônia é feito quando há dificuldades para dormir ≥ 3 noites por semana e que duram > 3 meses.

Ocorrem dois fenótipos de insônia: insônia com duração reduzida do sono (< 6 horas) e insônia com duração do sono quase normal. O primeiro fenótipo está associado a piores resultados em saúde a longo prazo.

DIAGNÓSTICO

Critérios diagnósticos

Os critérios de diagnóstico da insônia foram atualizados na Classificação Internacional de Distúrbios do Sono em 2017 e no Manual Diagnóstico e Estatístico de Transtornos Mentais, 5ª edição (DSM-5). O Quadro 1 apresenta os critérios diagnósticos do DSM-5.

QUADRO 1 Critérios diagnósticos para insônia, segundo o DSM-5 (adaptado)

Queixas de insatisfação predominantes com a quantidade ou a qualidade do sono associadas à dificuldade para iniciar o sono, manter o sono ou despertar antes do horário habitual com incapacidade de retornar ao sono.
A perturbação do sono causa sofrimento clinicamente significativo e prejuízo no funcionamento social, profissional, educacional, acadêmico ou comportamental.
As dificuldades relacionadas ao sono ocorrem pelo menos 3 noites por semana.
As dificuldades relacionadas ao sono permanecem durante pelo menos 3 meses.

A polissonografia é o exame padrão para fornecer informações do comportamento do sono e para descartar outros distúrbios que podem ser responsáveis pelas queixas de insônia. As alterações polissonográficas características em pacientes com depressão são: diminuição da continuidade do sono, redução do sono de ondas lentas e encurtamento da latência do sono com movimento dos olhos (REM) e aumento da sua densidade.

A avaliação do histórico médico, o uso atual de medicamentos e os problemas de saúde atuais são essenciais quando um paciente apresenta sintomas de insônia. Dor, desconforto, efeitos adversos de medicamentos e distúrbios médicos podem ter efeitos negativos no sono.

Instrumentos diagnósticos

Vários questionários podem complementar a avaliação da insônia. Dentre eles:

- Índice de Gravidade da Insônia: escala de 7 itens que avalia o mês passado quanto a dificuldades para dormir, grau de interferência no funcionamento diurno e grau de angústia;
- Índice de Qualidade do Sono de Pittsburgh: também pesquisa o mês passado quanto aos comprometimentos relacionados ao sono.

● DIAGNÓSTICOS DIFERENCIAIS

Diversos são os diagnósticos em indivíduos com insônia e sintomas depressivos. No Quadro 2 são descritos alguns deles:

QUADRO 2 Diagnósticos diferenciais de insônia com sintomas depressivos

Sintomas dolorosos e desconforto físico por fibromialgia, artrite e doença pulmonar.
Horário de trabalho incompatível com o sono.
Medicamentos que alteram o sono e deixam em alerta, como corticoide e antiparkinsonianos.
Chegar em casa tarde, sem tempo suficiente para relaxar.
Outros distúrbios de sono: narcolepsia, distúrbios respiratórios do sono, síndrome das pernas inquietas e parassonias.
Responsabilidades familiares e sociais à noite (cuidar de filhos ou de uma pessoa idosa).
Variação do sono normal – dormidor curto.
Eventos agudos estressantes da vida.
Transtorno bipolar em mania.
Transtorno de ansiedade com hipervigilância.
Uso de álcool e outras drogas psicoativas que alteram a arquitetura do sono.
Uso de cafeína em excesso e psicoestimulantes cronicamente.

TRATAMENTO

Tratamento não farmacológico

O tratamento da insônia é priorizado com mudanças comportamentais voltadas para a melhora da higiene do sono (listadas na Figura 2), ao aumento do tempo acordado durante o dia para participar de atividades prazerosas planejadas, assim como para a melhora da depressão. Mecanismos de insônia podem exacerbar os padrões de manutenção dos sintomas depressivos, mas permanece incerto se isso representa uma causa, uma consequência ou um epifenômeno da insônia e da depressão.

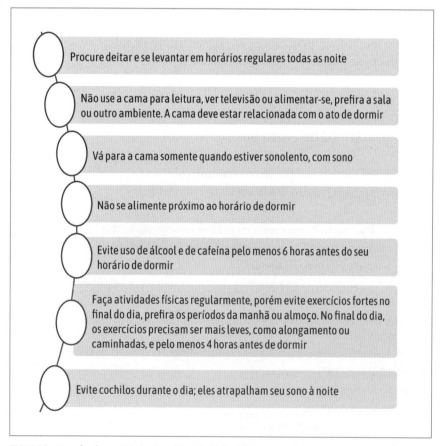

FIGURA 2 Itens fundamentais para a adequada higiene do sono.

Tratamento farmacológico

Caso haja persistência da insônia após o tratamento não farmacológico, a terapia farmacológica empírica está indicada. O tratamento farmacológico está indicado na Tabela 1. Terapêuticas que melhoram o sono são acompanhadas por melhorias no funcionamento social, qualidade de vida e, consequentemente, da depressão.

TABELA 1   Terapêutica medicamentosa para insônia

Classe terapêutica	Princípio ativo/dose habitual	Considerações
Agonista do receptor GABA Benzodiazepínico	Lorazepam 1 a 2 mg Alprazolam 0,5 a 4 mg Clonazepam 0,25 a 2 mg Diazepam 10 mg	Hipnóticas clássicas Risco de dependência e tolerância
Agonista do receptor GABA não benzodiazepínico	Zolpidem 5 a 10 mg Zopiclona 7,5 mg	Aumento de parassonias Risco de dependência e tolerância
Antidepressivos com efeitos sedativos	Amitriptilina 25 a 300 mg Imipramina 25 a 330 mg Mirtazapina 7,5 a 45 mg Trazodona 50 a 600 mg	Doses iguais ou inferiores às utilizadas no tratamento da depressão Aumentam os níveis de GABA em determinadas regiões do cérebro envolvidas na fisiopatologia do sono Indutores de movimentos de pernas, bruxismo do sono, distúrbio do comportamento REM e pesadelos
Anticonvulsivantes	Gapapentina 300 a 900 mg (Paciente com insônia e dependência comórbida de álcool) Pregabalina 150 a 600 mg (Efeitos promotores do sono em pacientes com transtorno de ansiedade)	Melhora o sono ligando-se ao canal de cálcio, que diminui a atividade dos neurônios glutamatérgicos e noradrenérgicos envolvidos na promoção da vigília Os efeitos adversos mais comuns desses agentes são sedação diurna e tontura
Melatonina	Melatonina 5 a 15 mg	Excelente segurança Efeito terapêutico maior em atraso da fase de sono Melhora na latência do sono Sem efeito na depressão
Antipsicótico	Quetiapina 25 a 100 mg Olanzapina 2,5 a 5 mg Clorpromazina 25 a 100 mg	Uso *off label* Sedação diurna, efeitos anticolinérgicos, aumento do apetite, declínio cognitivo e aumento do risco de quedas

Os agonistas do receptor de melatonina e o antagonista dos receptores da orexina não estão ainda disponíveis no Brasil, mas há relatos de boa resposta terapêutica para insônia. Na situação de depressão associada à insônia, os antidepressivos são a medicação de escolha. Inibidores seletivos da recaptação de serotonina, inibidores seletivos de serotonina e noradrenalina e antidepressivos tricíclicos aumentam a latência do sono REM e o suprimem. Os antidepressivos sedativos, como mirtazapina e trazodona, diminuem a latência do sono, melhoram a eficiência do sono, aumentam o sono por ondas lentas e têm pouco efeito no sono REM. Em função dessas características, os últimos devem ser priorizados, lembrando que as doses antidepressivas são maiores que 150 mg para a trazodona e a partir de 30 mg para a mirtazapina. Outras propostas terapêuticas podem ser alternativas, como demonstrado na Figura 3.

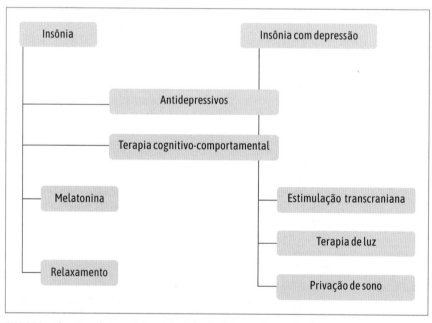

FIGURA 3   Algoritmo da terapêutica de insônia e insônia com depressão.

CONSIDERAÇÕES FINAIS

A relação entre problemas do sono e depressão é complexa, bidirecional e impactante. A ruminação, comum na depressão, é associada a pior qualidade do sono. Enquanto a insônia foi originalmente concebida como um sintoma de depressão, agora é comumente classificada como um fator de risco independente, tanto para depressão quanto para suicídio. Tanto é assim que agora existem pesquisas mostrando que apenas o tratamento dos sintomas da insônia pode levar a melhorias na depressão.

BIBLIOGRAFIA CONSULTADA

1. American Psychiatric Association, Manual diagnóstico e estatístico de transtornos mentais [recurso eletrônico]:DSM-5. 5.ed. Porto Alegre: Artmed, 2014.
2. Fang H, Tu S, Sheng J, Shao A. Depression in sleep disturbance: a review on a bidirectional relationship, mechanisms and treatment. J Cell Mol Med. 2019;23:2324-32.
3. Khurshid A. Comorbid insomnia and psychiatric disorders: an update. Innov Clin Neurosci. 2018;15(3-4):28-32.
4. Morin CM, Drake CL, Harvey AG, Krystal AD, Manber R, Riemann D, et al. Insomnia disorder. Nature Reviews | Disease Primers, 2015;1.
5. Neves GSML, Macedo P, Gomes MM. Sleep disorders: up to Ddate. Rev Bras Neurol. 2017;53(3):19-30.
6. Singareddy R, Vgontzas AN, Fernandez-Mendoza J, Liao D, Calhoun S, Shaffer ML, et al. Risk factors for incident chronic insomnia: a general population prospective study. Sleep Medicine. 2012;13:346-53.
7. Vargas I, Perlis ML. Insomnia and depression: clinical associations and possible mechanistic links. Current Opinion in Psychology 2020;34:95-9.

CAPÍTULO 22

Depressão na mulher

Sarah Cristina Zanghellini Rückl

● INTRODUÇÃO

Globalmente, a depressão atinge 322 milhões de pessoas e é mais prevalente em mulheres do que em homens (5,1% *versus* 3,6%). Essa diferença de prevalência se manifesta a partir da adolescência, entre 13 e 15 anos, sugerindo que o ciclo reprodutivo feminino tenha um papel importante no desenvolvimento dos transtornos psiquiátricos, especialmente em mulheres com sensibilidade às flutuações hormonais que ocorrem ao longo da vida. Essas flutuações levariam a alterações físicas, emocionais e comportamentais em momentos mais críticos do ciclo reprodutivo, como o início da puberdade, período pré-menstrual, gravidez, puerpério e climatério.

Neste capítulo serão abordadas as particularidades do transtorno depressivo nas diferentes fases do ciclo reprodutivo feminino, os principais fatores de risco para depressão na mulher e o seu tratamento.

● HORMÔNIOS FEMININOS E SUA RELAÇÃO COM OS SISTEMAS DE NEUROTRANSMISSORES

Os hormônios envolvidos no ciclo reprodutivo feminino são: (1) hormônio hipotalâmico liberador de gonadotropina (GnRH); (2) hormônios hipofisários, foliculoestimulante (FSH) e luteinizante (LH); e (3) hormônios ovarianos, estrogênio e progesterona. Esses atuam como moduladores de sistemas de neurotransmissores relacionados a emoção e cognição, a saber, sistema gabaérgico, glutamatérgico, serotoninérgico e dopaminérgico.

- O sistema gabaérgico é inibitório e possui função ansiolítica, hipnótica e antiepiléptica. Sua ação pode ser suprimida pela secreção de estrogênio e estimulada pela progesterona, principalmente por seus metabólitos neuroativos, alopregnanolona e pregnanolona;
- O sistema glutamatérgico, que atua na memória e no aprendizado, pode ter sua função suprimida pela progesterona e estimulada pelo estrogênio;
- O sistema serotoninérgico está relacionado à regulação do humor. Tanto o estrogênio quanto a progesterona modulam a produção e a neurotransmissão de serotonina;
- O sistema dopaminérgico age na psicomotricidade, aprendizado, recompensa, motivação e memória de trabalho. Já a interação de estrogênio com o sistema dopaminérgico não está totalmente elucidada, entretanto, aquele parece ter um efeito facilitador na estimulação dopaminérgica.

● FATORES DE RISCO

Os fatores de risco para o desenvolvimento de depressão na mulher não diferem dos fatores de risco para o desenvolvimento do transtorno em outras populações, no entanto, as mulheres são mais suscetíveis a episódios depressivos em períodos de transição hormonal, uma vez que as mudanças hormonais parecem exacerbar a responsividade emocional a eventos negativos, deixando as mulheres mais vulneráveis a estressores psicossociais. No Quadro 1, estão listados os principais fatores de risco para o desenvolvimento de depressão.

QUADRO 1   Principais fatores de risco para depressão na mulher

História familiar de depressão
Baixo nível socioeconômico
Desemprego
Morte de ente querido ou rompimento de relação afetiva
Doenças físicas
Uso e abuso de álcool e outras drogas

Os fatores de risco relacionados à depressão perinatal são específicos desse período e estão expostos no Quadro 2.

QUADRO 2   Principais fatores de risco para depressão perinatal

História de transtorno psiquiátrico
Experiências traumáticas durante gestação e/ou parto
Gravidez em extremos de idade – adolescência/idade materna avançada
Baixo nível socioeconômico
Ser solteira
Tabagismo
Aborto prévio
Diabetes gestacional
Anemia
História de abuso na infância
Violência conjugal
Baixo nível educacional
Falta de suporte social

● QUADRO CLÍNICO E CRITÉRIOS DIAGNÓSTICOS

Quando comparadas aos homens, as mulheres têm mais sintomas atípicos, como hipersonia e hiperfagia, sintomas somáticos, como cansaço e dores, e comorbidades internalizantes, como transtornos de ansiedade.

Particularidades da depressão na infância

Durante a infância, a prevalência de depressão é maior em meninos que em meninas. Nessa fase da vida, as meninas apresentam mais comportamentos internalizantes, como expressar sofrimento com sintomas depressivos e ansiosos, enquanto os meninos apresentam mais comportamentos externalizantes, como agressividade. Além disso, meninas são mais suscetíveis a eventos adversos como relacionamento precário com os pais e abuso sexual. Estes são fatores preditores de puberdade precoce, a qual está relacionada a gravidade e cronicidade do transtorno depressivo em mulheres.

Particularidades da depressão na adolescência

Durante a adolescência, algumas características de personalidade e estratégias de enfrentamento podem predispor ao desenvolvimento de depressão no sexo feminino, a saber, introversão, neuroticismo, emoções autoconscientes negativas como culpa e vergonha e pensamentos ruminativos.

Depressão perinatal

A depressão que se desenvolve no período gravídico-puerperal acomete uma em cada quatro mulheres na gestação e uma em cada cinco mulheres no puerpério. No Manual Diagnóstico e Estatístico da Associação Americana de Psiquiatria (DSM-5), a depressão perinatal, que pode ser dividida em ante e pós-natal ou puerperal, está descrita na seção de transtornos depressivos, com especificador perinatal. Os critérios diagnósticos não diferem de episódio depressivo em outro momento de vida, entretanto, os sintomas começam durante a gestação ou nas 4 semanas seguintes ao parto. Os critérios diagnósticos de transtorno depressivo maior estão expostos no Quadro 3.

QUADRO 3   Critérios diagnósticos para o transtorno depressivo maior, segundo o DSM-5 (adaptado)

A. 5 (ou mais) dos seguintes sintomas estiveram presentes durante o período de 2 semanas e produzem mudança em relação ao funcionamento prévio: pelo menos um dos sintomas é (1) humor deprimido ou (2) perda de interesse ou prazer.
1. Humor deprimido a maior parte do dia, quase todos os dias, referido (p.ex., parece triste, vazio e sem esperança) ou por observações de terceiros (p.ex., parece choroso).
2. Interesse ou prazer acentuadamente diminuído em todas ou quase todas as atividades a maior parte do dia, quase todos os dias (subjetivo ou por observações externas).
3. Perda de peso significativa sem dieta ou ganho de peso (p.ex., uma alteração ou mais de 5% do peso corporal em 30 dias) ou, ainda, apetite diminuído ou aumentado quase todos os dias.
4. Insônia ou hipersonia quase todos os dias.
5. Agitação ou retardo psicomotor quase todos os dias (observáveis por outros, não apenas sentimentos subjetivos, inquietação ou lentidão).
6. Fadiga ou perda de energia quase todos os dias.
7. Sentimentos de inutilidade ou culpa excessiva/inadequada (que pode ser ilusória) quase todos os dias (não apenas autocensura ou culpa por estar doente).
8. Diminuição da capacidade de pensar ou se concentrar, ou indecisão, quase todos os dias (por conta subjetiva ou como observado por outros).
9. Pensamentos recorrentes de morte (não apenas medo de morrer), ideação suicida recorrente sem um plano específico, tentativa de suicídio ou plano específico para cometer suicídio.

Os transtornos de ansiedade são comorbidades comuns, sobretudo o transtorno de ansiedade generalizada e o transtorno obsessivo-compulsivo. Estes devem ser diagnosticados e tratados uma vez que aumentam o risco para o desenvolvimento de depressão pós-natal.

Transtorno disfórico pré-menstrual

O transtorno disfórico pré-menstrual acomete de 2 a 5% das mulheres. Seus critérios diagnósticos incluem:

- Alterações de humor e dos afetos (labilidade afetiva, irritabilidade/ raiva acentuadas, humor deprimido, ansiedade/tensão acentuadas);
- Interesse diminuído;
- Alterações cognitivas (dificuldade em se concentrar);
- Alterações do sono e apetite;
- Sintomas físicos (inchaço nas mamas, dores articulares).

É importante salientar a diferenciação do transtorno disfórico pré--menstrual de exacerbações de transtorno psiquiátrico preexistente, fato comum e que pode ocorrer durante a fase pré-menstrual.

Depressão na perimenopausa

A perimenopausa é o período de transição que leva ao fim da fertilidade na mulher, ocorre usualmente entre 40 e 58 anos e tem duração de 1 a 5 anos. Esse período se encerra após 12 meses de amenorreia, posteriormente à menopausa.

Cerca de 20% das mulheres passarão por esse período assintomáticas, enquanto o restante apresentará sintomas neurovegetativos, declínio cognitivo, alterações de sono, alterações de humor, depressão e ideação suicida. A depressão tende a preceder os sintomas neurovegetativos e melhorar com a reposição de estrogênio. Entretanto, nem todas as mulheres têm indicação para a terapia de reposição hormonal ou apresentam contraindicações para ela. Neste caso, há indicação para o uso de psicotrópicos.

DIAGNÓSTICO

O diagnóstico de depressão na mulher é clínico e depende de uma entrevista que contemple história atual, história passada, história familiar e revisão de sistemas. O questionamento por situações de vida atuais, relacionamentos com pessoas significativas e estratégias de enfrentamento utilizadas são de suma importância.

Especialmente durante o período perinatal, o diagnóstico pode exigir mais atenção, uma vez que sintomas como alterações do apetite e sono fazem parte desse momento de vida da mulher.

Instrumentos diagnósticos

Instrumentos podem ser utilizados para o auxílio no diagnóstico do transtorno depressivo nas diversas fases da vida da mulher, entretanto, não substituem a história clínica e o exame psíquico no momento da consulta.

Investigar alterações de humor em momentos de flutuações hormonais é importante, inclusive no período pré-menstrual, pois podem indicar maior sensibilidade da mulher às mudanças hormonais.

- Na infância e adolescência, existem inúmeros instrumentos para o auxiliar no diagnóstico, p.ex., o Inventário de Depressão Infantil (Children's Depression Inventory – CDI). O CDI é um dos instrumentos mais utilizados, é autoavaliativo e pode ser utilizado por crianças e adolescentes entre 7 e 18 anos. Além disso, há uma versão para os pais;
- No período perinatal, a Escala de Depressão Pós-natal de Edimburgo (Edinburgh Postnatal Depression Scale) pode ser utilizada como auxiliar no diagnóstico de depressão ante e pós-natal. Pontuações acima de 13 indicam a presença de depressão;
- O Inventário de Depressão de Beck (Beck Depression Inventory), assim como a Escala de Hamilton (Hamilton Scale), podem ser utilizados não só no período perinatal, mas também em outros momentos de vida da mulher.
- O Questionário de Saúde da Mulher (Women´s Health Questionnaire) é um instrumento que mede a qualidade de vida em mulheres de 45 a 65 anos. Sintomas físicos, psíquicos e sexuais, dentre outros, podem ser acessados.

DIAGNÓSTICOS DIFERENCIAIS

Doenças clínicas e medicamentos

Doenças clínicas e uso de determinados medicamentos podem produzir sintomas psiquiátricos e devem ser sempre investigados (Quadro 4).

QUADRO 4   Doenças clínicas e medicamentos que podem afetar a saúde mental da mulher

Doenças endocrinológicas
Distúrbios da tireoide, doenças das adrenais e doenças metabólicas
Doenças reumatológicas
Lúpus eritematoso sistêmico e fibromialgia
Doenças infecciosas
HIV, sífilis, encefalites e neurocisticercose
Doenças neurológicas
Acidente vascular cerebral, traumatismo cranioencefálico, epilepsia, demências e esclerose múltipla
Doenças neoplásicas
Câncer de mama, útero, bexiga, colorretal e tireoide
Doenças inflamatórias intestinais
Retocolite ulcerativa e doença de Crohn
Doenças renais
Insuficiência renal aguda e crônica
Doenças pulmonares
Asma e doença pulmonar obstrutiva crônica
Doenças cardíacas
Insuficiência coronariana e insuficiência cardíaca congestiva
Medicamentos
Anfetaminas, antibióticos, anti-hipertensivos, anti-inflamatórios, antipsicóticos, benzodiazepínicos, betabloqueadores, contraceptivos orais e antirretrovirais

Depressão bipolar

A depressão bipolar é mais difícil de ser diagnosticada, uma vez que mulheres passam mais tempo deprimidas que em hipomania e/ou mania. Ademais, as mulheres apresentam mais sintomas de ansiedade e ciclagem rápida, isto é, quatro ou mais episódios de humor ao ano.

O período gravídico-puerperal propicia tanto recorrência do transtorno de humor bipolar quanto o aparecimento de novos casos, sendo que o período pós-natal parece ser o de maior vulnerabilidade.

● TRATAMENTO

Tratamento não farmacológico

Psicoterapia

A psicoterapia está bem indicada no tratamento da depressão. Inclusive, é o método de escolha para casos leves a moderados no período perinatal. De um modo geral, a escolha da melhor abordagem psicoterapêutica é complexa, pois deve levar em consideração a estrutura ou traços de personalidade, defesas psíquicas, aspectos cognitivos, capacidade de introspecção e abstração, qualidade das relações interpessoais, capacidade de reconhecer e verbalizar sentimentos, entre outros aspectos.

Estimulação magnética transcraniana

A estimulação magnética transcraniana é considerada uma alternativa razoável para o tratamento de pacientes que tiveram falha terapêutica com dois ou mais antidepressivos. No período perinatal, ela parece ser eficaz sem oferecer riscos obstétricos nem neonatais.

Eletroconvulsoterapia

A eletroconvulsoterapia (ECT) está indicada para depressão refratária. Sabe-se que 30% dos quadros depressivos são refratários aos psicofármacos e desses, 60% podem remitir com o uso de ECT.

No período perinatal, a ECT está indicada para os casos de psicose e depressão puerperal. Durante a gestação, o seu uso dever ser criterioso em função dos desfechos negativos para o feto.

Tratamento farmacológico

O tratamento farmacológico é feito a partir das seguintes classes de medicamentos:

- Inibidores seletivos de recaptação de serotonina (ISRS, p.ex., escitalopram);

224 Depressão: guia prático

- Inibidores de recaptação de serotonina e noradrenalina (ISRSN, p.ex., venlafaxina);
- Inibidores de recaptação de noradrenalina e dopamina (ISRND, p.ex., bupropiona);
- Agonistas serotoninérgicos e noradrenérgicos (p.ex., mirtazapina);
- Agonistas melatoninérgicos (p.ex., agomelatonina);
- Inibidores da monoaminoxidase (IMAO, p.ex., moclobemida);
- Antidepressivos tricíclicos (p.ex., imipramina).

A Tabela 1 apresenta os antidepressivos comercializados no Brasil, suas doses terapêuticas/dia e se há indicação para uso durante gestação e lactação.

TABELA 1   Antidepressivos comercializados no Brasil

Antidepressivos na gestação e lactação			
Nome	Dose	Gestação	Lactação
Amitriptilina	75 a 300 mg	Recomendado	Recomendado
Bupropiona	150 a 450 mg	Não recomendado	Não recomendado
Citalopram	20 a 60 mg	Recomendado	Não recomendado
Clomipramina	75 a 300 mg	Recomendado	Recomendado
Escitalopram	10 a 20 mg	Recomendado	Recomendado
Desvenlafaxina	50 a 200 mg	Dados limitados	Dados limitados
Paroxetina	20 a 60 mg	Não recomendado	Recomendado
Fluvoxamina	50 a 300 mg	Dados limitados	Dados limitados
Trazodona	300 a 600 mg	Dados limitados	Não recomendado
Fluoxetina	20 a 80 mg	Não recomendado	Não recomendado
Imipramina	75 a 300 mg	Recomendado	Recomendado
Maprotilina	75 a 150 mg	Dados limitados	Recomendado
Moclobemida	300 a 600 mg	Dados limitados	Dados limitados
Nortriptilina	50 a 150 mg	Recomendado	Recomendado
Sertralina	50 a 200 mg	Recomendado	Recomendado
Venfalaxina	75 a 225 mg	Recomendado	Não recomendado
Duloxetina	60 a 120 mg	Dados limitados	Recomendado
Mirtazapina	15 a 45 mg	Dados limitados	Não recomendado
Agomelatina	25 a 50 mg	Dados limitados	Dados limitados
Tianeptina	25 a 50 mg	Dados limitados	Dados limitados
Tranilcipromina	40 a 60 mg	Não recomendado	Não recomendado
Vortioxetina	10 a 30 mg	Dados limitados	Dados limitados

Na depressão perinatal, o uso de antidepressivos deve levar em conta a gravidade e a relação custo-benefício. Por questões éticas, não é possível a realização de estudos clínicos em gestantes e lactantes e os dados disponíveis sobre o uso de medicamentos nesses momentos de vida são retrospectivos. Desse modo, o uso fica reservado a casos moderados a graves e a decisão deve ser tomada em conjunto com a paciente e seus familiares. A menor dose terapêutica deve ser utilizada e o uso de múltiplos medicamentos deve ser evitado. Deve-se lembrar que com a evolução da gestação, há aumento da volemia, da metabolização hepática e da filtração glomerular, o que pode exigir incremento de dose no decorrer desse período.

Mulheres em idade fértil, que estão fora do período gravídico-puerperal, parecem ter resposta melhor à classe de ISRS, enquanto mulheres após a menopausa apresentam resposta melhor com o uso de antidepressivos ISRSN.

O tratamento farmacológico de transtornos depressivos refratários pode exigir a combinação de antidepressivos e o uso de outras classes de medicamentos, como estabilizadores de humor, antipsicóticos, psicoestimulantes e hormônios. Cada caso deve ser avaliado individualmente e encaminhado para acompanhamento especializado.

CONSIDERAÇÕES FINAIS

A depressão é um transtorno incapacitante, que acomete as mulheres ao longo de todo o ciclo reprodutivo. O clínico deve atentar não só aos sinais e sintomas que surgem em decorrência das flutuações hormonais, mas também ao significado que cada momento de transição representa subjetiva e individualmente.

BIBLIOGRAFIA CONSULTADA

1. Altshuler LL, Kupka RW, Hellemann G, Frye MA, Sugar C, McElroy SL, et al. Gender and depressive symptoms in 711 patients with bipolar disorder evaluated prospectively in the Stanley Foundation bipolar treatment outcome network. Am J Psychiatry. 2010;167(6):708-15.
2. American Psychiatric Association. DSM-5. Manual diagnóstico e estatístico de transtornos mentais. Porto Alegre: Artmed; 2014.
3. Barth C, Villringer A, Sacher J. Sex hormones affect neurotransmitters and shape the adult female brain during hormonal transition periods. Front Neurosci-Switz. 2015;9:37.

4. Brinton R, Yao J, Yin F, Mack WJ, Cadenas E. Perimenopause as a neurological transition state. Nat Rev Endocrinol. 2015;11:393-415.
5. Cole J, Bright K, Gagnon L, McGirr A. A systematic review of the safety and effectiveness of repetitive transcranial magnetic stimulation in the treatment of peripartum depression. Journal Psychiatr Res. 2019;115:142-50.
6. Cordioli AV, Grevet EH. Psicoterapias: abordagens atuais. 3.ed. Porto Alegre: Artmed; 2018.
7. Gaynes BN, Lloyd SW, Lux L, Gartlehner G, Hansen RA, Brode S, et al. Repetitive transcranial magnetic stimulation for treatment-resistant depression: a systematic review and meta-analysis. J Clin Psychiatry. 2014;75(5):477-89.
8. Gelaye B, Rondon MB, Araya R, Williams MA. Epidemiology of maternal depression, risk factors, and child outcomes in low-income and middle-income countries. Lancet Psychiat. 2016;3(10):973-82.
9. Husain MM, Rush AJ, Fink M, Knapp R, Petrides G, Rummans T, et al. Speed of response and remission in major depressive disorder with acute electroconvulsive therapy (ECT): a Consortium for Research in ECT (CORE) report. J Clin Psychiatry. 2004;65(4):485-91.
10. Kuehner C. Why is depression more common among women than among men? Lancet Psychiatr. 2017;4(2):146-58.
11. Larsen ER, Damkier P, Pedersen LH, Fenger-Gron J, Mikkelsen R L, Nielsen RE, et al. Use of psychotropic drugs during pregnancy and breast-feeding. Acta Psychiatr Scand. 2015;132:1-28.
12. Leiknes KA, Cooke MJ, Jarosch-von Schweder L, Harboe I, Høie B. Electroconvulsive therapy during pregnancy: a systematic review of case studies. Arch Womens Ment Health. 2015;18(1):1-39.
13. Parker G, Brotchie H. Gender differences in depression. Int Rev Psychiatr. 2010;22(5):429-36.
14. Pope CJ, Oinonen K, Mazmanian D, Stone S. The hormonal sensitivity hypothesis: a review and new findings. Med Hypotheses. 2017;102:69-77.
15. Räisänen S, Lehto SM, Nielsen HS, Gissler M, Kramer MR, Heinonen S. Risk factors for and perinatal outcomes of major depression during pregnancy: a population-based analysis during 2002-2010 in Finland. BMJ Open. 2014;4(11).
16. Rundgren S, Brus O, Båve U, Landén M, Lundberg J, Nordanskog P, et al. Improvement of postpartum depression and psychosis after electroconvulsive therapy: a population-based study with a matched comparison group. J Affect Disord. 2018;235:258-64.
17. Salk RH, Hyde JS, Abramson LY. Gender differences in depression in representative national samples: meta-analyses of diagnoses and symptoms. Psychol Bull. 2017;143(8):783-822.
18. World Health Organization. Depression and other common mental disorders: global health estimates. Geneva: World Health Organization; 2017. Disponível em: https://www.who.int/publications-detail/depression-global-health-estimates.

CAPÍTULO 23

Depressão e disfunção sexual

Carmita Helena Najjar Abdo

● INTRODUÇÃO

Depressão é uma condição crônica, cuja prevalência ao longo da vida é de até 15% da população, nos países desenvolvidos. Além de afetar a saúde mental, tem alta morbidade e representa fator de risco para doenças físicas e abuso de substâncias. Prejudica o funcionamento psicossocial, o interesse e o prazer nas atividades cotidianas, o que inclui o relacionamento sexual. Em função disso, esses pacientes têm maior probabilidade de apresentar disfunção sexual, comparados à população geral. O desejo hipoativo é o mais comum nesses casos, ainda que as três fases da resposta sexual (desejo, excitação e orgasmo) estejam igualmente prejudicadas.

Disfunção sexual é a incapacidade de participar do ato sexual, com satisfação, por bloqueio em pelo menos uma das fases (anteriormente referidas) ou por dor relacionada ao intercurso. Se essa situação causar sofrimento e conflito interpessoal, caracteriza quadro disfuncional.

Nos homens, disfunção erétil, distúrbios ejaculatórios, dispareunia e desejo sexual hipoativo são as disfunções mais frequentes. Nas mulheres são diminuição da libido (desejo hipoativo), alteração da excitação (falta de lubrificação; inibição da sensação genital), retardo ou ausência do orgasmo e dispareunia (dor à relação).

A causa da disfunção sexual pode ser a depressão, ainda que exista uma associação bidirecional entre elas: há risco de 50 a 70% para o desenvolvimento de quadro sexual disfuncional decorrente de quadro depressivo. A disfunção sexual aumenta entre 130 e 210% o risco de depressão.

● FATORES DE RISCO PARA DISFUNÇÃO SEXUAL

- Idade entre 25 e 45 anos e sexo feminino são os principais fatores de risco para depressão. Ao longo da vida, o risco é de 5 a 12% para os homens e 10 a 25% para as mulheres;
- Idade avançada é outro fator de risco independente, tanto para a depressão quanto para as disfunções sexuais;
- Alterações físicas (mastectomia, queimaduras) podem afetar a autopercepção, prejudicar a autoimagem e, consequentemente, o desempenho sexual;
- Abuso sexual anterior ou atual e relações sexuais indesejadas também têm papel importante;
- Doenças crônicas (neurológicas, reumáticas, cardiovasculares, diabetes, câncer e dor crônica), doenças sexualmente transmissíveis, uso de drogas e abuso de álcool comprometem a função sexual (por alteração do neurocircuito da resposta sexual).

Portanto, inúmeros fatores impactam a ocorrência da disfunção sexual, podendo confundir a estimativa de prevalência em usuários de antidepressivos, a qual varia segundo as características sociodemográficas: idade, educação, situação conjugal e emprego.

Os efeitos adversos da depressão sobre a função sexual são mais comuns em idosos e naqueles com menor nível educacional. Por outro lado, casados e empregados têm índices mais baixos.

- Além dos inibidores seletivos da recaptação da serotonina (ISRS), estabilizadores do humor, lítio, antipsicóticos, diuréticos poupadores de potássio e tiazídicos, betabloqueadores e antiulcerosos bloqueadores da histamina alteram a resposta sexual, por diferentes mecanismos;
- Em períodos específicos da vida da mulher (pré-menstrual, gestação, amamentação/puerpério, climatério e pós-menopausa) há maior ris-

co para depressão, o que pode ser explicado pelo estímulo aos sistemas serotoninérgicos e adrenérgicos, em decorrência da menor concentração de hormônio sexual feminino circulante nesses períodos.

QUADRO CLÍNICO E DIAGNÓSTICO

O diagnóstico das disfunções sexuais é essencialmente clínico:

- A queixa do(a) paciente e/ou do(a) parceiro(a), associada à anamnese, é essencial;
- Exames subsidiários ajudam na elucidação da etiologia de base orgânica (p.ex., diabetes, hipo/hipertireoidismo, dislipidemias, doenças cardiovasculares, déficits hormonais).

Um mínimo de 6 meses de sintomatologia deve ser observado, como critério para se caracterizar a disfunção. Também importam as condições do(a) parceiro(a), para se afastarem possíveis erros de interpretação, diante do quadro apresentado e/ou referido por um deles.

As disfunções sexuais podem ser:

- Primárias (ocorrem desde o início da vida sexual) ou secundárias (adquiridas após tempo variável de atividade sexual satisfatória);
- Generalizadas (presentes com qualquer parceria ou circunstância) ou situacionais (quando em determinadas situações e/ou com determinadas parcerias).

Quanto à intensidade do sofrimento, as disfunções são classificadas como mínima, moderada ou grave. Se atribuída integralmente a uma condição médica geral ou ao uso de alguma substância ou medicação, o diagnóstico deve valorizar essas atribuições.

CRITÉRIOS DIAGNÓSTICOS

O Quadro 1 sintetiza os critérios diagnósticos para as disfunções sexuais, de acordo com o DSM-5.

230 Depressão: guia prático

QUADRO 1 Esquema dos critérios diagnósticos para as disfunções sexuais, segundo o DSM-5 (adaptado)

A. Definição da natureza do transtorno sexual (p.ex., desejo hipoativo, disfunção erétil), cuja ocorrência é persistente ou recorrente (incluídos descritores específicos dos sintomas).

B. Duração mínima de 6 meses dos sintomas do Critério A.

C. Causa sofrimento pessoal clinicamente significativo.

D. Não é mais bem explicado por outro transtorno mental não sexual, não está relacionado a grave conflito no relacionamento ou a outros estressores, nem é atribuído a efeitos de substância/medicação ou a condição médica geral.

Determinar o subtipo:

Quanto ao início da disfunção sexual:
- ao longo da vida;
- adquirida.

Quanto à ocorrência da disfunção sexual:
- generalizada;
- situacional.

Determinar a gravidade atual:

Quanto à intensidade (sofrimento):
- mínima;
- moderada;
- grave.

Características associadas que apoiam a elucidação diagnóstica:
- Parceiro(a) [p.ex., disfunção sexual do(a) parceiro(a), condição de saúde do(a) parceiro(a)];
- Relacionamento (comunicação precária, divergência quanto ao desejo por atividade sexual);
- Vulnerabilidade individual (história de abuso sexual ou emocional, autoimagem corporal insatisfatória), comorbidades psiquiátricas (ansiedade, depressão) ou fatores estressores (p.ex., desemprego, privações);
- Cultura/religião (proibições/inibições quanto a atividade sexual e atitudes a respeito da sexualidade);
- Fatores médicos (relevantes para o prognóstico, curso e tratamento da disfunção sexual).

A avaliação de dados sociodemográficos e hábitos (idade, relacionamentos, consumo de álcool ou uso de outras substâncias), além de condições comórbidas devem ser incluídas.

Diante do exposto, confirma-se que deprimidos devem ser avaliados quanto à função sexual, bem como aqueles com sintomatologia sexual devem ser investigados quanto à presença de depressão.

A anamnese sexual deve incluir:

- História sexual (das primeiras experiências até as práticas atuais);
- Dificuldade sexual ao longo da vida ou adquirida;

- Em quais situações ocorrem os sintomas: diferentes parcerias, masturbação, situações específicas ou generalizadas;
- Fases do ciclo sexual prejudicadas (desejo, excitação, orgasmo) ou presença de dor ao intercurso;
- Comorbidades, condições médicas e orgânicas;
- Humor;
- Uso de medicamentos prescritos e sem receita;
- Desenvolvimento sexual (abuso físico e/ou sexual);
- Comportamento sexual de risco;
- Relacionamento da paciente com parceiro/a(os/as): áreas de conflito, nível de afeto e compromisso, satisfação com o relacionamento, controle da natalidade, criação dos filhos;
- Parceiro(a) com ou sem dificuldade sexual.

Instrumentos diagnósticos

A maioria dos médicos (90%) que realizam avaliação inicial da função sexual o faz por meio de entrevista, enquanto apenas 24% deles também utilizam inventários validados nessa avaliação, os quais foram incorporados a ensaios clínicos para investigar disfunção sexual. De fato, eles são mais úteis para a avaliação de populações maiores. No consultório, recomenda-se a entrevista.

Em razão da necessidade de um instrumento cuja linguagem fosse acessível e o manuseio fácil em nosso meio, e que abarcasse os vários domínios da função sexual (desejo, excitação/ereção, ejaculação, orgasmo e satisfação), foram idealizados e validados os inventários Quociente Sexual – Versão Masculina (QS-M) e Quociente Sexual – Versão Feminina (QS-F).

O Quociente Sexual (versões QS-M e QS-F) é um instrumento que avalia os vários domínios da atividade sexual do homem e da mulher, respectivamente.

As versões masculina e feminina são constituídas por dez questões para serem respondidas em uma escala de 0 a 5. Os escores das respostas devem ser somados e o resultado, multiplicado por 2, o que resultará em um índice entre 0 e 100 (Tabelas 1 e 2).

Quanto maiores os escores, melhores são o desempenho e a satisfação sexual, ou seja:

- 82-100 pontos: bom a excelente;
- 62-80 pontos: regular a bom;
- 42-60 pontos: desfavorável a regular;
- 22-40 pontos: ruim a desfavorável;
- 0-20 pontos: nulo a ruim.

Pode-se interpretar o QS-M em termos de escore total (há disfunção sexual se o resultado for ≤ 60), o qual representa a qualidade geral do desempenho/satisfação sexual do homem. Abrangendo todas as fases do ciclo de resposta sexual, esse instrumento sugere em quais domínios dessa resposta está a dificuldade de cada paciente, o que deve, *a posteriori*, ser confirmado por meio da anamnese e de exames complementares (quando necessários).

A questão 1 investiga desejo/interesse sexual. A questão 2 avalia autoestima e autoconfiança, enquanto a questão 3 pesquisa as preliminares do ato sexual. Já a questão 4 aborda a capacidade de sintonia com a excitação da parceria. As questões 5, 6 e 7 investigam três aspectos da ereção, e a questão 8 avalia o controle ejaculatório. A frequência do orgasmo e a satisfação com o desempenho geral são verificadas pelas questões 9 e 10, respectivamente.

Baixos escores (≤ 2) para as questões 2, 3, 4, 8 e 10 sugerem presença de ejaculação precoce, enquanto disfunção erétil define-se por índices ≤ 2 nas questões 4, 5, 6, 7 e 10, especialmente. Desejo sexual hipoativo é identificado por baixos escores (≤ 2) nas questões 1, 2, 4, 5, 6, 7, 9 e 10, ou seja, a falta de desejo interfere em vários domínios da função sexual, comprometendo-os, um a um, sucessivamente.

TABELA 1 Quociente sexual – versão masculina (QS-M)

Quociente sexual – versão masculina (QS-M)					
Responda este questionário, com sinceridade, baseando-se nos últimos 6 meses de sua vida sexual, considerando a seguinte pontuação: 0 = nunca 3 = aproximadamente 50% das vezes 1 = raramente 4 = na maioria das vezes 2 = às vezes 5 = sempre					
1. Seu interesse por sexo é suficiente para você querer iniciar o ato sexual? [ ]0 [ ]1 [ ]2 [ ]3 [ ]4 [ ]5					
2. Sua capacidade de sedução dá a você confiança de se lançar em atividade de conquista sexual? [ ]0 [ ]1 [ ]2 [ ]3 [ ]4 [ ]5					

(continua)

Depressão e disfunção sexual 233

TABELA 1   Quociente sexual – versão masculina (QS-M) *(continuação)*

3. As preliminares de seu ato sexual satisfazem você e sua (seu) parceira(o)?
[ ]0   [ ]1   [ ]2   [ ]3   [ ]4   [ ]5

4. Seu desempenho sexual varia conforme sua (seu) parceira(o) seja ou não capaz de se satisfazer durante o ato sexual com você?
[ ]0   [ ]1   [ ]2   [ ]3   [ ]4   [ ]5

5. Você consegue manter o pênis ereto (duro) o tempo que precisa para completar a atividade sexual com satisfação?
[ ]0   [ ]1   [ ]2   [ ]3   [ ]4   [ ]5

6. Após o estímulo sexual, sua ereção é suficientemente rígida (dura) para garantir uma relação sexual satisfatória?
[ ]0   [ ]1   [ ]2   [ ]3   [ ]4   [ ]5

7. Você é capaz de obter e manter a mesma qualidade de ereção nas várias relações sexuais que realiza em diferentes dias?
[ ]0   [ ]1   [ ]2   [ ]3   [ ]4   [ ]5

8. Você consegue controlar a ejaculação para que seu ato sexual se prolongue o quanto você desejar?
[ ]0   [ ]1   [ ]2   [ ]3   [ ]4   [ ]5

9. Você consegue chegar ao orgasmo nas relações sexuais que realiza?
[ ]0   [ ]1   [ ]2   [ ]3   [ ]4   [ ]5

10. Seu desempenho sexual o estimula a fazer sexo outras vezes, em outras oportunidades?
[ ]0   [ ]1   [ ]2   [ ]3   [ ]4   [ ]5

Resultado
Soma dos índices de cada questão e total multiplicado por 2.
[Q1 + Q2 + Q3 + Q4 + Q5 + Q6 + Q7 + Q8 + Q9 + Q10] x 2

Escore final: apresenta a qualidade de desempenho/satisfação sexual
- 82-100 pontos = bom a excelente
- 62-80 pontos = regular a bom
- 42-60 pontos = desfavorável a regular
- 22-40 pontos = ruim a desfavorável
- 0-20 pontos = nulo a ruim

Domínios investigados pelo QS-M:
- Desejo (questão 1)
- Autoconfiança (questão 2)
- Qualidade da ereção (questões 5, 6, 7)
- Controle da ejaculação (questão 8)
- Capacidade de atingir o orgasmo (questão 9)
- Satisfação geral com as preliminares e o intercurso (questões 3, 4 e 10)

Fonte: Abdo, 2006.

Quanto ao QS-F, pode-se interpretá-lo em termos de escore total (há disfunção sexual se o resultado for ≤ 60), o qual representa a qualidade geral do desempenho/satisfação sexual da mulher. Abrangendo todas as

234 Depressão: guia prático

fases do ciclo de resposta sexual, esse instrumento sugere em quais domínios dessa resposta está a dificuldade de cada paciente, o que deve, *a posteriori*, ser confirmado por meio da anamnese e de exames complementares (quando necessários).

Portanto, com dez questões autorresponsivas, o QS-F permite avaliar todas as fases do ciclo de resposta sexual, contemplando ainda outros domínios, ou seja, o QS-F investiga: desejo, fantasias e interesse sexual (questões 1, 2 e 8), preliminares (questão 3), excitação pessoal e sintonia com a parceria (questões 4 e 5), conforto (questões 6 e 7), orgasmo e satisfação (questões 9 e 10).

Baixos escores (≤ 2) para as questões 1, 2 e 8 indicam que o desejo sexual não é suficiente para que a mulher se interesse e se satisfaça com a relação. As questões 3, 4, 5 e 6 definem diferentes aspectos da fase de excitação feminina (resposta às preliminares, lubrificação, sintonia com a parceria e recepção à penetração). Baixos escores (≤ 2) para essas questões sugerem pouca capacidade de envolvimento e pouca resposta ao estímulo sexual. Dificuldade para o orgasmo e pouca ou nenhuma satisfação com o sexo resultam em baixos escores (≤ 2) nas questões 9 e 10.

Para a questão 7, quanto maior o escore, mais importante é a dor à relação; quanto menos dor à relação, menor o escore. Assim, a avaliação dessa questão exige diminuir para menos de 5 o escore de dor referido pela paciente (5 – Q7). Por exemplo, para dor grau 3, calcula-se 5 – 3 = 2. O índice a ser considerado para a questão 7 é 2, neste caso.

TABELA 2   Quociente Sexual – Versão Feminina – QS-F

Quociente Sexual – Versão Feminina – QS-F
Responda este questionário, com sinceridade, baseando-se nos últimos 6 meses de sua vida sexual, considerando a seguinte pontuação: 0 = nunca   3 = aproximadamente 50% das vezes 1 = raramente   4 = na maioria das vezes 2 = às vezes   5 = sempre
1. Você costuma pensar espontaneamente em sexo, lembra de sexo ou se imagina fazendo sexo? [ ]0   [ ]1   [ ]2   [ ]3   [ ]4   [ ]5
2. O seu interesse por sexo é suficiente para você participar da relação sexual com vontade? [ ]0   [ ]1   [ ]2   [ ]3   [ ]4   [ ]5
3. As preliminares (carícias, beijos, abraços, afagos, etc.) a estimulam a continuar a relação sexual? [ ]0   [ ]1   [ ]2   [ ]3   [ ]4   [ ]5

(continua)

Depressão e disfunção sexual 235

TABELA 2   Quociente Sexual – Versão Feminina – QS-F *(continuação)*

4. Você costuma ficar lubrificada (molhada) durante a relação sexual?
[ ]0   [ ]1   [ ]2   [ ]3   [ ]4   [ ]5

5. Durante a relação sexual, à medida que a excitação do seu parceiro vai aumentando, você também se sente mais estimulada para o sexo?
[ ]0   [ ]1   [ ]2   [ ]3   [ ]4   [ ]5

6. Durante a relação sexual, você relaxa a vagina o suficiente para facilitar a penetração do pênis?
[ ]0   [ ]1   [ ]2   [ ]3   [ ]4   [ ]5

7. Você costuma sentir dor durante a relação sexual, quando o pênis penetra em sua vagina?
[ ]0   [ ]1   [ ]2   [ ]3   [ ]4   [ ]5

8. Você consegue se envolver, sem se distrair (sem perder a concentração), durante a relação sexual?
[ ]0   [ ]1   [ ]2   [ ]3   [ ]4   [ ]5

9. Você consegue atingir o orgasmo (prazer máximo) nas relações sexuais que realiza?
[ ]0   [ ]1   [ ]2   [ ]3   [ ]4   [ ]5

10. A satisfação que você consegue obter com a relação sexual lhe dá vontade de fazer sexo outras vezes, em outros dias?
[ ]0   [ ]1   [ ]2   [ ]3   [ ]4   [ ]5

Resultado
Soma dos índices de cada questão e total multiplicado por 2.
A questão 7 é incluída nessa soma obedecendo ao seguinte critério (5 – índice assinalado pela paciente):
[Q1 + Q2 + Q3 + Q4 + Q5 + Q6 + (5 – Q7) + Q8 + Q9 + Q10] x 2

Escore final: apresenta a qualidade de desempenho/satisfação sexual
• 82-100 pontos = bom a excelente
• 62-80 pontos = regular a bom
• 42-60 pontos = desfavorável a regular
• 22-40 pontos = ruim a desfavorável
• 0-20 pontos = nulo a ruim

Domínios investigados pelo QS-F:
• Desejo e interesse sexual (questões 1, 2, 8)
• Preliminares (questão 3)
• Excitação da mulher e sintonia com o parceiro (questões 4, 5)
• Conforto (questões 6, 7)
• Orgasmo e satisfação (questões 9, 10)

Fonte: Abdo, 2006.

Para o diagnóstico, recomenda-se, ainda, considerar a idade e a experiência sexual do(a) paciente. Jovens ou principiantes podem apresentar temporariamente dificuldades de ereção, do controle da ejaculação (os homens), de lubrificação e orgasmo (as mulheres), o que é compreensível e não significa disfunção, mas falta de experiência.

DIAGNÓSTICO DIFERENCIAL

Um dos diagnósticos diferenciais mais frequentemente observados diz respeito àquele entre uma e outra disfunção sexual. Ou seja: é fundamental avaliar se a precocidade da ejaculação, por exemplo, é um sintoma de ejaculação precoce (EP) exatamente ou uma dificuldade de ereção que leva o homem a ejacular antes de falhar.

O desejo hipoativo pode também ser o diagnóstico correto em alguns casos em que a queixa é dificuldade de ereção. Nesses casos, a função erétil prejudicada causa frustração e consequentemente inibe o desejo.

Também a falta de interesse sexual de uma mulher pode decorrer da EP do parceiro, o que torna o ato pouco ou nada prazeroso para ela. A dispareunia também pode resultar em falta de desejo.

Em todas as situações referidas importa saber a origem da dificuldade. O diagnóstico correto é aquele que leva em consideração o ponto de partida dessa série de comportamentos sexuais disfuncionais.

Vale lembrar, ainda, que parafílicos podem apresentar falta de desejo e/ou de excitação e orgasmo, quando tentam fazer sexo fora de suas preferências. Por exemplo, o indivíduo sádico evitando atitudes ofensivas durante o ato sexual.

Inúmeras são as doenças de base física e/ou psiquiátrica que levam às dificuldades sexuais. Nesses casos, o diagnóstico correto refere-se à patologia que determinou a disfunção sexual, e não a disfunção em si. Por exemplo, a depressão que causa falta de desejo ou o diabetes que leva à dificuldade de ereção.

EXAMES COMPLEMENTARES

Um conjunto de exames laboratoriais utilizados para avaliar funções físicas associadas à função sexual masculina e feminina é apresentado no Quadro 2. Esses testes não fornecem a etiologia definitiva da disfunção sexual, mas indicam se há alguma condição anômala que mereça ser mais bem investigada. Por exemplo, níveis abaixo de 300 ng/dL para testosterona total e 7,3 ng/dL para testosterona livre são sugestivos de hipogonadismo em homens acima de 40 anos com sintomatologia que inclui redução da libido e/ou disfunção erétil, sendo necessárias duas dosagens hormonais (com intervalo de no mínimo 15 dias entre elas) para confirmar o diagnóstico.

Outros exames auxiliam na identificação de comorbidades, como diabetes, dislipidemias e hipo/hipertireoidismo, que exercem impacto negativo sobre a função sexual de homens e mulheres.

QUADRO 2 Exames laboratoriais utilizados no diagnóstico de disfunções sexuais

Exames recomendados	Exames auxiliares
Estradiol plasmático	Perfil lipídico (colesterol, triglicérides)
Testosterona total*	DHEA
Testosterona livre*	Glicemia de jejum
SHBG	Hemoglobina glicada
FSH, LH	Painel tireoidiano
Prolactina	Hemograma completo
Albumina	

*Testosterona: para disfunção sexual masculina. Não é parâmetro para disfunção sexual feminina.
DHEA: de-hidroepiandrosterona; FSH: hormônio foliculoestimulante; LH: hormônio luteinizante; SHBG: globulina carreadora de hormônios sexuais.

● TRATAMENTO

Tratamento farmacológico

Os recursos farmacológicos para tratar os diferentes tipos de disfunção sexual têm mecanismos de ação que buscam resgatar a fisiologia do ciclo da resposta sexual.

Assim, o tratamento medicamentoso para os casos de EP, por exemplo, consiste no uso de medicamentos que interfiram na transmissão serotoninérgica, retardando a ejaculação. Para a DE, os medicamentos de primeira escolha são os inibidores da fosfodiesterase tipo 5 (PDE-5), os quais recuperam e mantêm a resposta erétil frente ao estímulo sexual, por meio do bloqueio seletivo da degradação do GMPc no corpo cavernoso. Na ausência de estímulo sexual, esses fármacos não são capazes de iniciar ou manter a ereção.

Nos casos de diminuição do desejo masculino e feminino, sem déficit hormonal, uma alternativa terapêutica é a bupropiona, um antidepressivo que inibe a recaptação de dopamina na fenda sináptica.

Quando há desejo sexual hipoativo, decorrente da diminuição dos níveis de testosterona, a terapia androgênica deve ser cogitada, tanto para homens como para mulheres, obedecendo a critérios e contraindicações bem definidos. Há diferentes formulações a serem utilizadas de acordo com o perfil de cada paciente.

Para mulheres não são recomendadas apresentações formuladas para homens, por dificuldade de ajuste da dose e risco de doses suprafisiológicas.

Diretriz conjunta da *Endocrine Society*, do *American Congress of Obestricians and Gynecologists*, da *American Society for Reproductive Medicine*, da *European Society of Endocrinology* e da *International Menopause Society* recomenda: terapia androgênica somente para desejo sexual hipoativo de mulheres na pós-menopausa e sob uso de estrogênio. Os níveis androgênicos devem ser mensurados a cada 6 meses para monitorar sinais virilizantes. Se não houver resposta em mais de 3 meses, a terapia deve ser suspensa, por falta de dados de segurança em longo prazo.

Concentrações plasmáticas normais ou próximas ao limite superior de normalidade devem ser mantidas para controle dos efeitos virilizantes (tom grave da voz, alopecia, hirsutismo, acne e hipertrofia do clitóris). A associação com câncer de mama requer mais estudos. Hepatite colestática, icterícia, hipercalcemia, policitemia e retenção hidroeletrolítica podem ocorrer, sendo reversíveis com a suspensão do hormônio. Risco cardiovascular representa a maior limitação ao uso de androgênios em mulheres.

Flibanserina é um novo fármaco não hormonal com ação sobre o sistema nervoso central, agonista dos receptores 5-HT1A e antagonista dos receptores 5-HT2A. Sua ligação a esses receptores, em áreas seletivas do cérebro, modula a ação de dopamina, noradrenalina e serotonina, que participam do ciclo de resposta sexual. Ao modular esses neurotransmissores, a flibanserina ajuda a restaurar o equilíbrio entre fatores inibitórios e excitatórios, favorecendo o desejo sexual. Foi aprovada pela Food and Drug Administration (FDA, 2015) para mulheres na pré-menopausa, com desejo sexual hipoativo não causado por condições físicas ou psiquiátricas, pelo uso de medicamentos que interfiram com a libido ou por conflitos no relacionamento. Deve ser administrada sem uso de bebida alcoólica (risco de perda de consciência) e com atenção aos efeitos adversos. Ainda indisponível no Brasil.

Como o tratamento da depressão visa à remissão do episódio atual, é imprescindível que se prolongue (da fase aguda à fase de continuação e à fase de manutenção) até a recuperação total do paciente.

Dentre as estratégias utilizadas para solucionar a disfunção sexual induzida por antidepressivos, o uso de "antídotos" parece ser uma opção efetiva, mas ainda faltam estudos conclusivos. Os dados disponíveis referem-se a relatos de casos ou estudos *open-label*.

O uso concomitante de outro medicamento que atue como "antídoto" para a disfunção sexual induzida por ISRS se pauta no estímulo a vias antagônicas às serotoninérgicas, aumentando os níveis de noradrenalina e dopamina no sistema nervoso central. Essa estratégia requer atenção aos efeitos colaterais próprios das drogas utilizadas como "antídotos", com a eventual interação medicamentosa. A eficácia não é garantida e pode haver alteração (para mais ou para menos) do efeito terapêutico dos antidepressivos. Drogas utilizadas como "antídotos" são administradas com o antidepressivo que está induzindo a disfunção sexual. A dose desse antidepressivo deve, nesse caso, ser reduzida à metade. A Tabela 3 apresenta os "antídotos" usualmente empregados para minimizar esse efeito. São sinalizadas também as fases do ciclo de resposta sexual em que agem e o respectivo mecanismo de ação.

TABELA 3 "Antídotos" para disfunção sexual induzida por ISRS

Droga	Dose (mg/dia)	Fase(s) do ciclo sexual atingida(s)	Mecanismo de ação
Bupropiona	50 a 150	Desejo, excitação e orgasmo	Aumento de dopamina
Buspirona	30 a 60	Desejo e orgasmo	Redução de serotonina
Trazodona	200 a 400	Desejo	Antagonismo adrenérgico periférico
Mirtazapina	15 a 45	Orgasmo	Antagonista alfa-2-adrenérgico central e antagonista $5-HT_2$, $5-HT_2C$ e $5-HT_3$
Inibidores da PDE-5 (pouco efetivos em mulheres)	Variável	Excitação e orgasmo (não melhoram o desejo; na ausência de desejo, não agem)	Aumento de óxido nítrico (que favorece a vasocongestão)

Fonte: adaptada de Clayton et al., 2003.

Tratamento não farmacológico

A disponibilidade de medicamentos eficazes não dispensa o tratamento psicoterápico, o qual está indicado sempre que houver componente psicogênico (primário ou decorrente de disfunção de base orgânica), o que é muito frequente. Pode ser aplicado em combinação com a farmacoterapia.

CONSIDERAÇÕES FINAIS

As disfunções sexuais e a depressão constituem problemas de saúde pública, dada a alta prevalência e sua repercussão na vida como um todo. Conhecer a prevalência da disfunção sexual e seus fatores de risco em determinada população possibilita aplicar medidas preventivas e terapêuticas mais eficazes.

Também é relevante conhecer o padrão de comportamento sexual dessa população, para que condutas favoráveis ao desempenho e à satisfação sexual sejam propostas.

Apesar de não ser letal, a disfunção sexual prejudica a qualidade de vida e muito frequentemente indica presença de doenças subjacentes e maus hábitos de vida.

Investigar e tratar precocemente a disfunção sexual significa identificar sua causa (que muitas vezes é a depressão), o que garante um tratamento mais efetivo, em vista de serem as disfunções sexuais marcadores de saúde, ou seja, indicadores da presença subjacente de problemas de saúde física e/ou psíquica.

Por seu turno, a depressão conduz à perda da autoestima e da autoconfiança, dificultando os relacionamentos e retroalimentando o mau desempenho da atividade sexual. Os indivíduos deprimidos têm frequência sexual mais baixa, também por dificuldade de obter/manter a parceria sexual, bem como pelo desânimo e pela perda da libido.

Deve-se orientar o(a) paciente (bem como a parceria) para priorizar o tratamento da depressão até atingir a remissão, mesmo que a disfunção sexual se faça presente: depressão não tratada cursa com disfunção sexual, enquanto o efeito negativo do antidepressivo sobre a função sexual não persiste quando a medicação é suspensa, ao término do tratamento.

BIBLIOGRAFIA CONSULTADA

1. Abdo CHN. Elaboração e validação do quociente sexual – versão feminina: uma escala para avaliar a função sexual da mulher. Revista Brasileira de Medicina. 2006;63(9):477-82.
2. Abdo CHN. Elaboração e validação do quociente sexual – versão masculina: uma escala para avaliar a função sexual do homem. Revista Brasileira de Medicina. 2006;63(1-2):42-6.
3. American Psychiatric Association. Diagnostic and statistical manual of mental disorders: DSM-5. 5.ed. Arlington: American Psychiatric Association, 2013.
4. Atlantis E, Sullivan T. Bidirectional association between depression and sexual dysfunction: a systematic review and meta-analysis. J Sex Med. 2012;9(6):1497-507.
5. Clayton AH, Warnock JK, Kornstein SG, Pinkerton R, Sheldon-Keller A, McGarvey EL. A placebo-controlled trial of bupropion SR as an antidote for selective serotonin reuptake inhibitor-induced sexual dysfunction. J Clin Psychiatry. 2004;65:62-7.
6. Clayton AH, West SG. The effects of antidepressants on human sexuality. Primary Psychiatry. 2003;10(2):62-70.
7. Hatzichristou D, Kirana PS, Banner L, Althof SE, Lonnee-Hoffmann RA, Dennerstein L, et al. Diagnosing sexual dysfunction in men and women: sexual history taking and the role of symptom scales and questionnaires. J Sex Med. 2016;13(8):1166-82.
8. Kessler RC, McGonagle KA, Zhao S, Nelson CB, Hughes M, et al. Lifetime and 12-month prevalence of DSM-III-R psychiatric disorders in the United States. Results from the National Comorbidity Survey. Arch Gen Psychiatry. 1994;51(1):8-19.
9. Rubio-Aurioles E, Bivalacqua TJ. Standard operational procedures for low sexual desire in men. J Sex Med. 2013;10(1):94-107.
10. Sociedade Brasileira de Urologia (SBU). II Consenso Brasileiro de Disfunção Erétil. São Paulo: BG Cultural; 2002
11. Sociedade Brasileira de Urologia (SBU). Diretrizes em DAEM. Rio de Janeiro: Sociedade Brasileira de Urologia; 2012.
12. Stahl SM, Sommer B, Allers KA. Multifunctional pharmacology of flibanserin: possible mechanism of therapeutic action in hypoactive sexual desire disorder. J Sex Med. 2011;8(1):15-27.
13. Wender MC, Pompei LM, Fernandes CE. Consenso Brasileiro de Terapêutica Hormonal da Menopausa – Associação Brasileira de Climatério (SOBRAC). São Paulo: Leitura Médica; 2014.
14. Wierman ME, Arlt W, Basson R, Davis SR, Miller KK, Murad MH, et al. Androgen therapy in women: a reappraisal: an Endocrine Society clinical practice guideline. J Clin Endocrinol Metab. 2014;99(10):3489-510.
15. World Health Organization. International Classification of Diseases. 11th revision (ICD-11). Disponível em: https://icd.who.int/. Acesso em 25 de novembro de 2018.

CAPÍTULO 24

Depressão na terceira idade (depressão geriátrica)

Salma Rose Imanari Ribeiz

INTRODUÇÃO

Depressão é um transtorno mental comum no idoso e é frequentemente considerada ocorrência "natural do envelhecimento", sendo comumente subdiagnosticada e subtratada em razão dos múltiplos fatores psicossociais e biológicos. Frequentemente sintomas depressivos podem ser vistos como parte de doença física concomitante e comumente médicos e outros profissionais da saúde não são treinados para reconhecê-los. Apesar disso, de acordo com a Organização Mundial da Saúde (OMS), a depressão é a principal causa de anos vividos com incapacidade, de sofrimento emocional e queda na qualidade de vida. Além disso, é sabido que a depressão geriátrica exacerba o grau de incapacidade e dependência. Saber identificar essa condição de saúde e instituir tratamento adequado possibilita que o paciente tenha maior qualidade de vida e dignidade em todas as fases de sua vida.

EPIDEMIOLOGIA

De acordo com dados de estudos internacionais, a depressão geriátrica tem prevalência entre 10 e 38%, atingindo os valores mais altos nos idosos institucionalizados ou hospitalizados. Cerca de 35% dos casos de depressão geriátrica são classificados como leves, 51,9% como moderados e 12,7% como graves, embora até 40% sejam subdiagnosticados. As variações nas taxas devem-se a diferenças nos critérios usados na metodologia, assim como diferenças nas características das populações estudadas.

Sabe-se que a frequência dos transtornos depressivos aumenta com o envelhecimento, acometendo 20 a 25% dos idosos entre 85 e 89 anos e 30 a 50% daqueles com 90 anos ou mais, o que pode estar associado a maior presença de prejuízo cognitivo, incapacidade, pior condição socioeconômica e maior proporção de mulheres.

Uma metanálise com estudos nacionais da prevalência de depressão maior em idosos residentes na comunidade encontrou a taxa de 7% (IC 95%: 3-14). No entanto, é importante ressaltar que sintomas depressivos sem preencher critérios diagnósticos para transtorno depressivo maior são ainda mais frequentes.

Recentemente, da Costa Dias et al. conduziram o estudo Pietá em idosos residentes na comunidade em Caetés (MG), que incluiu 639 indivíduos com 75 anos ou mais, e encontraram a prevalência de 11,1% (n = 70) de depressão geriátrica e de 25,6% (n = 146) de sintomas depressivos clinicamente significativos (SDCS). Os indivíduos deprimidos (depressão geriátrica e com SDCS) apresentaram as piores medidas de qualidade de vida. Dos setenta sujeitos com depressão geriátrica, apenas 11 (15,7%) estavam em uso de antidepressivos (AD), o que evidencia que atualmente a depressão geriátrica na comunidade permanece sendo subdiagnosticada e subtratada no Brasil.

● FATORES DE RISCO ASSOCIADOS À DEPRESSÃO GERIÁTRICA

Fatores de risco para depressão em idosos incluem história prévia de depressão, doença clínica crônica, sexo feminino, ser solteiro ou divorciado, doença cerebral, abuso de álcool, uso de certos medicamentos e eventos estressantes da vida. Até 15% dos adultos viúvos têm depressão potencialmente grave, por 1 ano ou mais tempo, após a morte do cônjuge.

Ao contrário das pessoas mais jovens com depressão, idosos com depressão geralmente têm uma comorbidade médica. A depressão maior é mais comum em pacientes clinicamente doentes com mais de 70 anos e são hospitalizados ou institucionalizados. As doenças graves ou crônicas associadas a altas taxas de depressão incluem: acidente vascular cerebral (AVC, 30 a 60%), doença cardíaca coronária (8 a 44%), câncer (1 a 40%), doença de Parkinson (40%), doença de Alzheimer (20 a 40%) e demência (17 a 31%) (Quadro 1).

QUADRO 1 Doenças que podem estar associadas à síndrome depressiva

Doença de Addison	Tumores intracranianos (maligno/benigno)
Síndrome da imunodeficiência adquirida	Esclerose múltipla
Angina	Infarto do miocárdio
Câncer (particularmente do pâncreas)	Mal de Parkinson
Arteriosclerose cerebral	Anemia perniciosa
Doença de Cushing	Porfiria
Diabetes	Doença renal
Anormalidades eletrolíticas (p.ex., hipernatremia, hipercalcemia, hipocalemia, hipercalemia)	Artrite reumatoide
	Demência senil
	Sífilis
Hipoglicemia	Lúpus sistêmico eritematoso
Deficiências de folato e tiamina	Arterite temporal
Hepatite	Epilepsia do lobo temporal
Hipotireoidismo, hipertireoidismo, hiperparatireoidismo	Pneumonia viral
	Gripe

Além disso, indivíduos deprimidos têm maior risco de AVC do que não deprimidos e maior risco de mortalidade por AVC. Doenças médicas, incluindo doenças cardiovasculares e doenças cerebrovasculares, são frequentemente acompanhadas por depressão. Tomadas em conjunto, essas observações indicam que a depressão predispõe a uma variedade de doenças, mas também doenças médicas aumentam o risco de depressão geriátrica (Figura 1).

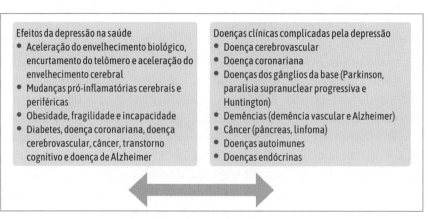

FIGURA 1 Relação recíproca entre depressão e saúde física.
Fonte: adaptada de Alexopoulos, 2019.

● FISIOPATOLOGIA DA DEPRESSÃO GERIÁTRICA: PRINCIPAIS HIPÓTESES

Para tentar esclarecer a fisiopatologia de depressão geriátrica, vários fatores (deficiência de monoaminas, genéticos, ambientais, imunológicos, endocrinológicos, vasculares e de neurogênese) têm sido estudados. Dentre eles, os fatores psicossociais foram a primeira contribuição conceitual para ocorrência da depressão na terceira idade.

A depressão predispõe a doenças médicas e acelera o envelhecimento biológico, indicado por menor comprimento dos telômeros, envelhecimento acelerado, especialmente do cérebro, e envelhecimento epigenético avançado. Por sua vez, as doenças médicas também aumentam o risco de depressão de início tardio. As relações recíprocas da depressão com processos relacionados ao envelhecimento e à doença geraram hipóteses patogenéticas e forneceram alvos potenciais de tratamento (Figura 2).

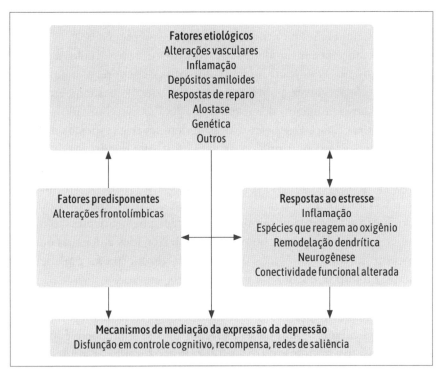

FIGURA 2   Modelo fisiopatológico da depressão geriátrica.
Fonte: adaptada de Alexopoulos, 2019.

Uma hipótese fisiopatológica da depressão geriátrica postula que a síndrome depressiva representa a expressão clínica da disfunção nas redes de recompensa, saliência e controle cognitivo (Figura 2). O grau de disfunção nessas redes pode determinar a intensidade dos sintomas relacionados a humor, cognição e/ou comportamento motor e é responsável pelas apresentações clínicas heterogêneas da síndrome depressiva no idoso. Anormalidades em redes sobrepostas e/ou distintas no sistema frontolímbico podem servir como fatores predisponentes, facilitando as alterações funcionais e mediando a expressão da depressão e promoção da cronicidade e recaída.

Fatores genéticos, envelhecimento, doenças e processos (p.ex., inflamação, doença vascular, acúmulo de amiloide) podem servir como fatores etiológicos por promoverem diretamente a disfunção na recompensa, na saliência, nas redes de controle cognitivo e/ou por comprometer as redes frontolímbicas que predispõem à depressão. Muitos dos fatores etiológicos começam na meia-idade, p.ex., hipertensão, diabetes, obesidade, alterações vasculares e hormonais, deposição de amiloide, respostas inflamatórias, alterações na neuroplasticidade e sinaptogênese.

Idade avançada e meia-idade são frequentemente associadas a problemas médicos e psicossociais no indivíduo (dor, desemprego, maus-tratos a idosos, divórcio/viuvez, pobreza, isolamento social), mas também no nível comunitário (aumento de custos/renda fixa, acesso limitado a cuidados de saúde, crime). Esses estressores podem levar a respostas inflamatórias, neurogênese suprimida e promover atrofia dendrítica apical no córtex pré-frontal medial e conectividade funcional alterada. Respostas ao estresse podem, então, levar à depressão diretamente, desencadeando disfunção na recompensa, saliência e redes de controle cognitivo, promovendo anormalidades frontolímbicas que predispõem à depressão ou aumentando o envelhecimento ou processos relacionados a doenças que servem como fatores etiológicos da depressão direta (p.ex., por meio da alostase) ou indiretamente por negligência da saúde.

As síndromes descritas a seguir são baseadas em hipóteses relacionadas ao modelo de depressão geriátrica. Apesar de descritas separadamente por simplicidade, alguns de seus mecanismos se sobrepõem e mecanismos adicionais podem estar em jogo. Por exemplo, a síndrome de disfunção executiva da depressão é a expressão clínica da disfunção frontostriatal, muitas vezes causada por disfunção cerebrovascular, resposta inflamatória anormal e talvez deposição de amiloide. Pelo mesmo motivo, a síndrome da depressão vascular pode apresentar sintomas originados de disfunção frontostriatal causada por lesões vasculares desconectando redes relacionadas à regulação do humor e funções executivas, bem como fluxo sanguíneo cerebral reduzido e respostas inflamatórias.

Síndrome da disfunção executiva da depressão

A síndrome da disfunção executiva da depressão (DED) foi descrita em adultos idosos com distintas apresentações clínicas e pouca resposta aos antidepressivos. Aproximadamente 30% dos idosos deprimidos têm desempenho anormal nos testes de fluência verbal, inibição de resposta, resolução de novos problemas, flexibilidade cognitiva, memória de trabalho e/ou planejamento ideomotor (Quadro 2).

QUADRO 2 Achados relacionados à hipótese da síndrome da disfunção executiva da depressão

Apresentação
• Anedonia, retardo psicomotor, incapacidade pronunciada, falta de percepção e desconfiança, mas ideação depressiva menos proeminente e leve síndrome vegetativa • Desempenho anormal nos testes de fluência verbal, inibição de resposta, nova solução de problemas, flexibilidade cognitiva, memória de trabalho e/ou planejamento ideomotor
Neuroimagem
• Hiperintensidades da substância branca e anormalidades microestruturais nos tratos da substância branca que conectam o córtex pré-frontal a subcorticais e regiões corticais posteriores • Hipoativação do córtex pré-frontal dorsolateral (DLPFC) durante tarefas que desafiam a rede de controle cognitivo e diminuição da conectividade funcional entre o DLPFC e o dACC • A conectividade funcional diminuída entre o DLPFC e o dACC persiste após o tratamento com antidepressivo
Resposta ao tratamento
• Má resposta aos antidepressivos, recaída e recorrência precoces

DLPFC: córtex pré-frontal dorsolateral; dACC: córtex dorsal do cíngulo anterior.

O perfil de depressão da DED é caracterizado por anedonia, retardo psicomotor, pronunciada incapacidade, falta de discernimento e desconfiança, mas menos ideação depressiva proeminente e síndrome vegetativa leve. Essa apresentação é consistente com interrupções de redes frontal-subcorticais. A depressão frequentemente desenvolve-se em desordens de estruturas subcorticais, incluindo demência vascular, doença de Parkinson, doença de Huntington, paralisia supranuclear progressiva e calcificação de gânglios da base e isquemia da cabeça do caudado.

A disfunção executiva prediz má resposta da depressão geriátrica aos antidepressivos, recidiva e recorrência precoces. A pouca resposta da DED aos antidepressivos e a crescente compreensão de sua patogênese podem orientar o desenvolvimento de intervenções específicas.

O direcionamento dos fatores de risco de doença vascular na meia-idade é uma abordagem lógica na prevenção da depressão vascular. A disfunção executiva da depressão e as síndromes da depressão vascular têm apresentações clínicas e achados de neuroimagem compatíveis com anormalidades frontostriatais.

Hipótese da depressão vascular

A hipótese da "depressão vascular" postula que a doença cerebrovascular pode predispor, precipitar ou perpetuar algumas síndromes depressivas geriátricas. Essa hipótese foi baseada na presença de fatores de risco cerebrovasculares em muitos pacientes com depressão geriátrica, na comorbidade da depressão geriátrica com lesões cerebrovasculares e no frequente desenvolvimento de depressão após AVC. Uma definição clínica diz respeito aos fatores de risco cerebrovasculares ou doença cerebrovascular como uma das características principais de depressão vascular (Quadro 3).

QUADRO 3 Achados relacionados à hipótese de depressão vascular

Quadro clínico
• Início tardio da depressão ou agravamento do curso da depressão precoce após o início da doença vascular
• Fatores de risco cerebrovasculares, rigidez arterial (velocidade da onda de pulso carotídeo-femoral) e placas carotídeas
• Prejuízo em avaliação neuropsicológica, incluindo disfunção executiva, dependendo da localização e extensão das lesões cerebrovasculares
• Depressão geralmente caracterizada por retardo, anedonia, falta de percepção da doença e incapacidade, mas sentimento de culpa aparece com menor frequência
• Resposta ruim ou lenta aos antidepressivos
Neuroimagem
• Hiperintensidades na substância cinzenta subcortical, substância branca profunda ou áreas periventriculares

É importante destacar a relação entre depressão geriátrica e transtornos demenciais. Depressão aumenta o risco de transtornos demenciais.

Hipótese da inflamação

A hipótese da inflamação postula que a desregulação imune relacionada ao envelhecimento e à doença comórbida contribuem para a etiologia da depressão geriátrica. O envelhecimento leva a alterações pró-inflamatórias mediadas pelo aumento de respostas imunes na periferia, interrupção da comunicação imune periférica-cerebral e resposta cerebral aumentada e discordante.

Interrupção na comunicação imune periférica-cerebral produz resposta inflamatória cerebral desproporcional à estimulação imunológica periférica, promovendo um estado pró-inflamatório crônico com aumento da ativação e da microglia, produção contínua de citocinas pró-inflamatórias (IL-1β, IL-6 e TNF-α) e diminuição das moléculas anti-inflamatórias. A ativação persistente da microglia leva a uma depuração ineficiente de moléculas neurotóxicas, perda de neurônios e redução de neurogênese. As citocinas induzem indoleamina 2,3-dioxigenase, uma enzima que reduz a produção de serotonina.

O acúmulo de amiloide e tau pode ser um dos mecanismos da depressão geriátrica?

Vários estudos sugerem que o acúmulo de beta-amiloide (Aβ) pode predispor à depressão geriátrica. No entanto, vários estudos não conseguiram identificar uma relação entre a patologia de Alzheimer e depressão geriátrica. Discrepâncias nos estudos mostram que ainda não está claro quais aspectos da neurobiologia da doença de Alzheimer estão relacionadas à depressão geriátrica.

● QUADRO CLÍNICO E DIAGNÓSTICO

Para o diagnóstico do transtorno depressivo maior de acordo com o DSM- 5 (Capítulo 8), o indivíduo deve apresentar:

- Sintomas depressivos por pelo menos 2 semanas e que representem uma mudança em relação ao funcionamento anterior;
- Ao menos um dos sintomas principais (humor deprimido ou perda de interesse ou prazer), além de 4 ou mais sintomas secundários (alteração significativa de peso/apetite, insônia ou hipersonia quase todos os dias, agitação ou retardo psicomotor, fadiga ou perda de energia, sentimentos de inutilidade ou culpa excessiva (que pode ser delirante), capacidade diminuída de pensar ou se concentrar e pensamentos de morte/ideação suicida.

Na prática clínica, entretanto, os idosos frequentemente apresentam sintomas que não preenchem os critérios para o diagnóstico de transtorno depressivo maior, a despeito de apresentarem clínica depressiva. Esse quadro clínico chamado de "depressão subsindrômica" ou "depressão subclínica" também é capaz de impor importantes alterações de funcionalidade e é abordado no Capítulo 10.

Nessa faixa etária, a manifestação pode ser bastante heterogênea e os sintomas não são tão facilmente evidenciados, sendo sempre necessária investigação clínica para excluir possíveis alterações orgânicas que contribuam ou simulem sintomas depressivos, como hipotireoidismo e anemia.

Com frequência, idosos deprimidos apresentam dificuldade em expressar suas emoções e podem apresentar queixas somáticas persistentes, como dor hipocondríaca, fadiga, insônia, perda de peso ou apetite, sentimento de inutilidade, retardo psicomotor/agitação e pensamentos de morte. Muitas vezes não se observa o "clássico" humor deprimido, sendo a depressão nomeada como "depressão sem tristeza". Gallo et al. descreveram esse quadro sendo composto principalmente por apatia, perda de prazer e interesse. Os distúrbios do pensamento encontrados nesses casos são: delírios de perseguição e a ideia de ter uma doença cujo tratamento é impossível.

Alguns sinais podem sugerir depressão geriátrica, como:
- Visitas frequentes ao consultório ou uso de serviços médicos;
- Relatos persistentes de dor, fadiga, insônia, dor de cabeça, alterações no sono ou apetite e sintomas gastrointestinais inexplicáveis;
- Sinais de isolamento social e aumento da dependência;

Depressão na terceira idade (depressão geriátrica) 251

- Recuperação demorada de uma condição médica ou cirúrgica, recusa de tratamento e resistência à alta de um hospital também podem ser sinais de depressão.

Idade de início da depressão

Uma característica importante a ser investigada na depressão no idoso relaciona-se à idade de início da depressão, isto é, identificar se a doença iniciou-se na idade adulta e os sintomas permaneceram e cronificaram com o envelhecimento (denominada depressão de início precoce, DIP), ou se o transtorno teve início mais tardio (depressão de início tardio, DIT). Essa distinção é importante porque há evidências de que existem diferenças clínicas e biológicas entre esses dois tipos de depressão, assim como existem evidências de que há uma relação próxima entre DIT e demência. Apesar dessas evidências ainda não poderem ser consideradas definitivas, os resultados de muitas investigações reforçam a hipótese de que o pior prognóstico foi verificado em síndromes depressivas de início tardio em razão de sua associação com déficits cognitivos e desenvolvimento de demência.

Na DIP existe maior influência de alterações de personalidade, história familiar de doença psiquiátrica, carga genética e relações conjugais disfuncionais. Já na DIT são exibidas certas características clínicas, biológicas e de neuroimagem únicas. Em comparação à DIP, os pacientes com DIT são mais propensos a ter comorbidades médicas como: *diabetes mellitus*, doenças gastrointestinais, artrite, maior uso de medicações, além de doenças cardiovasculares. A depressão piora o prognóstico das doenças clínicas, assim como estas pioram a evolução da depressão.

● DEPRESSÃO GERIÁTRICA E COGNIÇÃO

Na depressão geriátrica, especialmente na DIT, é frequente a associação com declínio cognitivo e funcional. Declínio cognitivo compreende alterações em diversos domínios, como memória, atenção, fluência verbal, velocidade de processamento de informações e função executiva. A alteração cognitiva secundária a transtornos depressivos, quando grave, é frequentemente denominada pseudodemência depressiva. Esta costuma ter caráter transitório e se resolve com o tratamento da depressão.

Tendo em vista o exposto, diversos mecanismos estão relacionados na associação entre depressão e declínio cognitivo. Sintomas depressivos e demência podem estar ligados por mudanças em áreas cerebrais similares. O primeiro episódio depressivo, quando tardio, deve ser cuidadosamente avaliado, pois há forte associação entre este e o desenvolvimento de déficits cognitivos. Nesses casos, a depressão pode ser um pródromo de síndrome demencial – uma manifestação precoce do processo neurodegenerativo, cursando com depressão e demência.

● CURSO E PROGNÓSTICO

As taxas de recorrência da depressão em idosos são similares às de pacientes adultos (85% cumulativo em 5 anos), mas o tempo entre os episódios é mais curto nessa faixa etária (mais recaídas e recorrências em 2 anos). Alguns dos principais fatores associados a um curso com recaídas são: perdas pessoais múltiplas e privação, doença cerebrovascular, transtornos neurodegenerativos, depleção progressiva de recursos psicossociais e acesso limitado a tratamento adequado.

● INSTRUMENTOS DIAGNÓSTICOS

Como a depressão geriátrica tem sido subdiagnosticada, o uso de instrumentos de rastreio pode auxiliar na identificação de casos suspeitos. A pontuação superior a 10 no Inventário de Depressão de Beck ou na *Geriatric Depression Scale* de 30 itens (GDS), assim como pontuação maior que 5 no GDS de 15 itens, sugerem depressão em pacientes idosos.

● DIAGNÓSTICOS DIFERENCIAIS

Abuso de álcool ou substâncias, certos medicamentos e doenças físicas estão associados à depressão (Quadros 1 e 4). Além disso, a depressão geriátrica deve ser diferenciada das síndromes demenciais, síndromes ansiosas e *delirium*, já que essas condições compartilham alguns sintomas.

Depressão na terceira idade (depressão geriátrica) 253

QUADRO 4 Medicamentos que podem estar associados à síndrome depressiva

Cardiovasculares	Anticonvulsivantes
Clonidina (Catapres®)	Carbamazepina (Tegretol®)
Digitalis	Etossuximida (Zarontin®)
Guanetidina (Ismelin®)	Fenobarbital
Hidralazina (Apresolina®)	Fenitoína (Dilantin®)
Metildopa (Aldomet®)	Primidona (Mysoline®)
Procainamida (Pronestyl®)	
Propranolol (Inderal®)	
Reserpina (Serpasil®)	
Diuréticos tiazídicos	
Quimioterápicos	**Anti-inflamatórios** **Agentes anti-infecciosos**
Azauridina	Ampicilina
Asparaginase (Elspar®)	Cicloserina (Seromycin®)
Azatioprina (Imuran®)	Dapsone
Bleomicina (Blenoxane®)	Etambutol (Myambutol®)
Cisplatina (Platinol®)	Griseofulvina (Grisactin®)
Ciclofosfamida (Cytoxan®)	Isoniazida (INH)
Doxorrubicina (Adriamicina®)	Metoclopramida (Reglan®)
Mitramicina (Mitracina®)	Metronidazol (Flagyl®)
Vimblastina (Velban®)	Ácido nalidíxico (NegGram®)
Vincristina	Nitrofurantoína (Furadantin®)
	Anti-inflamatório não esteroide
	Penicilina G procaína
	Estreptomicina
	Sulfonamidas
	Tetraciclina
Antiparkinsonianos	**Estimulantes (retirada)**
Amantadina (Symmetrel®)	Anfetaminas
Bromocriptina (Parlodel®)	Cafeína
Levodopa (Larodopa®)	Cocaína
	Metilfenidato
Antipsicóticos	**Hormônios**
Flufenazina (Piolixina®)	Adrenocorticotrofina
Haloperidol (Haldol®)	Esteroides anabolizantes
	Glucocorticoides
	Contraceptivos orais
Sedativos e ansiolíticos	**Outras drogas**
Barbitúricos	Colina
Benzodiazepínicos	Cimetidina (Tagamet®)
Hidrato de cloral	Dissulfiram (Antabuse®)
Etanol	Lecitina
	Metisergida (Sansert®)
	Fenilefrina (Neo-sinefrina®)
	Fisostigmina (Antilirium®)
	Ranitidina (Zantac®)

CONSIDERAÇÕES FINAIS

Depressão é um transtorno mental comum no idoso e é frequentemente considerada ocorrência "natural do envelhecimento", sendo comumente subdiagnosticada e subtratada. Além disso, é a principal causa de anos vividos com incapacidade, de sofrimento emocional e queda na qualidade de vida. O quadro clínico pode ser bastante heterogêneo, o que pode dificultar ainda mais o diagnóstico.

Saber identificar essa condição de saúde e instituir tratamento adequado possibilita que o paciente tenha maior qualidade de vida e dignidade em todas as fases de sua vida.

BIBLIOGRAFIA CONSULTADA

1. Alexopoulos GS. Mechanisms and treatment of late-life depression. Transl Psychiatry. 2019;9(1):188.
2. Almeida OP, Almeida SA. Reliability of the Brazilian version of the abbreviated form of Geriatric Depression Scale (GDS) short form. Arq Neuropsiquiatr. 1999;57(2B):421-6.
3. Barcelos-Ferreira R, Izbicki R, Steffens DC, Bottino CM. Depressive morbidity and gender in community-dwelling Brazilian elderly: systematic review and meta-analysis. Int Psychogeriatr. 2010;22(5):712-26.
4. Birrer RB, Vemuri SP. Depression in later life: a diagnostic and therapeutic challenge. Am Fam Physician. 2004;69:2375-82.
5. Blazer DG. Depression in late life: review and commentary. The Journals of Gerontology. 2003;58:249-65.
6. Bottino CMC, Barcelos-Ferreira R, Ribeiz SRI. Treatment of depression in older adults. Curr Psychiatry Rep. 2012;14(4):289-97
7. da Costa Dias FL, Teixeira AL, Guimarães HC, Santos APB, Resende EPF, Machado JCB, et al. The influence of age, sex and education on the phenomenology of depressive symptoms in a population-based sample aged 75+ years with major depression: the Pietà Study. Aging Ment Health. 2019;3:1-6.
8. Gallo JJ, Rabins PV, Lyketsos CG, Tien AY, Anthony JC. Depression without sadness functional outcomes of nondysphoric depression in later life. J Am Geriatr Soc. 1997;45(5):570-8.
9. Gomes-Oliveira MH, Gorenstein C, Lotufo Neto F, Andrade LH, Wang YP. Validation of the Brazilian Portuguese version of the Beck Depression Inventory-II in a community sample. Braz J Psychiatry. 2012;34(4):389-94.
10. Luppa M, Sikorski C, Luck T, Ehreke L, Konnopka A, Wiese B, et al. Age- and gender-specific prevalence of depression in latest-life--systematic review and meta-analysis. J Affect Disord. 2012;136(3):212-21.
11. Valiengo LCL, Stella F, Forlenza OV. Mood disorders in the elderly: prevalence, functional impact, and management challenges. Neuropsychiatric Disease and Treatment. 2016;12:2105-14.

CAPÍTULO 25

Depressão e questões jurídicas

Antonio de Pádua Serafim
Lais Tonetti Karepovs
Fabiana Saffi

INTRODUÇÃO

O contexto das sociedades atuais, *a priori*, nos leva a identificar dois importantes cenários. Por um lado, a crescente competitividade associada ao aumento da responsabilidade, diminuição do apoio social e oportunidades, desemprego ou ameaça e aumento da carga de trabalho. Por outro, o efeito da necessidade da pessoa a se adaptar a essas exigências que, por vezes, se traduz em vulnerabilidade emocional em decorrência das caracterítisticas da personalidade, elevação do estresse, impasse entre idealização e realidade, além da pouca habilidade de enfrentamento e sentimentos de incapacidade.

Assim, para uma adequada adaptação a essas exigências, espera-se das pessoas amplo controle da capacidade de perceber, sentir e interpretar os estímulos ou as situações com o seu grau de desenvolvimento biológico, cognitivo e maturidade emocional. O contrário dessa adaptação pode incorrer na manifestação de transtornos mentais (TM).

As evidências ao longo dos anos têm enfatizado que três dos dez principais fatores de incapacidade em pessoas entre 15 e 44 anos estão associados à presença de TM em consequências das dificuldades adaptativas decorrentes tanto de alterações cognitivas quanto comportamentais. Dentre os prejuízos cognitivos, atenção, tomada de decisão, julgamento (crítica ou *insight*), memória e planejamento são os mais comuns.

Nesse seguimento, dados da Comissão de Saúde Mental Europeia de 2017 (*European Commission Mental Health in the Workplace in Europe*) estimaram que 20% da população trabalhadora adulta apresentará algum tipo de problema de saúde mental em qualquer momento, repercutindo diretamente na capacidade para o trabalho. Ainda nesse escopo, os transtornos depressivos ocupam o segundo lugar em projeções da incidência de causadores de doenças em países de renda média e a terceira maior em países de baixa renda até 2030. No Brasil, os TM são a terceira principal causa de concessão de benefício previdenciário por incapacidade, sendo os transtornos depressivos os quadros mais frequentes.

Com base nesta breve introdução, este capítulo versará sobre os quadros depressivos e sua interface com as questões jurídicas que podem cursar com a necessidade da perícia em saúde mental no que tange à capacidade (legal) civil, à área da família, à capacidade laboral e à responsabilidade penal.

● DEPRESSÃO: ASPECTOS COGNITIVOS, EMOCIONAIS E QUESTÕES JURÍDICAS

Este tópico não se deterá na descrição clínica da depressão, uma vez que outros capítulos já contemplam essa temática. Sendo assim, será dada ênfase aos aspectos da cognição, regulação emocional e tomada de decisão que podem repercutir no dia a dia do paciente em associação com as questões judiciais.

Visto isso, tem-se que já é bem consolidado nos quadros dos transtornos de humor, como a depressão, os prejuízos na regulação emocional, nos processos cognitivos e comportamento. Neste escopo, a emoção detém um importante papel de modulador do desenvolvimento da interação social, uma vez que integra a junção de mecanismos biológicos e cognitivos e assim participa ativamente da capacidade humana de analisar, planejar e executar um padrão de ação diante dos estímulos agradáveis ou desagradáveis, ao passo que a presença de um TM como a depressão afeta o equilíbrio do próprio indivíduo em relação com o meio, como também em relação ao outro.

Aspectos cognitivos

De uma forma geral, os quadros depressivos cursam com prejuízos cognitivos que englobam as funções executivas, a atenção, a memória e a velocidade de processamento da informação, além de processos visuoespaciais. Em termos de funcionalidade, implica alterações da atenção, lentificação motora e cognitiva, e armazenamento e evocação da informação. No caso de depressão em idosos, dobram a cada 5 anos as dificuldades cognitivas, aumentando, assim, os prejuízos pessoais e sociais. Cotrena et al., ao comparar funções executivas, atenção e velocidade de processamento de pacientes com transtorno depressivo maior (TDM), transtorno afetivo bipolar tipos 1 e 2 e controles saudáveis, chegaram à conclusão que pacientes com TDM apresentam baixa atenção sustentada e atenção seletiva, e apresentaram dificuldades em tarefas que envolviam tempo, sugerindo baixa eficiência do processo executivo.

Já os prejuízos das funções executivas em decorrência da depressão acarretam importantes questionamentos quanto à autonomia do paciente em termos jurídicos. Esse questionamento surge do fato de que as funções executivas apresentam estreita relação com aspectos adaptativos, pois integram várias habilidades cognitivas, como capacidade para inibir elementos irrelevantes; seleção, integração e manipulação das informações relevantes; intenção; planejamento e efetivação das ações; flexibilidade cognitiva e comportamental, além do monitoramento de atitudes. Outro ponto de relevância no que tange à relação da depressão e processo cognitivos, ainda no contexto das funções executivas, refere-se ao impacto na volição, planejamento, ação intencional e desempenho efetivo, conforme detalhado a seguir:

1. Volição: representa o contexto da intencionalidade do comportamento; engloba a capacidade de formular um objetivo, em associação com os fatores motivacionais (para iniciar uma ação), além da consciência de si e em relação ao ambiente;
2. Planejamento: abrange a capacidade de identificação e organização de elementos, além da determinação dos passos necessários a fim de executar um plano ou atingir um objetivo. O processo do planejamento demanda adequado controle dos impulsos, pois deve ser capaz de poder examinar opções e elementos contextuais de forma a otimizar

sua ação sobre si ou o meio, necessitando para isso das capacidades amnésticas e atencionais preservadas;

3. Ação intencional: só se torna produtiva para si quando estão preservadas as capacidades de iniciar, manter, alternar e parar sequências complexas de ações, de forma ordenada e integrada;

4. Desempenho efetivo: será fruto das capacidades do sujeito automonitorar, autodirigir e autorregular aspectos qualitativos do comportamento e da ação.

A tomada de decisão é um aspecto da função executiva, sendo considerada uma das habilidades mais importantes para a funcionalidade, com participação das áreas do córtex pré-frontal (orbitofrontal e dorsolateral), giro cingular anterior, tálamo, córtex parietal e núcleo caudado. Neste contexto, o indivíduo precisa conhecer a situação que necessita a tomada de decisão e também conhecer as consequências a curto e longo prazo de cada uma das decisões que podem ser tomadas.

Logo, dificuldades na tomada de decisão em pessoas com TM normalmente estão relacionadas com déficits atencionais, na memória de trabalho e na inibição de respostas. Destaca-se que as habilidades necessárias para a tomada de decisão são: controle cognitivo, detecção de erros e automonitoramento para corrigi-los, resolução de problemas, inibição de respostas, flexibilidade mental e regulação emocional. Assim, a tomada de decisão não é um comportamento baseado apenas na análise objetiva dos fatos, é um processo que envolve tanto aspectos cognitivos como emocionais. Almada chama a atenção para o fato de que a emoção ajuda no processo de tomada de decisão, mas, por outro lado, pode ser prejudicial quando não está relacionada com a tarefa.

Como visto, a tomada de decisão também perpassa pelo escopo da resposta emocional, ou seja, da regulação emocional. Conforme Moraes e Saffi, a regulação emocional pode ser definida como a capacidade de modular experiências emocionais (aqui incluídas não apenas as emoções básicas como medo e alegria, mas também alterações de humor) ou aquilo que motiva o indivíduo a atingir objetivos individuais e/ou adaptação social, sendo um constructo abrangente. As autoras resumem que a capacidade para regular as emoções é entendida, portanto, como o modo pelo qual o indivíduo reconhece seus sentimentos e emoções e lida com eles, tentando ajustá-los de acordo com as demandas do ambiente, seja interno ou externo.

A autorregulação emocional necessita das funções executivas, pois um dos aspectos é justamente inibir respostas automáticas em detrimento de novas respostas (inibição de respostas impulsivas) e, como todo processo cognitivo, pode levar a fadiga.

Já foi dito anteriormente que o paciente deprimido demonstra fatigar-se mais rapidamente que pacientes não deprimidos, portanto, nesse processo de autorregulação emocional, ocorrem falhas que podem acarretar prejuízos funcionais ou sociais.

Assim, pacientes deprimidos apresentam maior instabilidade emocional, com grande risco de auto e heteroagressividade. Transpondo isso para questões jurídicas, pode-se pensar em casos de violência doméstica, nos quais um marido/pai deprimido pode não controlar sentimentos de raiva e frustração e acabar agredindo alguém próximo pela dificuldade de controle de impulsos, na falha da autorregulação emocional. Acrescido a isso, como uma das características da depressão também é a culpa, o paciente, ao se dar conta das agressões que cometeu (podendo ser de natureza leve ou grave), pode voltar essa agressão para si mesmo e atentar contra a própria vida, cometendo suicídio.

Visto isso, a literatura tem relatado que pacientes depressivos, de uma maneira geral, expressam dificuldades para a solução de problemas e falhas na capacidade de planejamento. Dessa forma, observa-se falha na capacidade de inibição, levando os pacientes a processarem informações irrelevantes e, consequentemente, prejudicar a qualidade do processamento da informação e a resposta a esse processamento.

Assim, o paciente deprimido apresenta dificuldade na concentração e na memória operacional, ou seja, quando, por exemplo, necessita ler atentamente algo e não consegue contar o que leu logo após o término, pois apresenta falha nessas funções. Imagine-se então uma situação na qual o paciente necessita assinar um contrato, sendo pressionado. A dificuldade de concentração, aliada à baixa autoestima (também típica da depressão), poderá colocá-lo em uma situação complicada jurídica e financeiramente.

Questões jurídicas

A interface saúde e justiça ocorre pela razão de se estabelecer as normas dos parâmetros que mediam as ações humanas em uma sociedade. Assim, o Direito considera o livre arbítrio (capacidade plena da pessoa em agir por si só em um contexto socialmente aceito) e a determinação da racionalidade.

A Figura 1 ilustra o entendimento jurídico da determinação da racionalidade.

Assim, quando dúvidas surgirem sobre a saúde mental de uma pessoa, a justiça determinará uma perícia em saúde mental, que geralmente é realizada por um médico psiquiatra e um psicólogo, afeitos às práticas forenses (Figura 2).

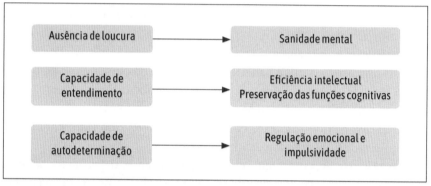

FIGURA 1   Determinação da racionalidade.

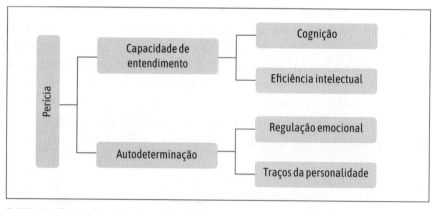

FIGURA 2   Objetivo da perícia em saúde mental.

Visto isso, o conjunto de fatores e sintomas peculiares aos quadros depressivos podem repercutir em várias áreas do Direito. No tocante à esfera do Direito Penal na perspectiva da aplicação das três condições para o entendimento da responsabilidade penal:

A. Imputabilidade: a pessoa era, ao tempo da ação, inteiramente capaz de entender o caráter ilícito do ato praticado e de determinar-se diante dele, isto é, capacidade de entendimento e autodeterminação preservadas;

B. Inimputabilidade: a pessoa era, ao tempo da ação, inteiramente incapaz de entender o caráter ilícito do fato e de determinar-se diante dele; capacidade de entendimento e autodeterminação plenamente comprometidas;

C. Semi-imputabilidade: a pessoa era, ao tempo da ação, parcialmente capaz de entender o caráter ilícito do ato praticado e de determinar-se diante dele; capacidade de entendimento e autodeterminação parcialmente comprometidas.

Entretanto, casos de depressão pós-parto podem cursar com manifestação violenta dirigida ao recém-nascido, ou sintomas como irritabilidade podem corroborar a manifestação de comportamentos explosivos agressivos, que podem suscitar a perícia no contexto da responsabilidade penal.

Questionamentos quanto à capacidade legal (capacidade civil) para atos jurídicos, como elaboração de testamento, adoção, venda ou compra, podem surgir frente aos quadros depressivos, da mesma forma, no que tange às relações no direito do trabalho, como a capacidade para o desempenho de determinadas funções ou práticas profissionais.

Na Vara da Família, o episódio depressivo em uma situação de separação litigiosa, em função da alteração do humor e prejuízos cognitivos, pode repercutir na qualidade do entendimento do processo, por exemplo, da divisão dos bens. Por outro lado, um quadro depressivo da mãe ou de um pai pode acarretar na inadequação dos cuidados com filhos menores, incorrendo em situação de risco, por negligência ou maus-tratos. Nessas condições, as ações judiciais podem transcorrer tanto na vara da família, para perda de guarda ou até do poder familiar, quanto de responsabilidade penal. Para ambos os casos, a perícia é fundamental para a compreensão do juiz sobre a interpretação dos fatos e melhor aplicação da lei.

A Tabela 1 ilustra o impacto jurídico de quadros depressivos, de acordo com a área do Direito.

TABELA 1 IMPACTO JURÍDICO DE QUADROS DEPRESSIVOS

Atividades	Condição emocional e cognitiva	Desfecho jurídico
Capacidade de se cuidar	Prejudicada	Internação involuntária (família)
Capacidade legal (atos da vida cível)	Prejudicada	Interdição parcial (relativa)
Capacidade laboral	Prejudicada	Afastamento para tratamento Aposentadoria por invalidez
Comportamento maternal/paternal	Prejudicada	Perda da guarda Perda do poder familiar Responsabilidade penal (inimputabilidade ou semi-imputabilidade)
Agressividade (lesão corporal, tentativa de homicídio e homicídio)	Prejudicada	Responsabilidade penal (inimputabilidade ou semi-imputabilidade)

CONSIDERAÇÕES FINAIS

De maneira geral, TM estão associados a uma séria de prejuízos pessoais, familiares, acadêmicos e profissionais. No caso da depressão, além de ser um problema de saúde pública, representa alto custo social, uma vez que eleva as demandas em serviços de saúde e problemas no trabalho, como abandono, faltas não justificadas, afastamento, além da diminuição da motivação com implicações diretas tanto na esfera da capacidade legal (capacidade civil) quanto na área do direito trabalhista.

Além de levar a pessoa com depressão ao isolamento e improdutividade nas atividades diárias, podem incorrer, em menor número de casos, em situações de violência, como filicídio ou tentativa de filicídio, com necessidade da perícia em saúde mental. Com base nesse cenário, entende-se que os cuidados da mulher no período pós-parto sobre a ocorrência de depressão seja uma prática mais qualificada no que tange ao levantamento de informações como pensamentos ou desejos de machucar a criança, por exemplo.

Assim, quando a sintomatologia dos transtornos do humor cursa com questões forenses, indubitavelmente demandará a realização de perícia em saúde mental, procedimento que requer do profissional perito, psiquiatra e psicólogo qualificação, competência técnica e conhecimentos das normas jurídicas.

 BIBLIOGRAFIA CONSULTADA

1. Almada LF. Processos implícitos não-conscientes na tomada de decisão: a hipótese dos marcadores somáticos. Ciência e Cognição. 2012;17(1):105-19.
2. Bubonya M, Cobb-Clark DA, Wooden M. Mental health and productivity at work: does what you do matter? Labour Economics. 2017;46:150-65.
3. Cáceda R, Nemeroff CB, Harvey PD. Toward an understanding of decision making in severe mental illness. J Neuropsychiatry Clin Neurosci. 2014;26(3):196-213.
4. Cotrena C, Branco LD, Shansis FM, Fonseca RP. Executive function impairments in depression and bipolar disorder: association with functional impairment and quality of life. J Affect Disord. 2016;190:744-53.
5. Moraes AJJ, Saffi F. Estratégias de autorregulação emocional. In: Serafin AP, Rocca CCA, Gonçalves PD. Intervenções neuropsicológicas em saúde mental. Barueri: Manole; 2020. p.98-1140.
6. Moritz S, Stöckert K, Hauschildt M, Lill H, Jelinek L, Beblo T, et al. Are we exaggerating neuropsychological impairment in depression? Reopening a closed chapter. Expert Rev Neurother. 2017;17(8):839-46.
7. Serafim AP, Saffi F. Neuropsicologia forense. Porto Alegre: Artmed; 2015.
8. Serafim AP, Saffi F. Psicologia e práticas forenses. 3.ed. Barueri: Manole; 2019.
9. Silva-Junior JS, Fischer FM. Afastamento do trabalho por transtornos mentais e estressores psicossociais ocupacionais. Rev Bras Epidemiol. 2015;18(4):735-44.
10. Smirnova D, Clark M, Jablensky A, Badcock JC. Action (verb) fluency deficits in schizophrenia spectrum disorders: linking language, cognition and interpersonal functioning. Psychiatry Res. 2017;25(257):203-21.

CAPÍTULO 26

Depressão e suicídio

Carolina de Mello Santos

● INTRODUÇÃO

O comportamento suicida, por si só, não é classificável como um transtorno mental propriamente dito, entretanto, a sua associação com a presença de transtornos mentais favorece a visão de que esses comportamentos representam a consequência desfavorável de alguns quadros clínicos. Cerca de 90 a 98% das pessoas que cometeram suicídio apresentavam um ou mais diagnósticos psiquiátricos na ocasião em que faleceram. Os transtornos do humor, em especial os estados depressivos, representam o transtorno psiquiátrico de maior interesse para a suicidologia.

● EPIDEMIOLOGIA

Entre os pacientes deprimidos, a literatura indica que entre 10 e 19% deles cometerão suicídio durante a sua evolução ao longo da vida. O risco médio de suicídio nos pacientes com diagnóstico de transtorno depressivo maior e distimia é de, respectivamente, 20 e 12 vezes maior que o esperado na população geral. O risco de suicídio varia entre os diferentes subtipos de depressão. Na forma melancólica, esse risco ocorre em aproximadamente 50% desses casos. A prevalência de suicídio durante a vida de um indivíduo com depressão foi de 8 a 12% para homens e de 20 a 26% para mulheres. Entretanto, esse risco pode aumentar mais ainda naqueles deprimidos sem tratamento, comórbidos com outros transtornos psiquiátricos e acompanhados de eventos psicossociais negativos e outras doenças clínicas.

Não serão discutidas neste capítulo as diversas facetas do diagnóstico de depressão, já tratadas em capítulos anteriores, para analisar a avaliação e abordagem clínica do risco de suicídio nesse grupo de pacientes.

● QUADRO CLÍNICO

O comportamento suicida inclui uma série de condições similares cuja psicopatologia pode atingir graus crescentes de intensidade e gravidade:

- Ideias suicidas: constituem o grau inicial; são pensamentos esparsos que invadem a mente do indivíduo, podendo tornar-se cada vez mais frequentes, atingindo proporções incontroláveis e incessantes;
- Intenção suicida: a ameaça de pôr fim à vida é claramente expressa, embora ainda não se realize nenhuma ação concreta. Em geral, antecede o plano suicida, mas pode ocorrer concomitantemente;
- Plano suicida: o indivíduo está decidido a pôr fim à própria vida. O paciente se vê inundado pela ideação autodestrutiva, passa a elaborar um plano de suicídio, abrindo espaço para o desejo de morrer. A sua própria morte é tramada e preparada nos detalhes, como método, local e horário, às vezes deixando um bilhete de despedida contendo mensagem de adeus. Providências finais completam a sua decisão de morrer;
- Tentativas de suicídio: atos autoagressivos não fatais. Não há necessariamente intenção de morrer, mas vários motivos impulsionam o paciente ao ato. Inclui-se nesse processo o desejo propriamente da morte, ou mesmo de vingança, indução de culpa no outro, chamar atenção dos familiares, etc. Os atos impulsivos são atos autoagressivos sem planejamento suicida e são deflagrados usualmente após algum evento negativo. Em geral, os métodos utilizados são repetitivos e estereotipados, como a ingestão de medicamentos ou jogar-se na frente de um automóvel. Na tentativa de suicídio, bem como no ato impulsivo, a ameaça à vida apresenta graus variáveis, incluindo desde gestos ou simulações, em que não há o desejo consciente de morrer, até as tentativas propriamente ditas, as quais apresentam a intenção de morrer. Estas últimas são sérias e graves, mas a intervenção de terceiros impede a sua concretização;

- Suicídio: o desfecho é a morte. O êxito letal é com frequência resultante de uma soma de fatores, como intenção de morrer e planejamento cuidadoso para isso por meio de métodos letais ou de um ato impulsivo de alta letalidade.

A maioria dos indivíduos suicidas comunica os seus pensamentos e intenções suicidas por meio de mensagens verbais e não verbais (bilhetes, gestos e comportamentos), nas quais aparecem temas como sentimento de culpa, desvalia, ruína moral e desesperança. Algumas circunstâncias denunciam a intenção suicida:

- Comunicação prévia de que vai se matar;
- Mensagem ou carta de adeus;
- Providências finais antes do ato (p.ex., conta bancária, testamento);
- Devolução de objetos pessoais, etc.

Em geral, os suicidas exibem três características psicopatológicas comuns:

1. Ambivalência: sentimentos confusos de cometer suicídio intercalam com o desejo de viver e de morrer, os quais batalham como um duelo torturante nos indivíduos com intenção suicida. A urgência de sair da dor de viver e o desejo de sobreviver atormentam repetitivamente a sua mente. Muitos deles não aspiravam realmente morrer, apenas queriam sair daquele sentimento de que estão infelizes com a vida. Receber oportunamente apoio emocional reforça o desejo de viver, diminuindo a intenção de suicídio;
2. Impulsividade: o impulso suicida é transitório e geralmente dura entre poucos minutos a horas. Usualmente, pode ser desencadeado por eventos psicossociais negativos, como morte de ente querido, rejeição, recriminação, fracasso, falência, etc. A intervenção adequada do profissional da saúde pode ajudar a superar o impulso suicida;
3. Rigidez: quando uma pessoa decide terminar com a sua vida, pensamentos, sentimentos e ações se apresentam bastante restritivos, ou seja, pensa constantemente sobre o suicídio e é incapaz de enxergar outras soluções para o seu problema. Todo o comportamento se apresenta inflexível e rígido quanto à sua decisão.

FATORES DE RISCO

O reconhecimento dos fatores de risco (Tabela 1) é imprescindível para avaliação adequada do risco de suicídio, uma vez que antecedem a sua ocorrência. Devem ser pesquisados na entrevista sistematicamente, pois auxiliam o clínico a estimar os riscos do comportamento suicida.

TABELA 1   Sumário de fatores de risco para avaliação do risco de suicídio

Área de avaliação	Alto risco	Baixo risco
Idade Jovem, adulto e idoso	Idoso 15 a 35 anos	Pré-púbere
Gênero Homem e mulher	Homem	Mulher
Tendência suicida Ideação, plano, intenção e tentativas	Frequente Prolongada	Infrequente Transitória
Comportamento suicida prévio Tentativas prévias, autolesão, natureza e gravidade, contexto do comportamento, intenção, sentimentos de comportamentos prévios	Múltiplas tentativas Tentativa planejada Baixa possibilidade de socorro Alta intencionalidade Método altamente letal e disponibilidade do meio	Primeira tentativa Tentativas impulsivas Facilidade para socorro Baixa intencionalidade Método de baixa letalidade
Antecedentes psiquiátricos Presença de um diagnóstico psiquiátrico	Depressão grave Psicose aguda Abuso de substância Transtorno de personalidade grave Não adesão Controle precário	Ausência de transtorno mental Doença tratada ou bem controlada Depressão leve Boa adesão Ausência ou pouco uso de substâncias
Sintomas psíquicos	Desesperança Anedonia grave Ansiedade grave Crise de pânico Disforia grave Autoestima diminuída Impulsividade Agressão Agitação	Otimismo Religiosidade Satisfação com a vida

(continua)

268 Depressão: guia prático

TABELA 1   Sumário de fatores de risco para avaliação do risco de suicídio *(continuação)*

Área de avaliação	Alto risco	Baixo risco
Antecedentes psicossociais	Divorciado(a) ou viúvo(a) Desemprego Relações interpessoais conflituosas e/ou pobres Queda de posição socioeconômica Poucas realizações Isolamento social Evento vital estressante recente Violência doméstica Abuso sexual ou físico	Casado(a) Empregado Presença de criança Boas realizações Relação terapêutica positiva Apoio familiar Ausência de abuso
História médica Doença neurológica, HIV, tumores malignos, úlcera péptica, lúpus, insuficiência renal (crônica tratada com hemodiálise), doença cardíaca, doença pulmonar obstrutiva crônica e doença prostática	Doença crônica Dor associada Comprometimento funcional Perda da visão ou adição Desfiguração Dependência de terceiros aumentada	Saudável Sentir-se fisicamente bem Gravidez
História familiar Suicídio e doença mental	Suicídio em parente de primeiro grau Parente de primeiro grau com doença mental	Sem história familiar de suicídio Sem história familiar de doença mental
Características da personalidade Falta de habilidade em lidar com pessoas/situações Falta de capacidade de resolver problemas Pessimismo Desesperança Perfeccionismo Pensamento rígido	Capacidade de autocompreensão pobre Pensamento rígido Controle afetivo pobre Inflexibilidade	Boa capacidade de autocompreensão e de administrar emoção/afeto Senso de responsabilidade com a família Bom teste de realidade Habilidade de lidar positivamente e flexibilidade Capacidade de resolver problemas positivamente

Fonte: Suicide Risk Management: A Manual for Health Professionals.

Alguns sentimentos comuns e pensamentos frequentes de uma pessoa com ideação suicida também podem ser considerados de risco na avaliação do paciente, agrupados na Tabela 2.

Depressão e suicídio 269

TABELA 2 Sentimentos e pensamentos da pessoa com ideação suicida

Sentimentos	Pensamentos
Tristeza, depressão	"Eu preferia estar morto"
Desamparo	"Eu não aguento mais"
Solidão	"Eu não posso fazer nada"
Desesperança	"Eu sou um perdedor e um peso para ou outros"
Autodesvalorização	"Os outros vão ser mais felizes sem mim"

Fonte: OMS, 2000.

Circunstâncias que sugerem maior intenção suicida

- Comunicação prévia da intenção de se matar;
- Mensagem ou carta de despedida;
- Providências finais (p.ex., conta bancária, testamento) antes do ato;
- Planejamento detalhado;
- Precauções para que o ato não seja descoberto;
- Ausência de pessoas por perto que possam socorrer;
- Ausência de busca de ajuda logo após a tentativa de suicídio;
- Método violento (p.ex., enforcamento, arma de fogo);
- Crenças de que o ato será irreversível e letal;
- Afirmação clara de que quer morrer;
- Arrependimento por ter sobrevivido;
- Indicativos de repetição de tentativa de suicídio;
- História prévia de hospitalização por autoagressões;
- Tratamento psiquiátrico anterior;
- Internação psiquiátrica anterior;
- Alcoolismo/drogadição;
- Isolamento social.

Diagnóstico

A melhor forma de saber se um indivíduo em estado depressivo está com pensamento suicida é perguntando para ele. Inicialmente abordá-lo com perguntas abertas e sem julgamento. Ao longo da entrevista, quando se identifica que o paciente apresenta risco iminente de suicídio, deve-se perguntar sobre a presença da ideação suicida, avaliar se tem um pla-

270 Depressão: guia prático

no definido, investigar se possui os meios (métodos) e verificar se há uma data para cometer o suicídio, conforme as orientações da Tabela 3.

TABELA 3 Orientação de perguntas frente ao comportamento suicida

Perguntando sobre a presença da ideação suicida
1. Tem obtido prazer nas coisas que tem realizado?
2. Sente-se útil na vida que está levando?
3. Sente que a vida perdeu o sentido?
4. Tem esperança de que as coisas vão melhorar?
5. Pensou que seria melhor morrer?
6. Possui pensamentos de pôr fim à própria vida?
7. São ideias passageiras ou persistentes?
8. Pensou em como se mataria?
9. Já tentou ou chegou a fazer algum preparativo?
10. Tem conseguido resistir a esses pensamentos?
11. É capaz de se proteger e retornar para a próxima consulta?
12. Tem esperança de ser ajudado?

Avaliar se a pessoa apresenta um plano definido para cometer suicídio
- Você fez algum plano para acabar com a sua vida?
- Você tem uma ideia de como vai fazê-lo?

Investigar se a pessoa possui os meios (método) para o suicídio
- Você tem pílulas, arma, inseticida ou outros meios?
- Os meios são facilmente disponíveis para você?

Descobrir se a pessoa fixou alguma data para cometer suicídio
- Você decidiu quando acabar com a sua vida?
- Quando você está planejando fazê-lo?

Fonte: OMS, 2000.

A Organização Mundial da Saúde (OMS) recomenda, de forma clara, alguns passos da avaliação do paciente suicida, levando-se em consideração a gravidade dos sintomas e sugerindo um plano de ação (Tabela 4).

TABELA 4 Passos na prevenção do suicídio

Risco de suicídio	Sintoma	Avaliação	Plano de ação
0	Nenhum	---	---
1	Com problemas emocionais	Perguntar sobre pensamentos suicidas	Escuta empática
2	Ideias vagas de morte	Perguntar sobre pensamentos suicidas	Escuta empática

(continua)

Depressão e suicídio 271

TABELA 4   Passos na prevenção do suicídio *(continuação)*

Risco de suicídio	Sintoma	Avaliação	Plano de ação
3	Ideação suicida vaga	Avaliar a intencionalidade (plano e método)	Explorar as possibilidades Identificar apoio
4	Ideias suicidas SEM transtornos psiquiátricos	Avaliar a intencionalidade (plano e método)	Explorar as possibilidades Identificar suporte
5	Ideias suicidas E transtornos psiquiátricos OU fatores estressores graves	Avaliar a intencionalidade (plano e método) Estabelecer um contrato	Encaminhar para psiquiatra
6	Ideias suicidas E transtornos psiquiátricos OU fatores estressores graves OU agitação E tentativas prévias	Ficar com o paciente para prevenir o acesso aos meios letais	Hospitalização

Fonte: OMS, 2000.

● TRATAMENTO

Recomenda-se diante de um paciente com comportamento suicida a garantia imediata de:

- Boa avaliação do estado mental, em especial do juízo crítico do paciente diante da própria situação;
- Avaliação da condição clínica geral;
- Segurança em local e circunstâncias adequadas;
- Estabelecimento de suporte social adequado que inclui acesso fácil a enfermagem, serviço social, familiares e amigos.

O profissional médico deve ainda avaliar a indicação ou não da hospitalização a partir de estimativa criteriosa do risco de suicídio do paciente, sabendo que, algumas vezes, hospitalização precipitada pode ser prejudicial ao paciente diante da avaliação errônea do risco de suicídio. Interrupção das atividades profissionais ou acadêmicas, prejuízo financeiro, estresse psicossocial e estigma social subsequente são malefícios evitáveis de internação. A hospitalização pode ser indicada de acordo com o grau de risco potencial de suicídio, principalmente se o paciente não colabora, apresenta transtorno mental grave que prejudica a sua crítica da situação e não possui rede de suporte familiar.

Um comitê de especialistas de comportamentos suicidas levou em consideração os fatores de risco, condições sociofamiliares, história pessoal, entre outros, para indicar a terapêutica aplicável ao paciente com condição clínica compatível com comportamento suicida, como mostra a Tabela 5.

TABELA 5 Diretrizes gerais para indicar o tratamento em pacientes com risco de suicídio ou comportamento suicida

Indicação geral de hospitalização depois de tentativa de suicídio ou tentativa frustra:

- Paciente psicótico.
- Tentativa violenta, quase letal, ou premeditada.
- Precauções foram tomadas por parte do paciente para dificultar o resgate ou descobrimento.
- Persistência do plano ou clara presença de intenção.
- Paciente com remorso de estar vivo ou sem remorso de ter tentado suicídio.
- Paciente do sexo masculino, > 45 anos, com doença psiquiátrica de início recente, com pensamentos suicidas.
- Paciente com limitação do convívio familiar, suporte social precário, incluindo perda da condição socioeconômica.
- Comportamento impulsivo persistente, agitação grave, pouca crítica ou recusa evidente de ajuda.
- Paciente com mudança do estado mental decorrente de alteração metabólica, tóxica, infecciosa ou outra etiologia que determine a pesquisa da causa clínica.

Na presença de ideação suicida com:

- Plano específico de alta letalidade.
- Alta intencionalidade suicida.

Indicação de hospitalização, às vezes necessária, depois de tentativa de suicídio ou tentativa frustra, exceto as circunstâncias anteriormente indicadas:

Na presença de ideação suicida com:

- Quadro psicótico.
- Transtorno psiquiátrico maior.
- Tentativas anteriores de suicídio, particularmente com sérias repercussões clínicas.
- Problemas clínicos preexistentes (transtorno neurológico, câncer, infecção, etc.).
- Falta de crítica ou incapacidade para colaborar com a estrutura hospitalar ou impossibilidade de acompanhar um tratamento ambulatorial.

(continua)

Depressão e suicídio 273

TABELA 5 Diretrizes gerais para indicar o tratamento em pacientes com risco de suicídio ou comportamento suicida *(continuação)*

- Necessidade de ajuda de equipe para medicar ou realizar eletroconvulsoterapia.
- Necessidade de observação constante, testes clínicos ou rastrear diagnósticos que necessitam de estrutura hospitalar.
- Suporte familiar e social limitado, incluindo condição social precária.
- Falta de uma boa relação médico-paciente que impossibilite acompanhamento ambulatorial.

Na ausência da tentativa de suicídio ou do relato da ideação suicida:

- Planejamento e intenção de suicídio evidente pela evolução psiquiátrica do quadro e/ou história prévia que sugerem alto risco de suicídio associada a aumento recente dos fatores de risco.

Alta do serviço de emergência para ambulatório

Depois de uma tentativa de suicídio ou a presença de ideação suicida:

- O evento envolvendo o suicídio foi uma reação a eventos precipitantes (p.ex., fracasso em uma prova, dificuldades em relacionamentos), particularmente se a visão do paciente frente a sua dificuldade mudou após sua vinda ao serviço de emergência.
- Plano, método e intenção com baixa letalidade.
- Paciente com suporte familiar e psicossocial estáveis.
- Paciente é capaz de colaborar com recomendações para o acompanhamento ambulatorial, mantendo contato com seu médico, apresentado condições para um tratamento contínuo ambulatorial.

Tratamento ambulatorial

- Paciente com ideação suicida crônica e/ou autolesão sem repercussão clínica grave, apresentando suporte familiar e psicossocial estáveis, ou acompanhamento psiquiátrico ambulatorial já em andamento.

Fonte: Practice Guideline for the Assessment and Treatment of Patients with Suicidal Behavior.

A internação hospitalar não se constitui em tratamento, é somente um local no qual se estabelece uma relação terapêutica a fim de facilitar melhor observação do paciente suicida. Durante a hospitalização, o paciente deve receber atendimento constante para que se construa um esquema adequado de tratamento, assegurando a vida e proporcionando a melhora clínica do paciente.

O objetivo da internação é impedir a ocorrência do ato impulsivo suicida e iniciar de forma ágil um tratamento adequado.

Durante o tratamento hospitalar e ambulatorial, é importante auxiliar o paciente a desenvolver habilidades e recursos para que ele consiga se reintegrar à sociedade com segurança e independência.

Após a escolha do ambiente terapêutico (hospital, ambulatório ou domicílio), deve-se proceder o encaminhamento para o enfoque psicoterápico. Sempre que possível, família e paciente devem ser, de forma enfática, orientados e esclarecidos quanto à proposta terapêutica.

A medicação psicotrópica a ser utilizada depende do diagnóstico psiquiátrico e das condições clínicas do paciente. Um dos indicadores mais importantes do sucesso no tratamento da depressão é a remissão dos sintomas depressivos. Aumentar a dose usual e prolongar a duração do tratamento pode diminuir os prejuízos causados pelos sintomas residuais da depressão. Sabe-se que o risco de recaída é 5 vezes maior entre pacientes com remissão incompleta em relação àqueles que remitiram completamente durante o primeiro ano. A interrupção prematura da terapêutica pode provocar efeito rebote com recaída subsequente. É fortemente recomendável que seja mantido o uso contínuo de antidepressivos por longo período, para proporcionar remissão sustentada e recuperação completa.

CONSIDERAÇÕES FINAIS

Os clínicos devem abordar os pacientes suicidas com atenção individualizada, focalizando os transtornos psiquiátricos subjacentes e fatores precipitantes psicossociais, visando assim a prevenir futuros episódios de comportamento suicida.

A postura do profissional de saúde frente a pacientes em situações de risco de suicídio deve ser de empatia, a fim de construir uma aliança terapêutica e transmitir confiança e esperança ao paciente.

A melhoria de serviços de saúde, equipe profissional preparada e desenvolvimento de intervenções efetivas para o grupo de pacientes que tentaram suicídio são estratégias preventivas para a população de alto risco.

- O plano terapêutico individualizado fornecido aos pacientes suicidas é um passo fundamental no seu encaminhamento adequado.
- Nem todos os casos de suicídio podem ser prevenidos, entretanto, a habilidade em lidar com o paciente dotado de comportamento suicida faz a diferença. Tal perspectiva é de particular importância para a suicidologia, uma vez que a diminuição de morbidade (ideação suicida e tentativa de suicídio) leva à diminuição da mortalidade.

Depressão e suicídio 275

🎓 BIBLIOGRAFIA CONSULTADA

1. Bertolote JM, Fleischmann A. Suicide and psychiatric diagnosis: a worldwide perspective. World Psychiatry. 2002;1(3):181-5.
2. Cavanagh, JT, Carson AJ et al. Psychological autopsy studies of suicide: a systematic review. Psychological Meidcine. 2003;33(3):395-405.
3. Fleischmann A, De Leo D. The World Health Organization's report on suicide: a fundamental step in worldwide suicide prevention. Crisis: The Journal of Crisis Intervention and Suicide Prevention. 2014;35(5):289-91.
4. Jacobs DG et al. Pratice guideline for the assessment and treatment of patients with suicidal behaviors. Am J Psychiatry. 2003;160(11 Suppl):1-60.
5. Kutcher S, Chehil S. Suicide risk management: a manual for health professionals. 2. ed. Wiley-Blackwell; 2012.
6. Large MM. The role of prediction in suicide prevention. Dialogues Clin Neurosci. 2018;20(3):197-205.
7. Meleiro AMAS. O paciente suicida no hospital geral. In: Fráguas Jr R, Meleiro AMAS, Marchetti RL, Henriques Jr SG (eds.). Psiquiatria e psicologia no hospital geral: integrando especialidades. São Paulo: Lemos; 1997. p.285- 304.
8. Organização Mundial da Saúde. Prevenção do suicídio: um manual para profissional da saúde em atenção primária. 2000. Disponível em: http://www.who.int/mental_health/prevention/suicide/en/suicideprev_gp_port.pdf
9. World Health Organization. Live life: preventing suicide. 2018. Disponível em: https://www.who.int/health-topics/depression#tab=tab_1.

CAPÍTULO 27

Depressão e luto

Tania Corrêa de Toledo Ferraz Alves

INTRODUÇÃO

O envelhecimento é visto pelo jovem de forma idealizada como um tempo de reflexão e oportunidades para realizar atividades diversas. Na realidade, a falta de preparo psicológico para a terceira idade leva a grandes dificuldades em lidar com os conflitos, limitações e questionamentos inerentes dessa fase. Doenças clínicas, dificuldades físicas, esquecimento, perda de amigos e familiares são alguns dos pontos que o idoso enfrenta no seu dia a dia. Assim, não é raro, em vez de viver um tempo de descanso e realizações, o idoso viver o isolamento, a baixa autoestima, a solidão e a apatia.

De um modo geral, o envelhecimento em si representa as modificações de forma e função que ocorrem em um organismo ao longo do tempo. A partir da 5ª década de vida, o corpo humano experimenta progressivas perdas funcionais, intensificadas a partir dos 60 anos. Do ponto de vista existencial, a terceira idade é marcada pela proximidade da sua própria finitude humana, assim como a morte de familiares e de pessoas de sua geração. É marcada também pelo declínio nas funções físicas, cognitivas e sexuais. A necessidade de reelaboração das relações familiares com a chegada de netos pode representar para muitos um momento de prazer e ressignificação da existência, assim como uma devoção altruística às gerações futuras. Pode também representar um momento de introspecção e revisão sobre sua própria história de vida.

LUTO

Luto é uma reação normal às perdas, que pode ser o falecimento de uma pessoa ou a percepção de perda (física, psíquica e social). Entretanto, não é incomum que as pessoas no processo do luto apresentem sintomas depressivos como tristeza, insônia e dificuldade de concentração. Esse momento apresenta grande influência da cultura, suporte familiar e proximidade do relacionamento com a pessoa perdida para determinar os limites entre um luto "normal" e o complicado.

Um dos fatores que contribuem para o surgimento de sintomas reativos (e também depressivos) está relacionado à tomada de consciência da mortalidade e das perdas, que contribui para um isolamento maior, ampliando a vivência da solidão, e guarda relação com a falta de perspectiva. Somado a isso, diversos aspectos de mudanças estão presentes nessa fase, incluindo aposentadoria, perda de status social, redução do círculo de amizades e dificuldades inerentes desse momento da vida.

PROCESSO DE LUTO

O processo de luto gera um grande estresse e irá depender das características inerentes das relações, podendo trilhar um caminho de um processo natural ou patológico. Diversos sentimentos são vistos durante o processo de luto, dentre eles tristeza, raiva, culpa, negação, solidão, choque, anseio, terror, entre outros. A Figura 1 apresenta os aspectos principais da reação à perda e processo de luto, e os diferentes domínios que aparecem no indivíduo.

Uma primeira reação, geralmente de torpor, se associa com aspectos do choque da perda, no qual se observa desligamento da realidade e negação emocional da perda. Pode-se observar um comportamento de procura no qual a falta se faz presente, e por vezes episódios de grande desespero. Nesse momento, queixas ligadas à experiência de falta de concentração, raiva, culpa, irritabilidade, ansiedade, tristeza e inquietação são frequentes. Com o passar das semanas, a experiência de desorganização da sua base emocional vai tomando conta, falas como "o mundo parece vazio e sem sentido" são comuns. Nessa fase, a pessoa passando pelo processo se sente desorientada e sem parâmetros, com grande ansiedade em relação ao futuro. Nesse processo, os mais introvertidos

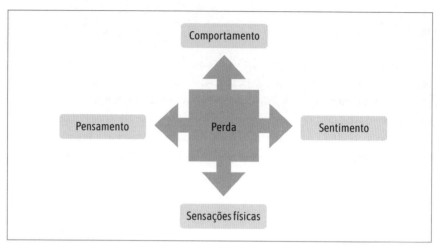

FIGURA 1 Reações à perda.

se isolam ainda mais, a culpa de sobreviver aparece e o medo do futuro incerto toma conta.

Aos poucos o indivíduo assimila os sentimentos de tristeza e de falta, e a sensação de desespero do desconhecido vai sendo substituída pela aceitação da perda e serenidade, completando o ciclo de reorganização emocional e ressignificação da vida. Um ponto a ser destacado é que o processo não é linear, por vezes circulando para o início, no qual se rumina pensamentos sobre a vida/morte do ente querido. Com o tempo, a memória, que no início é de extrema dor, vai se tornando mais confortável com a saudade e a lembrança do afeto. Um ponto de marcação da resolução é a aceitação, a busca do afeto e o retorno das atividades. Nesse momento, um aspecto interessante ocorre na frequente rejeição por parte da família do(a) viúvo(a) dessa nova pessoa.

Fases do luto

As cinco fases do luto descritas por Elisabeth Kubler-Ross são:

1. Negação: defesa psíquica que faz com que o indivíduo negue o problema e tente encontrar algum jeito de não entrar em contato com a realidade, seja da morte de um ente querido ou da perda de um em-

prego. É comum a pessoa também não querer falar sobre o assunto. Essa fase ajuda o indivíduo a passar pelo momento inicial, tornando a sobrevivência possível e estimulando que sentimentos como a tristeza realmente ganhem o espaço que precisam;

2. Raiva: o indivíduo se revolta com o mundo, sente-se injustiçado e não se conforma por estar passando por isso. Por baixo da raiva, o que existe, na verdade, é a dor, natural ao se sentir abandonado, e que, por mais que cause estranheza, a raiva pode trazer força, servindo como âncora e estrutura, quando a pessoa sente que não tem nada, contribuindo, significativamente, para que essa fase seja superada;

3. Barganha: o indivíduo começa a negociar, começando com si mesmo, acaba querendo dizer que será uma pessoa melhor se sair daquela situação, faz promessas a Deus. É como o discurso "vou ser uma pessoa melhor, serei mais gentil e simpático com as pessoas, terei uma vida saudável". O processo é o de se conscientizar que, na verdade, o que está por trás é a culpa do pensamento de que poderia ter feito algo de diferente, tanto ao longo da vida, quanto para evitar o pior;

4. Depressão: a pessoa se retira para seu mundo interno, isolando-se, melancólica e se sentindo impotente diante da situação. Deixar de lado a ideia de que a depressão pode ser algo não natural ou uma situação a ser corrigida é um dos caminhos que se deve seguir nessa etapa. Isso porque está se falando de uma perda irreparável, sendo assim, senti-la é mais do comum, faz parte do processo de cura e deve ser um passo dado durante a caminhada pelo luto. É fundamental separar essa fase de um processo depressivo sobreposto ao luto que caracterizaria um luto patológico;

5. Aceitação: o indivíduo não tem desespero e consegue enxergar a realidade como realmente é, ficando pronto para enfrentar a perda ou a morte. Lidar com a fase da aceitação tem a ver com perceber que a realidade, no caso de quem perde alguém, a saudade sempre existirá, e a vida segue em um mundo onde a pessoa querida não está mais presente.

● PROCESSO DO LUTO PATOLÓGICO

No luto patológico não há elaboração do processo de luto, frequentemente pelo aparecimento de quadro depressivo sobreposto. A melhor descrição de luto patológico encontra-se na *Ilíada*, no canto XXIV, no qual o rei Príamo diz "eu vivi um dia a mais do que deveria ter vivido", após a morte de seu filho. O tratamento médico é necessário no luto patológico, que se apresenta acompanhado de outros sintomas psiquiátricos, como depressão, ansiedade, fobia, entre outros. A abordagem pode ser psicoterápica e/ou medicamentosa. Além do luto pelo filho, outro difícil de elaborar é o luto pelo suicídio, no qual sentimentos de raiva e culpa por "não ter percebido" e "não ter evitado" costumam pairar sobre os familiares.

De acordo com o consenso diagnóstico do DSM-5, luto prolongado só pode ser diagnosticado após 6 meses da perda. No entanto, é fundamental identificar precocemente pessoas com fatores de risco para desenvolver luto complicado. Deve-se, desta forma, aguardar para que se possa imputar a existência de sintomas depressivos a um episódio depressivo maior, a menos que sua gravidade seja suficiente para distingui-los. No entanto, a presença dos sintomas a seguir podem auxiliar o clínico na distinção entre esses dois quadros:

- Lentificação psicomotora intensa;
- Prejuízo funcional prolongado e acentuado;
- Experiências alucinatórias outras, que não o fato de achar que ouve ou vê a pessoa falecida;
- Preocupações mórbidas com inutilidade;
- Culpa excessiva;
- Pensamentos frequentes sobre a morte.

A Tabela 1 apresenta a diferença entre sintomas depressivos, que devem ser valorizados e tratados, e a reação à tristeza, normal em um indivíduo.

TABELA 1   Diferenças entre sintomas depressivos e tristeza normal no idoso

Depressão	Tristeza normal
Mais intensa	Menos intensa
Não reage a estímulos positivos	Reage a estímulos positivos
Prejuízo funcional	Prejuízo funcional limitado
Piora com o tempo	Melhora com o tempo
Sem fator causal necessariamente	Tem fator causal
Lentificação psicomotora	Sem lentificação psicomotora

CONSIDERAÇÕES FINAIS

O falecimento de cônjuge e familiares, aposentadoria, o próprio declínio do corpo envelhecendo e mudanças de status social têm papel fundamental nessa fase da vida, e como o idoso e sua família se reorganizam e se adaptam às mudanças tem relevância no desencadeamento, ou não, de um processo depressivo. O luto faz parte do processo de envelhecimento e pode aparecer pela perda de um ente ou por mudanças ocorridas e percepções de limitações. Alguns aspectos podem influenciar a intensidade e duração do processo de luto, entre eles: tipo de relacionamento, compreensão das circunstâncias envolvendo a perda, múltiplas perdas, fatores de personalidade e fatores sociais e ambientais. Essa população necessita de especial cuidado e este capítulo discutiu os aspectos relacionados à experiência de luto e à diferenciação entre luto normal e patológico.

BIBLIOGRAFIA CONSULTADA

1. American Psychiatry Association. Diagnostic and Statistical Manual of Mental Disorders – DSM-5. 5.ed. Washington: American Psychiatric Association, 2013.
2. Basso LA, Wainer R. Mourning and sudden losses: contributions of cognitive behavioral therapy. Revista Brasileira de Terapias Cognitivas. 2011;7(1):35-43.
3. Gerino E, Rollè L, Sechi C, Brustia P. Loneliness, resilience, mental health, and quality of life in old age: a structural equation model. Front Psychol. 2017;8:2003.
4. Horowitz MJ, Bonanno GA, Holen A. Pathological grief: diagnosis and explanation. Psychosom Med. 1993;55(3):260-73.
5. Kluber-Ross E. Morte, estágio final da evolução. Rio de Janeiro: Record; 1975.
6. Leandro-França C, Murta SG. Prevenção e promoção da saúde mental no envelhecimento: conceitos e intervenções. Psicologia: Ciência e Profissão. 2014;34(2):318-29.
7. Oliveira JBA, Lopes RGC. O processo de luto no idoso pela morte de cônjuge e filho. Psicologia em Estudo. 2008;13(2):217-21.
8. Silverstein M, Giarrusso R. Aging and family life: a decade review. J Marriage Fam. 2010;72(5):1039-58.
9. Singleton, J. Mourning, melancholia, and race now. Contemp Polit Theory. 2019;18:219-25.
10. World Health Organization. Mental health of older adults. 2017. Disponível em: https://www.who.int/news-room/fact-sheets/detail/mental-health-of-older-adults

CAPÍTULO 28

Diagnóstico diferencial entre *delirium*, depressão e demência

Marina Maria Biella

● INTRODUÇÃO

- *Delirium*: também conhecido como estado confusional agudo, é uma disfunção orgânica com acometimento do sistema nervoso central (SNC). Esta condição médica está associada a doenças orgânicas. Sua fisiopatologia não é totalmente conhecida, mas engloba mecanismos que envolvem o desequilíbrio de neurotransmissores, liberação de citocinas, com consequente lesão neural direta e prejuízo no metabolismo oxidativo;
- Depressão: doença representada pelos transtornos depressivos, possui na sua gênese uma complexa interação entre: processos biológicos (resposta ao estresse, fatores neurotróficos e componentes inflamatórios), ambientais (dieta, álcool e ritmos biológicos), psicológicos (personalidade e relacionamentos interpessoais) e componentes genéticos. Apresenta-se, de um modo geral, com a presença de humor deprimido e falta de interesse e prazer, associado a sofrimento e prejuízo no funcionamento do indivíduo;
- Demência: também conhecida por transtorno neurocognitivo maior, é um grupo heterogêneo de doenças que afetam o encéfalo, ocasionando prejuízo sustentado na função cognitiva (atenção complexa, função executiva, memória, linguagem, função motora e/ou capacidade social), associada a declínio na realização das atividades de vida diária.

● CLASSIFICAÇÃO

O *delirium* possui três principais formas de apresentação, como ilustrado na Tabela 1.

TABELA 1 Classificação dos tipos de *delirium*

Delirium	Principais manifestações
Delirium hipoativo	Lentificação psicomotora, apatia, desatenção e sedação Está associado com maior mortalidade e com o subdiagnóstico
Delirium hiperativo	Agitação psicomotora, delírios, alucinações e labilidade emocional
Delirium misto	Combinação das manifestações hipo e hiperativas citadas Subtipo mais comum

O Quadro 1 apresenta as diferentes formas de classificação dos transtornos depressivos, conforme o Manual Diagnóstico e Estatístico de Transtornos Mentais (DSM-5).

QUADRO 1 Classificação dos transtornos depressivos pelo DSM-5

Transtornos depressivos
Transtorno disruptivo da desregulação do humor
Transtorno depressivo maior (TDM)
Transtorno depressivo persistente (distimia)
Transtorno disfórico pré-menstrual
Transtorno depressivo induzido por substância/medicamento
Transtorno depressivo devido a outra condição médica
Transtorno depressivo não especificado/outro transtorno depressivo especificado
Depressão subsindrômica*

*Categorização da depressão subsindrômica pelo DSM-5.

As síndromes demenciais, como demonstradas na Tabela 2, englobam uma ampla gama de possíveis etiologias, irreversíveis ou potencialmente reversíveis, para os quadros demenciais.

284 Depressão: guia prático

TABELA 2 Etiologias para síndromes demenciais potencialmente reversíveis ou não

Síndromes demenciais	
Degenerativas primárias	Doença de Alzheimer (DA) • De início tardio (esporádica)/de início precoce (familiar)
	Degeneração lobar frontotemporal (DFT) • Doença de Pick/afasia progressiva primária/afasia não fluente
	Demências subcorticais • Doença de Wilson/doença de Huntington
	Doenças priônicas • Doença de Creutzfeldt-Jakob/insônia familiar fatal
	Parkinson *plus* • Demência com corpúsculos de Lewy/demência na doença de Parkinson, paralisia supranuclear progressiva/atrofia de múltiplos sistemas/ degeneração corticobasal
Vasculares	Microangiopatia (substância branca) • Leucodistrofia subcortical difusa/doença de Binswanger
	Grandes vasos • Demência por múltiplos infartos corticais
	Infartos isolados (estratégicos) • Giro angular/tálamo/áreas das artérias cerebrais anteriores e posteriores
Lesionais	Traumáticas • Demência do pugilista/traumatismo cranioencefálico
	Lesões focais cerebrais • Tumores/esclerose múltipla/neurossarcoidose • Hidrocefalia de pressão normal/hematoma subdural
	Inflamatórias • Vasculites/lúpus eritematoso sistêmico
	Infecciosas • Encefalite herpética/meningoencefalites/neurocisticercose • Neurossífilis/complexo aids-demência

Tóxico-metabólicas	Nutricionais
	• Deficiência de vitaminas do complexo B:
	  – Vitamina B12 (cobalamina)
	  – Vitamina B9 (ácido fólico)

	Metabólicas • Tireoidopatias/encefalopatia hepática crônica progressiva/uremia crônica/hiperparatireoidismo/distúrbios hidreletrolíticos
	Intoxicações crônicas • Demência por álcool (síndrome de Wernicke-Korsakoff) • Intoxicações por metais pesados (chumbo, arsênio, mercúrio)

(continua)

Diagnóstico diferencial entre *delirium*, depressão e demência 285

TABELA 2 Etiologias para síndromes demenciais potencialmente reversíveis ou não *(continuação)*

Síndromes demenciais	
Tóxico-metabólicas	Anóxia/hipóxia • Intoxicação por monóxido de carbono • Parada cardiorrespiratória • Doenças hipoxêmicas como doença pulmonar obstrutiva crônica • Síndrome da apneia obstrutiva do sono (moderada a grave)
Transtorno do humor	Depressão • Síndrome demencial da depressão "pseudodemência depressiva"

● FATORES DE RISCO

As causas de *delirium*, em sua grande maioria, são multifatoriais. Os fatores de risco podem ser divididos, conforme a Tabela 3, em fatores predisponentes (tornam o indivíduo mais vulnerável) e fatores precipitantes (correspondem ao fator etiológico propriamente dito).

TABELA 3 Fatores predisponentes e precipitantes para *delirium*

Fatores predisponentes	Fatores precipitantes
Episódio(s) prévio(s) de *delirium*	Medicações: sedativas, psicoativas, histamínicas, anticolinérgicas e dopaminérgicas
Déficit cognitivo/demência	Insuficiência: renal/hepática/cardíaca/pulmonar
Déficits sensoriais (auditivo/visual)	Polifarmácia
Idade avançada	Doenças terminais
Sexo masculino	Uso de sondas: nasoenteral e vesical
Declínio funcional	Desnutrição/albumina baixa
História de etilismo	Desidratação
Múltiplas comorbidades	Restrição mecânica
História de AVC/AIT	Doenças agudas: AVC/AIT/IAM/infecções/ trauma
Depressão	Distúrbios metabólicos/hidreletrolíticos
	Procedimentos médicos/cirúrgicos
	Iatrogenias
	Imobilidade
	Sono não reparador/ privação de sono
	Abstinência a drogas
	Constipação/bexigoma
Etiologia multifatorial é a mais frequente	

AVC: acidente vascular cerebral; AIT: acidente isquêmico transitório; IAM: infarto agudo do miocárdio.

Depressão: guia prático

O Quadro 2 apresenta os principais fatores de risco para a depressão.

QUADRO 2   Fatores de risco para depressão

Baixo nível de escolaridade	Suporte social deficiente	Antecedente pessoal e/ou familiar de depressão
Sexo feminino	Baixo nível socioeconômico	Viúvo(a)/solteiro(a)/ divorciado(a)
Afetividade negativa (neuroticismo)	Doenças incapacitantes Doenças terminais	Diminuição da funcionalidade
Residente de instituição de longa permanência para idosos (ILPI)	Eventos negativos de vida	Déficit visual/auditivo
Idade avançada	Declínio cognitivo	Solidão/isolamento social
Mudança de papel na sociedade Ex: aposentadoria	Comorbidades clínicas Ex: AVE, doenças cardíacas, doença de Parkinson, doença renal crônica, diabetes, dislipidemia e câncer	Dor crônica não controlada
Luto	Período puerperal	Insônia

AVC: acidente vascular encefálico.

As síndromes demenciais, como visto na Tabela 2, possuem diversas etiologias, o que implica diferentes fatores de risco para cada quadro. Entretanto, de uma forma geral, o Quadro 3 apresenta fatores de risco que devem ser lembrados nos quadros demenciais.

QUADRO 3   Fatores de risco para quadros demenciais

Aumento da idade	Baixo nível de escolaridade	Baixo suporte social
Histórico atual ou prévio de transtornos mentais Ex: TAB, depressão, esquizofrenia e transtorno psicótico	Histórico familiar de quadros demenciais	Alelo epsilon 4 do gene apolipoproteína E *Doença de Alzheimer
Trauma cranioencefálico	Fragilidade física	Etilismo
Aumento do risco cardiovascular Ex: diabetes, hipertensão, dislipidemia, síndrome metabólica, tabagismo, obesidade e sedentarismo	Ocupacional: * Exposição a metais pesados * Repetidas concussões cerebrais	Acidente vascular encefálico (AVE)
Deficiências nutricionais *Em especial as do complexo B	Doenças infecciosas, autoimunes, inflamatórias e metabólicas	Efeito de massa no sistema nervoso central

TAB: transtorno afetivo bipolar.

Diagnóstico diferencial entre *delirium*, depressão e demência 287

● QUADRO CLÍNICO

O Quadro 4 contém as principais características clínicas do quadro de *delirium*.

QUADRO 4   Possíveis sinais e sintomas no quadro de *delirium*

Início agudo	Curso flutuante durante o dia, com intervalos lúcidos
Desorganização do pensamento	Déficit de atenção
Alteração do nível de consciência	Déficits cognitivos
Distúrbios da percepção: *Alucinações: visuais são as mais comuns *Delírios: em geral com conteúdo persecutório, autorreferente e pouco estruturado	Psicomotricidade: hiper ou hipoativa
Alteração do ciclo sono-vigília	Distúrbios emocionais (ansiedade, labilidade emocional e irritabilidade)

O Quadro 5 contempla a sintomatologia do transtorno depressivo. De forma adicional, são apresentados sinais e sintomas que podem remeter a quadros específicos de depressão.

QUADRO 5   Possíveis sinais e sintomas no transtorno depressivo

Humor deprimido *Sentir-se vazio, triste e sem esperança	Diminuição acentuada do interesse ou prazer em todas ou quase todas as atividades
Ganho ou perda ponderal significativos: *Sem dietas intencionais *Alteração > 5% do peso corpóreo em 1 mês	Aumento ou diminuição do apetite
Insônia ou hipersonia	Agitação ou lentificação psicomotora
Fadiga e perda de energia	Sentimento de inutilidade, culpa excessiva ou inapropriada *Podem assumir caráter delirante
Capacidade diminuída de pensar, concentrar-se ou tomar decisões	Ruminação, ideação e tentativa de suicídio
Queixas somáticas *Dor, tontura, mal-estar inespecífico, sensação de dispneia e dor torácica, 'aperto/angústia', sintomas dispépticos, cefaleia, sensação de peso nas pernas, 'nó na garganta', etc.	Alterações cognitivas *Quando secundárias à depressão e graves, são denominadas síndrome demencial da depressão "Pseudodemência depressiva" *Estão mais associadas à depressão de início tardio (> 60 anos) e quadros moderados a graves

(continua)

288 Depressão: guia prático

QUADRO 5   Possíveis sinais e sintomas no transtorno depressivo *(cotinuação)*

Apatia *Atenção especial em idosos	Baixa autoestima
Disfunções sexuais	Retraimento social
Quadros específicos	
Considerar depressão psicótica	Considerar depressão vascular
*Delírios congruentes com o humor: delírios de culpa, punição merecida, delírios de ruína (corpo, financeira, espiritual), delírio niilista (podendo configurar a síndrome de Cotard). *Delírios não congruentes com o humor:conteúdo persecutório, de controle, etc. *Alucinações congruentes ou não com o humor:no geral transitórias e pouco elaboradas.	*Parkinsonismo,lentificação motora, maior incapacidade funcional e adaptativa, anedonia, apatia, menor prevalência de sintomas psicóticos, maior prejuízo na fluência verbal, velocidade psicomotora, na memória de reconhecimento e no planejamento. *Resposta pobre aos antidepressivos. *Atentar-se para eventos cerebrovasculares isquêmicos.
Considerar depressão atípica	Considerar depressão melancólica
Reatividade do humor, maior sensibilidade para rejeição social, aumento do peso e apetite, hipersonia e fadiga acentuada	Perda importante do interesse e prazer, humor vazio, quadro pior pela manhã, insônia terminal e acentuação das perturbações psicomotoras (agitação ou lentificação)

Por fim, o Quadro 6 apresenta o quadro clínico da síndrome demencial, recordando que por ser um grupo heterogêneo, pode contemplar diversas possibilidades de apresentação.

QUADRO 6   Possíveis sinais e sintomas nos quadros demenciais

Déficit de memória	Dificuldade de adquirir ou lembrar informações como eventos, compromissos, conversas e onde guardou objetos Repetição dos mesmos assuntos e conversas
Disfunção executiva	Raciocínio comprometido, prejuízo em realizar tarefas complexas, julgamento inadequado, prejuízo na tomada de decisões e avaliação de situações de risco
Disfunção de linguagem	Prejuízos na expressão, compreensão, leitura e escrita.
Disfunção visuoespacial	Incapacidade de reconhecer faces ou objetos, encontrar objetos em um campo visual, manusear objetos e vestir-se. *Não atribuíveis a causas motoras e visuais

(continua)

Diagnóstico diferencial entre *delirium*, depressão e demência **289**

QUADRO 6 Possíveis sinais e sintomas nos quadros demenciais *(cotinuação)*

Sintomas neuropsiquiátricos	Desinteresse, isolamento, ataques explosivos, agressividade, frustações excessivas, agitação, inquietude, irritabilidade, perambulação, euforia, desinibição, perda da empatia, comportamento inadequado, transtorno do sono, transtorno alimentar, sintomas depressivos e ansiosos, delírios, alucinações e paranoias
Prejuízo funcional	Prejuízo nas atividades básicas e instrumentais da vida diária
Alterações no exame físico	Distúrbio de marcha, do equilíbrio e da coordenação, alteração na força muscular, tremores, rigidez, hipotensão postural, incontinência esfincteriana, alteração visual, etc.

● PARTICULARIDADES

O déficit cognitivo pode ser secundário ao quadro de depressão ou a síndrome demencial. A diferenciação muitas vezes é difícil e pode exigir sua análise em um *continuum* dimensional ou até mesmo tratamento e posterior reavaliação. O Quadro 7 apresenta parâmetros para melhor acurácia diagnóstica.

QUADRO 7 Diferenciação do déficit cognitivo na depressão *versus* demência

Depressão com déficits cognitivos	Demência com sintomas depressivos
Início mais agudo	Início mais insidioso
Sintomas no geral com curta duração	Sintomas no geral com longa duração
Humor deprimido de forma persistente	Humor e comportamento flutuantes
Respostas evasivas do tipo "não sei"	Respostas de esquiva ou que justificam os erros cometidos
Hipervalorização dos déficits	Minimização dos déficits
Flutuação dos déficits cognitivos	Relativamente mais estáveis com progressão insidiosa
Remissão do déficit com tratamento antidepressivo	Pouca ou nenhuma resposta na cognição com tratamento antidepressivo

● DIAGNÓSTICO

O Quadro 8 apresenta instrumentos e escalas de rastreio e/ou diagnóstico, que auxiliam na identificação dos quadros de *delirium*, depressão e demência.

290 Depressão: guia prático

QUADRO 8 Instrumentos e escalas de rastreio e/ou diagnóstico em *delirium*, depressão e demência

Delirium	Manual Diagnóstico e Estatístico de Transtornos Mentais (DSM-5)
	Classificação Estatística Internacional de Doenças e Problemas relacionados à saúde (CID-11)
	Confusion Assessment Method (CAM)
	Confusion Assessment Method in a Intensive Care Unit (CAM –ICU)
Depressão	Manual Diagnóstico e Estatístico de Transtornos Mentais (DSM-5)
	Classificação Estatística Internacional de Doenças e Problemas relacionados à saúde (CID-11)
	Escala de Depressão Geriátrica (GDS)
	Centers for Epidemiologic Studies Depression Scale (CES-D)
	Escala de Depressão de Hamilton (HAM-D)
	Inventário de Depressão de Beck (BDI)
	Montgomery-Asberg Depression Scale (MADRS)
	Patient Health Questionnaire-9 (PHQ-9)
Demência	Manual Diagnóstico e Estatístico de Transtornos Mentais (DSM-5)
	Classificação Estatística Internacional de Doenças e Problemas relacionados à saúde (CID-11)
	Miniexame do Estado Mental (MEEM)
	Bateria Breve de Rastreio Cognitivo (BBRC)
	Avaliação Cognitiva Montreal (MoCA)
	Teste do Relógio de Shulman (TDR)
Avaliação funcional	Índice de Katz (atividades básicas de vida diária – ABVD)
	Escala de Lawton (atividades instrumentais de vida diária – AIVD)
	Questionário de atividades funcionais de Pfeffer
	A avaliação da funcionalidade é um componente fundamental no processo diagnóstico dos quadros demenciais
Depressão na demência	Escala Cornell de Depressão em Demência
Demência *vs.* Depressão	Entrevista Estruturada para o Diagnóstico de Transtorno Mental em Idosos (CAMDEX)
Apatia	Inventário Neuropsiquiátrico (NPI)
	Escala de Avaliação de Apatia
	* A apatia pode estar presente nos quadros depressivos; atenção especial aos idosos, assim como nos quadros demenciais
	* O *delirium* hipoativo pode ser subdiagnosticado por ser apenas considerado como um quadro de apatia

CONSIDERAÇÕES FINAIS

Delirium, depressão e demência são três patologias que compartilham semelhanças importantes, mas que também possuem particularidades, etiologias, sintomatologias e evoluções distintas. O Quadro 9 sintetiza de forma ilustrativa diversas características desses transtornos, facilitando o correto diagnóstico.

QUADRO 9 Diagnóstico diferencial entre *delirium*, depressão e demência

Características	*Delirium*	Depressão	Demência
Diagnóstico	Ver Quadro 8	Ver Quadro 8	Ver Quadro 8
Idade de início	Incomum em < 60 anos Maior prevalência em > 70 anos	Antes dos 60 anos (início precoce) Após os 60 anos (início tardio)	Incomum em < 60 anos Com exceção para demências de início precoce Maior prevalência em > 70 anos
Início	Agudo Bem definido	Variável	Insidioso
Curso	Flutuante	Flutuações, com variação diurna ou não, no geral com humor congruente	Progressivo, com estabilidade ao longo dos dias
Humor	Variável	Depressivo	Variável
Labilidade emocional	Comum	Variável	Incomum Exceção DV
Ciclo sono-vigília	Alterado, comum a inversão	Hipersonia Insônia	Variável
Atenção	Desatenção	Variável	Mantida ou pouco diminuída DCL/DV/DFT maior prejuízo
Consciência	Diminuída	Mantida	Mantida DCL/DV pode haver alteração
Orientação	Desorientação espacial e temporal	Mantida	Prejudicada de forma progressiva

(continua)

QUADRO 9 Diagnóstico diferencial entre *delirium*, depressão e demência *(continuação)*

Características	*Delirium*	Depressão	Demência
Memória	Prejudicada	Mantida Idosos com depressões moderadas a graves podem ter prejuízo	Acometida de forma progressiva
Pensamento	Desorganizado	Organizado	Variável de acordo com a fase
Delírios	Comuns, simples e fragmentados	Incomum Presentes na depressão psicótica	Comum a partir da fase moderada
Alucinações	Comuns, em especial visuais	Incomum Presentes na depressão psicótica	Comum na DCL
Atividade motora	Hipoatividade Hiperatividade Mista	Variável	Sem características específicas
Eletroencefalograma	Lentificação difusa em grande parte	Normal	Variável
Duração	Dias ou semanas	Meses	Potencialmente irreversível

DV: demência vascular; DCL: demência com corpúsculos de Lewy; DFT: demência frontotemporal.

 BIBLIOGRAFIA CONSULTADA

1. Alexopoulos GS, Abrams RC, Young RC, Shamoian CA. Cornell Scale for Depression in Dementia. Biol Psychiatry. 1988;23:271-84.
2. American Psychiatric Association. Manual de Diagnóstico e Estatística dos Transtornos Mentais. 5.ed. Porto Alegre: Artmed; 2014.
3. Batistoni SS, Neri AL, Cupertino AP. Validity of the Center for Epidemiological Studies Depression Scale among Brazilian elderly. Rev Saúde Pública. 2007;41:598-605
4. Brucki SMD et al. Sugestões para o uso do Mini-Exame do Estado Mental no Brasil. Arquivos de Neuro-Psiquiatria. 2003;61(3):777-781B.
5. Cummings JL, Mega M, Gray K, Rosenberg-Thompson S, Carusi DA, Gornbein J. The Neuropsychiatric Inventory: comprehensive assessment of psychopathology in dementia. Neurology. 1994;44:2308-14.
6. Dratcu L, da Costa Ribeiro L, Calil HM. Depression assessment in Brazil. The first application of the Montgomery-Asberg Depression Rating Scale. Br J Psychiatry. 1987;150:797-800.

7. Ely EW, Margolin R, Francis J, May L, Truman B, Dittus R, et al. Evaluation of delirium in critically ill patients: validation of the Confusion Assessment Method for the Intensive Care Unit (CAM-ICU). Crit Care Med. 2001;29(7):1370-9.
8. Fabbri RM, Moreira MA, Garrido R, Almeida OP. Validity and reliability of the Portuguese version of the Confusion Assessment Method (CAM) for the detection of delirium in the elderly. Arq Neuropsiquiatr. 2001;59:175-9.
9. Gorestein C, Andrade L. Inventário de Depressão de Beck: propriedades psicométricas da versão em português. Rev Psiquiatr Clin. 1998;25:245-50.
10. Guimarães HC, Fialho PPA, Carvalho VA, Santos EL, Caramelli P. Brazilian caregiver version of the Apathy Scale. Dement Neuropsychol. 2009;3:321-6.
11. Hamilton M. Rating Scale for Depression. Journal of Neurology Neurosurgery Psychiatry. 1960;23:56.
12. Lino VTS, Pereira SRM, Camacho LAB, Sergio Filho STR, Buksman S. Cross-cultural adaptation of the Independence in Activities of Daily Living Index (Katz Index). Cad Saúde Pública. 2008;24:1.
13. Memória CM, Yassuda MS, Nakano EY, Forlenza OV. Brief screening for mild cognitive impairment: validation of the Brazilian version of the Montreal cognitive assessment. Int J Geriatr Psychiatry. 2013;28:34-40.
14. Nitrini R, Lefèvre BH, Mathias SC, Caramelli P, Carrilho PEM, Sauaia N, et al. Testes neuropsicológicos de aplicação simples para o diagnóstico de demência. Arq Neuropsiquiatr. 1994;52:457-65.
15. Pfeffer RI, Kurosaki TT, Harrah CH Jr., Chance JM, Filos S. Measurement of functional activities in older adults in the community. J Gerontol. 1982;37(3):323-9.
16. Roth M, Tym E, Mountjoy CQ, et al. CAMDEX: a standardised instrument for the diagnosis of mental disorder in the elderly with special reference to the early detection of dementia. Br J Psychiatry. 1986;149:698-709.
17. Santos IS, Tavares BF, Munhoz TN, Almeida LSP de, Silva NTB da, Tams BD, et al. Sensibilidade e especificidade do Patient Health Questionnaire-9 (PHQ9) entre adultos da população geral. Cadernos de Saúde Pública.2013;29(8):1533-43.
18. Santos RL, Virtuoso Júnior JS. Reliability of the Brazilian version of the Scale of Instrumental Activities of Daily Living. RBPS. 2008;21(4):290-96.
19. Shulman KI, Pushkar Gold D, Cohen CA, Zucchero CA. Clock-drawing and dementia in the community: a longitudinal study. Int J Geriatr Psychiatry. 1993;8(6):487-96.
20. WHO. Classifications. International Classification of Diseases (ICD).
21. Yesavage JA, Brink TL, Rose TL, et al. Development and validation of a geriatric depression screening scale: a preliminary report. J Psychiatr Res. 1982-1983;17:37-49.

CAPÍTULO 29

Depressão e Covid-19

Ivan Aprahamian

● INTRODUÇÃO

No final de 2019, a China divulgou um alerta sobre um surto de pneumonia de causa desconhecida. O agente etiológico foi posteriormente identificado como um novo coronavírus, denominado síndrome respiratória aguda grave coronavírus 2 (SARS-CoV-2), um RNA de um vírus zoonótico com grande genoma, como responsável por essa doença infecciosa (chamada Covid-19). A doença se disseminou globalmente, sendo uma catástrofe com importantes consequências econômicas e de saúde. A Organização Mundial da Saúde (OMS) declarou estado de pandemia em 11 de março de 2020. Em 3 de abril, 1.039.166 casos de SARS-CoV-2 e 55.592 mortes já haviam sido relatados em todo o mundo (Johns Hopkins University & Medicine Coronavirus Resource Center; https://coronavirus.jhu.edu/map.html; último acesso em 4 de abril). A caracterização clínica e epidemiológica da Covid-19 ainda não é totalmente conhecida. O SARS-CoV-2 é extremamente contagioso (principalmente por meio de gotículas presentes no ar, mas pode permanecer por até 72 horas em superfícies) e a intensidade de sua manifestação varia desde formas assintomáticas e leves (a grande maioria) até casos muito graves, que requerem suporte intensivo. O cenário atual é globalmente desastroso, com isolamento social, recessão econômica significativa, falta de leitos hospitalares e colapso do sistema de saúde, escassez de equipamentos de proteção individual para profissionais de saúde, solidão e corrida bilionária por vacina e tratamentos eficazes.

Os casos mais graves são observados em idosos e indivíduos com comorbidades (em particular hipertensão, diabetes e doenças cardiorrespiratórias), mas populações mais jovens são afetadas. Por enquanto, o maior conjunto de evidências sobre a Covid-19 vem da China, onde a prevalência de doenças graves foi relatada em 16% dos casos. Dois grandes estudos de coorte desse país documentaram prevalência de 15,1% e 26,2% em pessoas com 60 anos ou mais, sendo os mais jovens mais afetados. Por outro lado, nos Estados Unidos, a fatalidade foi maior com idade mais avançada (10 a 27% nas pessoas com 85 anos ou mais; 3 a 11% nas pessoas entre 65 e 84 anos; 1 a 3% nas pessoas de 55 a 64 anos; e 1 a 3% nos indivíduos mais jovens). A situação na Itália foi parecida, com taxas de mortalidade de casos de 35,6% e 52,3% para indivíduos nos anos 70 e 80, respectivamente. No entanto, também se acompanham falecimentos entre os mais jovens e o crescimento da preocupação com essa doença.

● IMPACTO NA SAÚDE MENTAL

A Covid-19 será um fator adicional para desfechos negativos importantes para pacientes e sistemas de saúde em todo o mundo. Os desastres ambientais, econômicos ou sanitários afetam desproporcionalmente populações pobres e vulneráveis e os pacientes com doenças mentais podem estar entre os mais acometidos. Taxas mais elevadas de tabagismo, alcoolismo e mal tratamento de multimorbidades em indivíduos com doenças mentais podem ser um fator de risco de maior gravidade não mensurável na Covid-19. É possível que a cobertura de notícias 24 horas por dia, 7 dias por semana, sobre esses eventos sirva como um estressor psicológico adicional, especialmente para esses indivíduos. A preocupação inerente com a situação pode exacerbar e ser exacerbada pela ansiedade e pelos sintomas depressivos existentes. Há receio de que a combinação de eventos públicos cancelados, negócios fechados e estratégias de isolamento social levem a uma recessão, grande desencadeador de aumento expressivo da ocorrência de transtornos mentais. Recomendações de distanciamento social foram implementadas para reduzir fundamentalmente o contato humano. Essas estratégias de isolamento físico, com o fechamento de parques, comércios, escolas e universidades, igrejas e templos, tão fundamentais para achatar a curva epidemiológica da propagação da doença, também podem aumentar o risco de solidão e isolamento nessa população. Embora se espere que essas medidas reduzam a taxa de novas infecções, o potencial de resultados adversos psiquiátricos é alto.

A solidão pode trazer consequências nefastas, como o surgimento de uma onda epidêmica de transtornos depressivos, ansiosos, de estresse pós-traumático e suicídio por diversas etiologias. As taxas de suicídio já têm aumentado nos EUA nas últimas 2 décadas. Os dados mais recentes disponíveis (2018) mostram a maior taxa de suicídio ajustada à idade nos EUA desde 1941. Pensamentos e comportamentos suicidas estão associados ao isolamento social e à solidão. A participação semanal em serviços religiosos tem sido associada a uma redução 5 vezes menor na taxa de suicídio em comparação com aqueles que não comparecem. O acesso reduzido aos serviços de saúde mental pode afetar negativamente essa população, levando a maior número de descompensações e problemas de adesão medicamentosa.

● POTENCIAIS MITIGAÇÕES CONTRA O SARS-COV-2 EM DEPRESSÃO

Pacientes com depressão apresentam recorrências frequentes, flutuações sintomatológicas, reatividade clínica frente a alterações ambientais e tratamento baseado tanto em farmacologia como psicoterapia, separadas ou combinadas. A prioridade para atendimento a casos de Covid-19, o fechamento de ambulatórios e o isolamento social dificultaram o acompanhamento dos pacientes com transtornos depressivos. Dessa forma, devem-se buscar alternativas terapêuticas informatizadas. Sempre que possível, os serviços devem ser prestados via telessaúde, e não pessoalmente, e quando visitas pessoais são necessárias, em formatos individuais, e não em grupos. Atendimentos via telessaúde (telemedicina e telepsicologia) são reconhecidos pelo Conselho Federal de Medicina (Resolução CFM n.1.643/2002) e pelo Conselho Federal de Psicologia (Resoluções: CFP n.003/2000, CFP n.012/2005 e CFP n.011/2012). Diversos aplicativos podem ser utilizados, como FaceTime®, Skype®, Google HangOut®, Zoom®, What'sApp®, entre outros. Cada um tem vantagens e desvantagens. É importante tentar vias diretas via telefônica (p.ex., FaceTime® para um número de celular) ou programas com criptografia de ponta a ponta para maior sigilo sobre os casos. A consulta deve ser registrada em prontuário preferencialmente. Receitas médicas podem ser enviadas por correio ou outro método de entrega direta ao paciente. Pequenas redes sociais podem ser montadas para grupos terapêuticos e mensagens de suporte terapêutico (p.ex., What'sApp®). O uso de algum mecanismo de contato é fundamental, inclusive para comunicação com amigos e familiares. Idealmente, a visualização de pacientes é muito importante clinicamente e possivelmente mais humana do que o contato telefônico apenas. Diversas formas de psicoterapia são viáveis eletronicamente e alguns modelos, como o *mindfulness*, estão sendo especialmente direcionados para o módulo telessaúde.

Outro aspecto terapêutico importante é a prática de exercício físico, mas tomando os devidos cuidados preventivos. O exercício físico possui robusta evidência de benefício no tratamento conjunto da depressão. No entanto, idealmente recomenda-se realizar a atividade ao ar livre e com distância segura para evitar contágio (mínimo de 2 metros em caminhada, mas estima-se uma distância muito maior para a corrida).

CONSIDERAÇÕES FINAIS

Esta é uma época sem precedentes. A pandemia por SARS-CoV-2 deve modificar os hábitos, pensamentos e planejamentos de forma permanente. Psiquiatras e outros profissionais de saúde que tratam pacientes com transtornos mentais precisam de treinamento para reconhecer os sinais e sintomas da Covid-19 e desenvolver conhecimentos sobre estratégias básicas para mitigar a propagação da doença, tanto em seus pacientes quanto em si mesmos. Pacientes com depressão podem precisar de suporte e estímulo para realizar medidas preventivas contra o SARS-Cov-2 e para manter seu tratamento atual contra a doença (depressão). Ainda é muito cedo para estudos e dados concretos, mas a Covid-19 deve resultar em aumento expressivo na incidência e piora de transtornos mentais. É preciso desenvolver formas para continuar a dar suporte aos pacientes em necessidade, mesmo que se precise reinventar ou recorrer a métodos inovadores. É preciso vencer mais essa batalha.

BIBLIOGRAFIA CONSULTADA

1. Drapeau CW, McIntosh JL. USA suicide: 2018 official final data. Published 2020. Accessed April 4, 2020. Disponível em: https://suicidology.org/wp-content/uploads/2020/02/2018datapgsv2_Final.pdf
2. Guan WJ, Ni ZY, Hu Y, et al. China medical treatment expert group for Covid-19. Clinical characteristics of coronavirus disease 2019 in China. N Engl J Med. 2020;382:1708-20.
3. Lewis T. Smoking or vaping may increase the risk of a severe coronavirus infection. Sci Am. Published 2020. Accessed March 26, 2020. Disponível em: https://www.scientificamerican.com/article/smoking-or-vaping-may-increase-the-risk-of-a-severe-coronavirus- infection1/
4. Lu R, Zhao X, Li J, et al. Genomic characterisation and epidemiology of 2019 novel coronavirus: implications for virus origins and receptor binding. Lancet. 2020;395:565-74.
5. Onder G, Rezza G, Brusaferro S. Case-fatality rate and characteristics of patients dying in relation to COVID-19 in Italy. JAMA. 2020;323(18):1775-6..
6. Severe Outcomes Among Patients with Coronavirus Disease 2019 (COVID-19) – United States, February 12 – March 16, 2020. MMWR Morb Mortal Wkly Rep. 2020;69:343-6.
7. Schuch FB, Vancampfort D, Firth J, Rosenbaum S, Ward PB, Silva ES, et al. Physical activity and incident depression: a meta-analysis of prospective cohort studies. Am J Psychiatry. 2018;175(7):631-48.
8. Van Orden KA, Witte TK, Cukrowicz KC, Braithwaite SR, Selby EA, Joiner TE Jr. The interpersonal theory of suicide. Psychol Rev. 2010;117(2):575-600.
9. Vander Weele TJ, Li S, Tsai AC, Kawachi I. Association between religious service attendance and lower suicide rates among US women. JAMA Psychiatry. 2016;73(8):845-51.
10. World Health Organization. Pneumonia of unknown cause China. 2020. Disponível em: https://www.who.int/csr/don/05-january-2020-pneumonia-of-unkown-cause-china/en/.
11. World Health Organization. Novel coronavirus China. 2020. Disponível em: https://www.who.int/csr/don/12-january-2020-novel-coronavirus-china/en/).

PARTE IV

Tratamento

CAPÍTULO 30

Antidepressivos orais

Salma Rose Imanari Ribeiz

● INTRODUÇÃO

Ao tratar um episódio depressivo, o objetivo inicial é o alcance da remissão completa dos sintomas depressivos e, de um modo geral, esse objetivo geralmente pode ser alcançado por uso de psicoterapia e/ou farmacoterapia.

No entanto, antes de iniciar um tratamento específico, é importante parar a administração de medicamentos que podem potencialmente diminuir o humor, interromper o uso indevido de substâncias e, quando possível, indicar medidas como higiene do sono, exercícios regulares e dieta saudável (Tabela 1).

Para casos leves de transtorno depressivo maior, a psicoterapia por si só pode ser suficiente. Na maioria dos casos de depressão de gravidade moderada, é provável que seja necessária uma combinação de farmacoterapia e psicoterapia. Para os casos de transtorno depressivo maior grave, o medicamento deve ser considerado como tratamento de primeira linha.

302 Depressão: guia prático

TABELA 1   Manejo do transtorno depressivo maior.

Objetivo
O principal objetivo do tratamento é a remissão completa da depressão com recuperação funcional completa e o desenvolvimento de resiliência.

Medidas gerais
- Reduzir e interromper qualquer medicamento que possa potencialmente diminuir o humor.
- Instituir a higiene do sono e interromper o uso indevido de substâncias, se relevante.
- Implementar mudanças apropriadas no estilo de vida (p.ex., parar de fumar, adotar exercícios regulares e obter dieta saudável).

Intervenções genéricas	Intervenções específicas		
Psicossocial	Psicoterapia	Farmacoterapia	Eletroconvulsoterapia
Psicoeducação	• Terapia cognitivo-	Primeira linha	Unilateral
• Família, amigos e	comportamental	• ISRS, ISRN, IRSN ou	• Direito unilateral
cuidadores	• Terapia	IRND	• Largura de
• Intervenções de	interpessoal	• Agonista da	pulso *ultrabrief*
baixa intensidade	• Terapia cognitiva	melatonina,	unilateral
(p.ex., educação	baseada na	modulador de	Bilateral
baseada na Internet)	atenção plena	serotonina	• Bitemporal
• Grupos formais de	(*mindfulness*)	Segunda linha	• Bifrontal
apoio		• Antidepressivos	
• Emprego		tricíclicos	
• Habitação		• IMAO	

Fonte: adaptada de Malhi et al., 2018.
ISRS: inibidores seletivos da recaptação de serotonina; ISRN: inibidores seletivos da recaptação de noradrenalina; IRSN: inibidores da recaptação de serotonina e noradrenalina.; IRND: inibidor da recaptação de norepinefrina-dopamina; IMAO: inibidores da monoaminoxidase.

De 2007 a 2010, os antidepressivos representaram a terceira classe mais comum de medicamentos prescritos por americanos de todas as idades, com 8,7% deles nos últimos 30 dias; isso se compara a 1,8% entre 1988 e 1994.

Já se passaram 50 anos desde que a hipótese monoaminérgica da depressão foi articulada, e pouco mais de 50 anos desde que o primeiro tratamento farmacológico para depressão maior foi descoberto. A farmacoterapia para o transtorno depressivo maior foi inicialmente baseada no aumento da neurotransmissão monoaminérgica. Atualmente, os antidepressivos mais recentes têm como alvo outros sistemas cerebrais, como o N-metil-D-aspartato (NMDA), melatonina ou ácido gama-aminobutírico.

Antidepressivos orais **303**

AÇÕES ANTIDEPRESSIVAS

Os mecanismos precisos pelos quais os antidepressivos melhoram o humor permanecem desconhecidos, mas a maioria dos antidepressivos que atuam na neurotransmissão monoaminérgica produz efeitos iniciais na sinapse, que impactam na sinalização intracelular e vias do segundo mensageiro. Essas vias culminam em mudanças na expressão gênica, neurogênese e plasticidade sináptica e, finalmente, essas mudanças adaptativas levam a benefício terapêutico. Os efeitos dos antidepressivos são diversos e complexos e o agrupamento de antidepressivos em classes baseadas em sua principal ação farmacológica é simplista, mas continua sendo útil na prática, quando os efeitos clínicos dos antidepressivos são amplos.

CARACTERÍSTICAS FARMACOLÓGICAS

Antidepressivos inibidores da monoaminoxidase (IMAO) e tricíclicos (ATC) foram os primeiros medicamentos utilizados para o tratamento da depressão. A classificação dos antidepressivos baseada na psicofarmacologia e seus efeitos adversos são descritos a seguir.

Antidepressivos tricíclicos (ATC)

Os ATC inibem a recaptação de serotonina, norepinefrina e dopamina, levando a efeitos antidepressivos potencialmente robustos. Embora eficazes, atualmente os ATC não são considerados agentes de primeira linha para tratar a depressão por causa de seus significativos efeitos colaterais, particularmente pronunciados nos idosos.

Efeitos adversos

- Esses medicamentos interagem amplamente com os receptores muscarínicos, alfa-adrenérgicos e histamínicos, levando a inúmeros efeitos adversos, como boca seca, constipação intestinal, retenção urinária, sedação, ganho de peso, hipotensão ortostática e tontura. Além disso, os ATC estão associados a arritmias cardíacas, incluindo taquicardia ventricular (TV), fibrilação ventricular (FV) e morte súbita;

304 Depressão: guia prático

- Os ATC são contraindicados em pacientes com doença isquêmica cardíaca e devem ser usados com extrema cautela em pacientes com risco de suicídio, em razão do seu grande potencial de letalidade em comparação com antidepressivos mais novos em caso de overdose.

A Tabela 2 apresenta os principais efeitos colaterais dos ATC. Dentre os ATC, a nortriptilina tem menor ação anticolinérgica e representa a opção menos nociva se necessário o uso de ATC no paciente idoso.

TABELA 2   Principais efeitos colaterais dos antidepressivos tricíclicos

Antidepressivo tricíclico (ATC)	Efeitos anticolinérgicos	Sedação	Hipotensão ortostática	Efeitos cardíacos	Ganho de peso
Amitriptilina	++++	++++	++++	+++	++++
Clomipramina	+++	++++	+++	+++	+++
Imipramina	+++	+++	++++	+++	+++
Nortriptilina	+	++	+	++	++

Inibidores das monoaminoxidade

Os IMAO inibem a atividade da enzima monoaminoxidase, que metaboliza a serotonina, norepinefrina e dopamina no neurônio pré-sináptico. A redução na atividade da MAO resulta em aumento na concentração desses neurotransmissores nos locais de armazenamento no sistema nervoso central (SNC) e no sistema nervoso simpático. O incremento na disponibilidade de um ou mais neurotransmissores tem sido relacionado à ação antidepressiva dos IMAO. Os subtipos da MAO, A e B, estão envolvidos no metabolismo de serotonina, noradrenalina e dopamina.

- Isocarboxazida, fenelzina e tranilcipromina são IMAO não seletivos que se ligam de forma irreversível às MAO;
- Mais recentemente, foram desenvolvidos IMAO seletivos da MAO-A e da MAO-B, além de compostos reversíveis, que contornam o mais grave efeito colateral: as crises hipertensivas. A moclobemida é um antidepressivo inibidor seletivo da MAO-A e reversível, ao passo que inibidores seletivos da MAO-B, como a selegilina, não possuem ação antidepressiva significativa.

Há evidências de que os IMAO são particularmente eficazes no tratamento da depressão atípica, caracterizada por aumento do sono, sensibilidade à rejeição e experiência de "paralisia de chumbo".

Efeitos adversos

O efeito adverso mais comum desses medicamentos é a hipotensão postural, que pode ser diminuída com o ajuste gradual da medicação.

No entanto, como citado previamente, a preocupação mais proeminente é a crise hipertensiva, provocada por dieta rica em tiramina ou em aminas biogênicas. Os sintomas incluem: cefaleia intensa, palpitações, dor torácica intensa, dilatação das pupilas, taquicardia ou bradicardia e aumento da fotossensibilidade. Pode haver aumento da sudorese, febre ou sensação de frio, pele viscosa, náusea ou vômitos e rigidez da nuca. Palpitação ou cefaleia frequente são sintomas prodrômicos da reação hipertensiva.

O perfil de efeitos colaterais e as restrições dietéticas limitam o uso de IMAO no tratamento da depressão. Os IMAO nunca devem ser retirados abruptamente. Sintomas de descontinuação podem incluir: agitação, tendências suicidas, alucinações e delírios paranoides.

Inibidores seletivos da recaptação de serotonina

Os ISRS inibem principalmente o transportador da serotonina, diminuindo a recaptação da serotonina no neurônio pré-sináptico, o que leva a aumento na quantidade de serotonina disponível para ligação aos receptores-alvo.

Os ISRS indicados para o tratamento da depressão maior na população geral incluem: fluoxetina, sertralina, paroxetina, citalopram e escitalopram. Atualmente são considerados a primeira linha no tratamento da depressão maior graças a sua eficácia e tolerabilidade.

É importante destacar que em comparação com o tratamento de adultos mais jovens, os idosos devem começar com doses menores desses medicamentos e a titulação para doses terapêuticas deve ser realizada de forma mais conservadora. Dos ISRS, sertralina, citalopram e escitalopram são escolhas ótimas em idosos, pois têm o menor número de interações com as enzimas hepáticas do citocromo P450 e não são tão propensos a interagir com outras medicações.

Efeitos adversos

Os efeitos adversos mais comuns dos ISRS são gastrointestinais e incluem náusea, constipação intestinal e diarreia, além de tontura e dores de cabeça. Esses efeitos são mais comuns na introdução da medicação ou na titulação da dose, e geralmente desaparecem dentro de alguns dias. São geralmente bastante toleráveis, mas, em certos casos, podem exigir a necessidade de troca para outro ISRS ou classe de antidepressivos.

Os ISRS podem causar a síndrome serotoninérgica, desencadeada por superestimulação dos receptores de serotonina pós-sinápticos. Os sinais e sintomas da síndrome serotoninérgica incluem: alterações do estado mental, rigidez, tremor, clônus, hiper-reflexia e hipersensibilidade autonômica. Quando ocorre a síndrome serotoninérgica, o agente que a provocou deve ser suspenso, além de serem instituídos o tratamento sintomático e os cuidados de suporte, que podem incluir o manejo da agitação e ansiedade, quando necessário.

Outros antidepressivos mais novos incluem: bupropiona, venlafaxina, desvenlafaxina, duloxetina, mirtazapina, agomelatina e vortioxetina.

Bupropiona

A bupropiona bloqueia a recaptação de norepinefrina e dopamina e pode ser uma boa opção se a depressão estiver associada a pouca energia, motivação e/ou concentração. Também é uma escolha razoável para o tratamento do tabagismo, pois a bupropiona tem indicação específica da *Food and Drugs Administration* (FDA). Outras vantagens da bupropiona incluem o fato de que ela não está associada à síndrome de secreção inapropriada de hormônio antidiurético (SIADH), efeitos gastrointestinais significativos ou efeitos colaterais sexuais.

Efeitos adversos

- Os principais efeitos adversos da bupropiona incluem: insônia, ansiedade ou ativação;
- É importante destacar que a bupropiona reduz o limiar convulsivo;
- Essa droga é um potente inibidor do citocromo P450, o 2D6.

Inibidores da recaptação de serotonina e noradrenalina

Venlafaxina, desvenlafaxina e duloxetina

A venlafaxina, seu metabólito ativo desvenlafaxina, e a duloxetina bloqueiam a recaptação de serotonina e norepinefrina e são chamados de inibidores da recaptação de serotonina-noradrenalina (IRSN). São boas opções para os pacientes que apresentam inúmeros sintomas de depressão e ansiedade, incluindo aqueles relacionados a energia, concentração e motivação, sono e apetite.

Em doses mais baixas, a venlafaxina e a desvenlafaxina são predominantemente serotoninérgicas, com pouco efeito noradrenérgico, até o aumento das doses. Já a duloxetina tem forte afinidade pela serotonina e norepinefrina em todas as doses. Além disso, a duloxetina tem indicação particular como tratamento adjuvante da dor neuropática e pode ser considerada medicação de primeira linha nesses pacientes.

Efeitos adversos

- De forma geral, os efeitos adversos desses medicamentos são semelhantes aos observados nos ISRS.
- Notavelmente, o uso da venlafaxina e da bupropiona estão associados à hipertensão relacionada à dose, e a pressão arterial deve ser monitorada de perto na introdução e no ajuste de dose dessas medicações.

Mirtazapina

A mirtazapina possui um novo mecanismo de ação entre os antidepressivos, com seus efeitos antidepressivos primários relacionados à liberação aumentada de serotonina e norepinefrina, através do bloqueio alfa-2 adrenérgico. A mirtazapina também tem efeitos anti-histamínicos, particularmente em doses baixas. Por esse motivo, a mirtazapina pode ser uma opção interessante para um idoso com inapetência e perda de peso ou que apresente insônia.

Efeitos adversos

- Costuma ser bem tolerada em idosos, sendo os efeitos adversos mais comuns: sonolência, aumento do apetite com ganho de peso e hiponatremia secundária à SIHAD;
- Efeitos colaterais menos comuns incluem hipotensão postural, aumento do colesterol e de triglicerídeos séricos e discrasias sanguíneas;
- A venlafaxina e a mirtazapina foram associadas à síndrome serotoninérgica, quando administradas em associação com o tramadol.

A Tabela 3 apresenta as reações adversas mais comuns associadas aos antidepressivos.

TABELA 3 Reações adversas associadas aos principais antidepressivos

Classe do antidepressivo	Medicação	Reações adversas
ATC	Amitriptilina Nortriptilina Imipramina	Sedação Boca seca Constipação Retenção urinária Taquicardia Hipotensão ortostática Tontura Ganho de peso
IMAO	Fenelzina Tanilcipromina Moclobemida Selegina	Cefaleia Dor torácica Taquicardia Hipertensão Sudorese Febre Náuseas/vômitos
ISRS	Fluoxetina Paroxetina Sertralina Citalopram Escitalopram	Disfunção sexual Efeitos adversos no trato gastrointestinal (náusea, constipação intestinal, diarreia) Dor de cabeça Ganho de peso Sedação Insônia Embotamento afetivo Risco de hiponatremia

(continua)

Antidepressivos orais 309

TABELA 3 Reações adversas associadas aos principais antidepressivos (*continuação*)

Classe do antidepressivo	Medicação	Reações adversas
IRND	Bupropiona	Nervosismo Insônia Piora dos sintomas ansiosos ("ativação") Efeitos adversos no trato gastrointestinal Hipertensão Risco de convulsões
IRSN	Venlafaxina Desvenlafaxina Duloxetina	Dor de cabeça Náuseas Hipertensão Tontura Boca seca Insônia
Antagonista receptores alfa-2 adrenérgicos e agonista de 5-HT2	Mirtazapina	Sonolência Aumento do apetite Ganho de peso Boca seca Risco de hiponatremia

ATC: antidepressivos tricíclicos; IMAO: inibidores da monoaminoxidase; ISRS: inibidores seletivos da recaptação de serotonina; IRND: inibidor da recaptação de norepinefrina-dopamina; IRSN: inibidores da recaptação de serotonina e noradrenalina.

Outros antidepressivos mais recentes

Agomelatina

A agomelatina é um antidepressivo aprovado em fevereiro de 2009 para uso na União Europeia. Acredita-se que ela atue por meio de uma combinação de atividade antagonista nos receptores 5HT2C e atividade agonista nos receptores melatonérgicos MT1/MT2. Como tal, sua farmacologia é única entre medicamentos antidepressivos licenciados, sem capacidade de interferir com a recaptação neuronal de serotonina, noradrenalina ou dopamina. Costuma ser indicada para pacientes com insônia.

Efeitos adversos
- Geralmente é bem tolerada. Os principais efeitos adversos incluem tontura, sonolência, dificuldade em adormecer, enxaqueca, dor de cabeça, náusea, diarreia, prisão de ventre, cansaço, ansiedade e alterações nos exames de sangue com aumento dos níveis das enzimas do fígado.

Vortioxetina

A vortioxetina é o antidepressivo que foi lançado mais recentemente no Brasil. Supõe-se que a ação antidepressiva da vortioxetina esteja relacionada a uma modulação direta da atividade do receptor serotoninérgico e à inibição do transportador de serotonina. O mecanismo de ação não é totalmente compreendido, mas acredita-se que é novo. A vortioxetina foi colocada na categoria de "Outros" antidepressivos e, portanto, pode fornecer uma alternativa aos medicamentos antidepressivos existentes.

Efeitos adversos

Os principais efeitos adversos incluem náusea, diarreia, constipação, vômitos, tontura, coceira, redução do apetite e sonhos anormais.

O Quadro 1 resume os principais efeitos colaterais dos antidepressivos.

QUADRO 1 Resumo dos principais efeitos adversos relacionados ao uso dos antidepressivos

1. Gastrointestinal (náusea, vômito, sangramento gastrointestinal)
2. Reações de hepatotoxicidade e hipersensibilidade (manifestações dermatológicas e vasculares)
3. Ganho de peso e distúrbios metabólicos
4. Cardiovascular (prolongamento do intervalo QT, variação da frequência cardíaca basal, hipertensão, hipotensão ortostática)
5. Geniturinário (retenção urinária, incontinência)
6. Disfunção sexual
7. Hiponatremia
8. Osteoporose e fraturas
9. Sangramentos
10. Sistema nervoso central (diminuição do limiar convulsivo, efeitos colaterais extrapiramidais, síndrome serotoninérgica, dor de cabeça, acidente vascular cerebral)
11. Sudorese
12. Distúrbios do sono
13. Afetivo (apatia, mudança para hipomania ou mania, efeitos paradoxais)
14. Aumento do risco de suicídio
15. Segurança em overdose
16. Síndromes de descontinuação
17. Oftalmológico (glaucoma, catarata)
18. Hiperprolactinemia
19. Riscos do uso durante a gravidez e amamentação

Fonte: adaptado de Carvalho et al., 2016.

Antidepressivos orais 311

● EFICÁCIA DOS ANTIDEPRESSIVOS

Ensaios que examinam a potência dos medicamentos antidepressivos tradicionalmente se concentraram na eficácia e nos contextos clínicos, e geralmente avaliam essa potência de alguma forma superficial, buscando uma redução de 50% nos sintomas. Alguns dos primeiros antidepressivos desenvolvidos, como tricíclicos e IMAO, permanecem entre os mais eficazes disponíveis, mas atualmente estão em uso mínimo. De forma geral, como primeiro tratamento, esses medicamentos foram substituídos por medicamentos mais novos com ações mais farmacologicamente seletivas e, consequentemente, menos efeitos colaterais.

Portanto, nas últimas décadas, os inibidores seletivos de receptação de serotonina (ISRS) tornaram-se a primeira linha da classe dos medicamentos antidepressivos, apesar de a eficácia moderada poder levar semanas para produzir benefício mensurável (Tabela 4).

TABELA 4   Principais recomendações práticas sobre o uso de antidepressivos e a classificação por evidência

Recomendações clínicas	Classificação de evidência
ISRS são mais propensos que o placebo a produzir remissão da depressão na população de atenção primária.	B
IRNS são tão eficazes quanto os ISRS para melhorar os sintomas de depressão (com taxas de repostas comparáveis), mas estão associados a taxas mais altas de efeitos adversos, como náuseas e vômitos.	B
Para pacientes sem tratamento, todos os antidepressivos de segunda geração são igualmente eficazes. A escolha deve ser baseada nas preferências do paciente, com perfis de efeitos adversos, custo e frequência de dosagem levados em consideração.	C
Os antidepressivos são mais eficazes em pacientes com depressão grave.	A
Os agentes preferidos para pacientes idosos com depressão são: citalopram, escitalopram, sertralina, mirtazapina, venlafaxina e bupropiona. Por causa das maiores taxas de efeitos adversos em idosos, paroxetina e fluoxetina devem geralmente ser evitados.	C
O tratamento para um primeiro EDM deve durar pelo menos 4 meses. Pacientes com recorrência da depressão podem se beneficiar de tratamento prolongado.	C

Fonte: Kovich et al., 2015.
ISRS: inibidores seletivos da recaptação de serotonina; IRSN: inibidores da recaptação de serotonina-noradrenalina; EDM: episódio de depressão maior; A: evidência consistente e de boa qualidade orientada ao paciente; B: evidência inconsistente ou de qualidade limitada orientada ao paciente; C: consenso, evidência orientada para a doença, prática usual, opinião de especialistas ou séries de casos. Para obter informações sobre o sistema de classificação de evidências SORT, acesse http://www.aafp.org/afpsort.

Em uma metanálise que comparou eficácia e aceitabilidade dos antidepressivos no tratamento agudo do transtorno depressivo maior, todos os 21 medicamentos, incluindo os dois antidepressivos essenciais recomendados pela Organização Mudial da Saúde (OMS) (amitriptilina e clomipramina), mostraram maior eficácia que o placebo, com amitriptilina e alguns dos medicamentos de ação dupla (p.ex., mirtazapina, duloxetina e venlafaxina) na parte superior da lista.

Em termos de aceitabilidade, apenas agomelatina e fluoxetina foram mais toleráveis que o placebo, considerando que a maioria dos antidepressivos foi equivalente, exceto a clomipramina, que foi pior tolerada do que o placebo.

Além disso, alguns medicamentos provavelmente são adequados, em termos de eficácia e tolerabilidade, para alguns tipos de depressão, e podem ser escolhidos de acordo com a sintomatologia. Dois exemplos são:

- Administração de antidepressivos sedativos para depressão com ansiedade ou insônia;
- Prescrição de antidepressivos ativadores para depressão com retardo psicomotor.

Embora confiar exclusivamente no uso da sintomatologia depressiva para selecionar qual antidepressivo funcionará melhor não seja viável, combinar esse conhecimento com perspicácia clínica pode ajudar a melhorar o manejo farmacológico da depressão.

● TOLERABILIDADE DOS ANTIDEPRESSIVOS

Cerca de 63% dos pacientes que recebem antidepressivos de segunda geração experimentam pelo menos um efeito adverso durante o tratamento:

- Diarreia, tontura, boca seca, fadiga, dor de cabeça, disfunção sexual, sudorese, tremor e ganho de peso são comumente relatados;
- Náuseas e vômitos são as razões mais comuns para a descontinuação;
- Os ISRS também podem produzir efeitos colaterais significativos que os pacientes não toleram, incluindo disfunção sexual, ganho de peso, náusea e dores de cabeça.

No cenário da atenção primária, o número necessário para prejudicar e causar a descontinuação variou de 4 a 30 para os ATC e de 20 a 90 para os ISRS.

● OVERDOSE

Um estudo que examinou internações por intoxicação por ISRS em um único hospital estimou que a síndrome serotoninérgica ocorre em 14 a 16% das overdoses com ISRS. Sinais de excesso de serotonina incluem tremor, diarreia, *delirium*, rigidez neuromuscular e hipertermia. A combinação de ISRS com outros medicamentos serotoninérgicos, incluindo alguns analgésicos, também pode causar síndrome serotoninérgica.

Dados do *National Poison Data System* em 2012 mostraram que os antidepressivos estavam atrás unicamente dos analgésicos e sedativos/hipnóticos em exposições tóxicas em adultos. Os ISRS estiveram envolvidos em 89 fatalidades, embora apenas duas fossem exposições a substâncias únicas, e a causa da morte não é clara. Por sua vez, os ATC estiveram envolvidos em 69 mortes, 17 das quais eram ingestão de substância única.

● COMO ESCOLHER UM ANTIDEPRESSIVO PARA UM PACIENTE SEM USO PRÉVIO?

Antidepressivos de segunda geração são geralmente considerados tratamento de primeira linha graças ao seu melhor perfil de efeitos adversos, menos interações medicamentosas graves e menos letalidade em caso de overdose quando comparados com ATC e IMAO. Já que a eficácia é semelhante entre os antidepressivos da segunda geração, os agentes devem ser escolhidos de acordo com as preferências do paciente, perfis de efeitos adversos, custos e frequência de tomada.

Para pacientes com ansiedade associada, não há dados conclusivos que apoiam o uso de um agente em detrimento de outro. Para pacientes com insônia associada, os ISRS parecem ter eficácia semelhante, mas alguns estudos mostraram trazodona e nefazodona superiores. A mirtazapina tem início de ação mais rápido do que alguns ISRS, mas está associado a ganho de peso em longo prazo.

De acordo com a versão mais recente do CANMAT, o processo de seleção de um antidepressivo deve envolver tanto a experiência do médico quanto as percepções e preferências do paciente.

- ISRS, IRSN, agomelatina, bupropiona e mirtazapina permanecem como recomendações de primeira linha para farmacoterapia para o TDM (Tabela 5). Além desses, a vortioxetina também é uma recomendação de primeira linha;
- Os agentes de segunda linha recomendados incluem ATC, quetiapina e trazodona (por causa da maior carga de efeitos colaterais), moclobemida e selegilina (interações medicamentosas potencialmente graves), levomilnaciprano (falta de dados sobre prevenção de recaída) e vilazodona (falta de dados sobre prevenção de recidiva, além da necessidade de titular e tomar com alimentos);
- As recomendações de terceira linha incluem IMAO (em razão do risco maior de efeitos adversos e possíveis interações medicamentosas e dietéticas) e reboxetina (menor eficácia/disponibilidade no Brasil).

Não há diferenças absolutas entre antidepressivos, e as diferenças relativas entre esses medicamentos são pequenas. Portanto, selecionar um antidepressivo envolve avaliação individualizada das necessidades para cada paciente. A Figura 1 apresenta um algoritmo para guiar a seleção do antidepressivo.

INTERAÇÕES MEDICAMENTOSAS

Muitos pacientes com depressão tomam outros medicamentos para outras comorbidades médicas e psiquiátricas. Interações medicamentosas podem reduzir a eficácia de um antidepressivo ou de outros medicamentos, além de aumentar os efeitos adversos. Antidepressivos e antipsicóticos são metabolizados principalmente por meio das enzimas metabólicas do citocromo P450 (CYP).

A maioria dos antidepressivos é substrato para várias enzimas CYP (Tabelas 6 e 7), mas agomelatina e duloxetina são metabolizados principalmente pela via do CYP1A2 e não devem ser coadministrado com drogas que fortemente inibem o CYP1A2, como cimetidina, ticlopidina e ciprofloxacina. Da mesma forma, a vilazodona é metabolizada

Antidepressivos orais 315

TABELA 5 Recomendações gerais para prescrição de antidepressivos de acordo com o CANMAT

Antidepressivo	Mecanismo	Faixa de dose inicial	Faixa terapêutica
Primeira linha			
Agomelatina	Antagonista de 5-HT2, agonistas MT1 e MT2	25 mg	25 a 50 mg
Bupropiona[a]	IRND	150 mg	150 a 300 mg
Citalopram	ISRS	10 a 20 mg	20 a 40 mg
Desvenlafaxina	IRSN	50 mg	50 a 100 mg
Duloxetina	IRSN	30 mg	60 mg
Escitalopram	ISRS	5 a 10 mg	10 a 20 mg
Fluoxetina	ISRS	10 a 20 mg	20 a 60 mg
Fluvoxamina	ISRS	50 mg	100 a 300 mg
Mirtazapina[b]	Antagonista dos receptores alfa-2 adrenérgicos e agonista de 5-HT2	15 mg	15 a 45 mg
Paroxetina[c]	ISRS	10 a 20 mg	20 a 50 mg 25 a 62,5 mg para a versão CR
Sertralina	ISRS	25 a 50 mg	50 a 200 mg
Venlafaxina[d]	IRSN	37,5 mg	75 a 225 mg
Vortioxetina (Brintellix®,Trintellix®)[f]	Inibidor da recaptação de serotonina; agonista de 5-HT1A; agonista parcial 5-HT1B; antagonista 5-HT1D, 5-HT3A e 5-HT7	5 mg	10 a 20 mg
Segunda linha			
Amitriptilina, clomipramina e outros	ATC		Vários
Moclobemida	Inibidor reversível da MAO-A	150 mg	300 a 600 mg
Quetiapina[e]	Antipsicótico atípico	25 mg	150 a 300 mg
Trazodona	Antagonista de 5-HT2	50 mg	150 a 300 mg
Vilazodona[f]	Inibidor da recaptação de serotonina; agonista parcial de 5-HT1A	10 mg	20 a 40 mg (titulação: 10 mg)

(continua)

TABELA 5 Recomendações gerais para prescrição de antidepressivos de acordo com o CANMAT *(continuação)*

Antidepressivo	Mecanismo	Faixa de dose inicial	Faixa terapêutica
Terceira linha			
Tranilcipromina	Inibidor irreversível da MAO	10 mg	20 a 60 mg
Reboxetina	Inibidor seletivo da recaptação de noradrenalina (ISRN)	4 mg	8 a 10 mg

Fonte: adaptada de Kennedy et al., 2016.

5-HT: 5-hidroxitriptamina (serotonina); MAO: monoaminoxidase; MT: melatonina; IRND: inibidor da recaptação de noradrenalina e dopamina; IRSN: inibidor da recaptação de serotonina e noradrenalina; ISRS: inibidor seletivo da recaptação de serotonina; ATC: antidepressivo tricíclico.
[a] Disponível nas versões de liberação sustentada (SR) e liberação prolongada (XL).
[b] Disponível na versão de dissolução rápida (RD).
[c] Disponível como versão de liberação controlada (CR)
[d] Disponível como versão de liberação estendida (XR).
[e] Nova aprovação desde as diretrizes da Rede Canadense de 2009 para Tratamentos de Humor e Ansiedade (CANMAT).
[f] Recém-aprovado desde as diretrizes da Rede Canadense de 2009 para Tratamentos de Humor e Ansiedade (CANMAT).

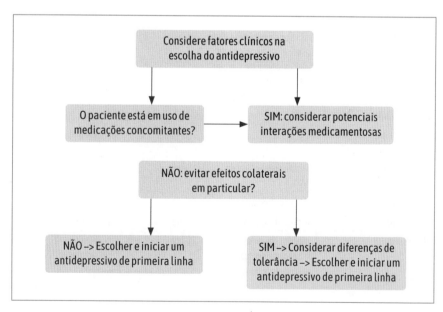

FIGURA 1 Algoritmo para orientar a seleção do antidepressivo.
Fonte: Kennedy et al., 2016.

principalmente por meio do CYP3A4 e deve ser usado com cautela quando prescrito com inibidores da CYP3A4, como o cetoconazol.

Vários antidepressivos e antipsicóticos atípicos atuam como inibidores de isoenzimas específicas do CYP (Tabelas 6 e 7). Interações medicamentosas clinicamente relevantes geralmente são causadas por agentes inibidores potentes do CYP, incluindo fluoxetina (CYP2D6), paroxetina (CYP2D6) e fluvoxamina (CYP1A2, 2C19 e 3A4). Interações medicamentosas com inibidores moderados do CYP, incluindo bupropiona, duloxetina e sertralina (CYP2D6), são clinicamente relevantes, em doses mais altas.

TABELA 6   Algumas interações medicamentosas clinicamente significativas resultantes da inibição das isoenzimas do citocromo P450

Inibição do CYP	Aumentam os níves séricos dos substratos do CYP	
CYP1A2	Agomelatina Cafeína Clozapina Duloxetina	Naproxeno Olanzapina Risperidona Teofilina Varfarina
CYP2C19	Antiarrítmicos Antiepilépticos (p.ex., diazepam, fenitoína, fenobarbital) Indometacina	Omeprazol Primidona Propranolol Varfarina
CYP2D6	Antidepressivos tricíclicos Betabloqueadores (metoprolol, propranolol) Codeína e outros opioides (reduzem o efeito) Olanzapina	Risperidona Vortioxetina Tamoxifeno (reduz o efeito) Tramadol
CYP3A4	Amiodarona Antiarrítmicos (quinidina) Anti-histamínicos Bloqueadores de canais de cálcio (p.ex., diltiazem, verapamil) Haloperidol Inibidores de proteases do HIV Estatinas Moduladores imunológicos (p.ex., ciclosporina)	Levomilnaciprano Antibióticos macrolídeos (p.ex., claritromicina, eritromicina) Metadona Fenotiazinas Quetiapina Sildenafil Tamoxifeno Vilazodona

Fonte: adaptada de Kennedy et al., 2016.
Esta é apenas uma seleção das principais interações.

318 Depressão: guia prático

Embora não seja uma interação fármaco-farmacocinética, síndrome serotoninérgica e/ou crise hipertensiva podem ocorrer quando drogas serotoninérgicas ou simpatomiméticas são combinadas com IMAO, incluindo o inibidor reversível da MAO-A, moclobemida, e o inibidor irreversível da MAO-B, selegilina (Tabelas 6 e 7). A síndrome serotoninérgica é rara, exceto nos casos de intoxicação medicamentosa, mas também pode ocorrer com o uso combinado de múltiplos medicamentos serotoninérgicos (p.ex., SSRI, SNRI, tramadol).

TABELA 7   Potenciais interações medicamentosas envolvendo novos antidepressivos e antipsicóticos atípicos

Potenciais interações	Antidepressivos (inibidor ou substrato)	Antipsicóticos atípicos (substrato)
Potencial mínimo/baixo	Citalopram Desvenlafaxina Escitalopram Mirtazapina Venlafaxina	Paliperidona
Potencial moderado	Agomelatina (substrato: 1A2) Bupropiona (inibidor: 2D6) Duloxetina (inibidor: 2D6; substrato: 1A2) Levomilnaciprano (substrato: 3A4) Sertralina (inibidor: 2D6) Vilazodona (substrato: 3A4) Vortioxetina (substrato: 2D6)	Aripiprazol (2D6, 3A4) Olanzapina (1A2)[b] Risperidona (2D6, 3A4)
Potencial alto	Fluoxetina (inibidor: 2D6, 2C19) Fluvoxamina (inibidor: 1A2,[a] 2C19, 3A4) Moclobemida (inibidor: MAO) Paroxetina (inibidor: 2D6) Selegilina (inibidor: MAO)[c]	Clozapina (3A4, 1A2) Lurasidona (3A4) Quetiapina (3A4)

Fonte: adaptada de Kennedy et al., 2016.

Interações potenciais moderadas e mais altas são observadas entre parênteses: MAO, monoaminoxidase.

[a] Coadministração com inibidores da CYP1A2 (p.ex., cimetidina, ciprofloxacina e outros antimicrobianos da fluoroquinolona, ticlopidina) deve ser evitada porque os níveis séricos dos antidepressivos serão mais altos, levando ao aumento do potencial de efeitos colaterais.

[b] Também metabolizado pela via da uridina difosfato glucuronosiltransferase (UGT).

[c] Precauções semelhantes às dos inibidores da MAO mais antigos. Evitar a coadministração de outros antidepressivos, drogas serotoninérgicas (p.ex., meperidina) e simpatomiméticas (p.ex., pseudoefedrina, estimulantes).

CONSIDERAÇÕES FINAIS

Os mecanismos precisos pelos quais os antidepressivos melhoram o humor permanecem desconhecidos, mas a maioria dos que atuam na neurotransmissão monoaminérgica produz efeitos iniciais na sinapse, que impactam na sinalização intracelular e vias do segundo mensageiro. Essas vias culminam em mudanças na expressão gênica, neurogênese e plasticidade sináptica e, finalmente, essas mudanças adaptativas levam a benefício terapêutico.

Antidepressivos de segunda geração são geralmente considerados como tratamento de primeira linha graças ao seu melhor perfil de efeitos adversos, menor risco de interações medicamentosas graves e menor letalidade em caso de overdose.

BIBLIOGRAFIA CONSULTADA

1. Carvalho AF, Sharma MS, Brunoni AR, Vieta E, Fava GA. The safety, tolerability and risks associated with the use of newer generation antidepressant drugs: a critical review of the literature. Psychother Psychosom. 2016;85(5):270-88.
2. Cipriani A, Furukawa TA, Salanti G, et al. Comparative efficacy and acceptability of 21 antidepressant drugs for the acute treatment of adults with major depressive disorder: a systematic review and network meta-analysis. Lancet. 2018;391:1357-66.
3. Isbister GK, Bowe SJ, Dawson A, Whyte IM. Relative toxicity of selective serotonin reuptake inhibitors (SSRIs) in overdose. J Toxicol Clin Toxicol. 2004;42(3):277-85.
4. Kennedy SH, Lam RW, McIntyre RS, et al. Canadian Network for Mood and Anxiety Treatments (CANMAT) 2016 Clinical Guidelines for the Management of Adults with Major Depressive Disorder: Section 3. Pharmacological Treatments. Can J Psychiatry. 2016; 61(9): 540-60.
5. Koesters M, Ostuzzi G, Guaiana G, Breilmann J, Barbui C, Cochrane Common Mental Disorders Group. Vortioxetine for depression in adults. Cochrane Database Syst Rev. 2017; 2017(7):CD011520.
6. Kovich H, DeJong A. Common questions about the pharmacologic management of depression in adults. Am Fam Physician. 2015;92(2):94-100.
7. Malhi GS, Mann JJ. Depression. Lancet. 2018;392(10161):2299-312. Epub 2018 Nov 2. Review.
8. Mowry JB, Spyker DA, Cantilena LR Jr, Bailey JE, Ford M. 2012 Annual report of the American Association of Poison Control Centers' national poison data system (NPDS): 30th annual report. Clin Toxicol (Phila). 2013;51(10):949-1229.
9. National Center for Health Statistics. Health, United States, 2013: with special feature on prescription drugs. Disponível em: http://www.cdc.gov/nchs/data/ hus/hus13.pdf.
10. Trivedi MH, Rush AJ, Wisniewski SR, et al. Evaluation of outcomes with citalopram for depression using measurement-based care in STAR*D: implications for clinical practice. Am J Psychiatry. 2006;163(1):28-40.

CAPÍTULO 31

Terapia endovenosa e intranasal (cetamina para depressão)

Moacyr Rosa

● INTRODUÇÃO

A cetamina (também conhecida como quetamina ou ketamina, por provável influência do nome original em inglês, *ketamine*) foi sintetizada pela primeira vez em 1962 por Calvin Steves e nomeada inicialmente de CI-581. Na época, os laboratórios da Parke-Davis (no estado norte-americano de Michigan) estavam desenvolvendo pesquisas para substituição da fenciclidina (PCP) como anestésico, devido ao PCP apresentar efeitos adversos e psicomiméticos marcantes e duradouros que impediam o seu uso na prática clínica. Em 3 de agosto de 1964 foi iniciado o primeiro estudo clínico da cetamina em detentos da Prisão de Jackson do estado de Michigan, EUA. Edward F. Domino (farmacologista) e Guenter Corssen (anestesista) lideraram esse estudo. Toni, a esposa de Edward, sugeriu o nome anestésico dissociativo, após ele relatar sobre os efeitos descritos pelos pacientes (ficavam desconectados ou dissociados do ambiente).

A medicação foi aprovada pela FDA em 1970, como anestésico útil para crianças, adultos e idosos. Como não causava lentificação (redução) da respiração ou queda da pressão arterial (efeitos comuns a outras medicações anestésicas), era segura para situações em que o suporte intensivo não estava disponível.

Assim, foi muito utilizada nos anos 1970, durante a guerra do Vietnã, como *buddy drug* por soldados americanos. Eles aplicavam por via intramuscular em combatentes feridos para aliviar a dor até que pudessem receber atendimento médico adequado. Era mais segura que opioides (outra opção durante a guerra).

A cetamina foi testada em animais e considerada um anestésico injetável seguro para várias espécies, desde pequenos animais domésticos e de laboratório até grandes animais selvagens. É utilizada até hoje em medicina veterinária.

Algumas personalidades utilizaram a cetamina como um caminho para aprofundamento na própria mente. Exemplos conhecidos são relatados em alguns livros. *The Scientist: A Metaphysical Autobiography* (1978) conta a história das descobertas de John Lilly (1915-2001) desde seus primeiros experimentos, mapeando o cérebro de macacos e a comunicação com golfinhos até suas experiências com drogas expansoras da consciência. Lilly continuou a usar a cetamina até os 83 anos, mas chegou a ser internado para tratamento de adição. *Journeys into the Bright World* documenta a pouco usual fenomenologia da intoxicação por cetamina. Foi escrito pelo casal Marcia Moore e Howard Altounian (1937-2006); ela era instrutora de ioga e ele, médico anestesiologista. Marcia desapareceu em 1979 (aos 50 anos) e seus restos foram achados em 1981, perto de sua casa. A causa e as circunstâncias da morte ainda são desconhecidas, mas especula-se que provavelmente foi uma injeção de cetamina seguida de hipotermia. Por fim, pode ser citado *The Essential Psychedelic Guide (1994)* de D.M. Turner (pseudônimo de Joseph Vivian; 1962-1996): escritor psiconauta e pesquisador psicodélico. Turner morreu após injetar uma quantidade desconhecida de cetamina enquanto estava na banheira, morrendo afogado. Por causa da desastrosa evolução dessas experiências sobre os efeitos da cetamina, seu uso como via de autoconhecimento foi praticamente abandonado.

Graças aos seus efeitos psicomiméticos, nos anos 1970, a cetamina começou a ser usada de forma ilícita como alucinógeno (era conhecida por diversos nomes, como *special k, kit kat, vitamin K*), junto com LSD (ácido lisérgico) e outros agentes psicodélicos. Alguns estados americanos criaram leis proibindo o uso de LSD e *psilocybin* (cogumelo mágico), mas não houve uma legislação específica proibindo a cetamina na época.

Seu uso recreativo continuou até o presente com taxas variáveis de acordo com as diferentes épocas e os diferentes locais. Nos anos 1990, por exemplo, foi muito utilizada em festas conhecidas como *raves*. Em escolas norte-americanas, apresentava taxa de uso entre adolescentes de

2,5% em 2000 e 1,7% em 2011. Hong Kong parece ter a maior taxa de uso recreativo do mundo. Em 2015, 50% dos usuários de drogas ilícitas tinham a cetamina como droga de escolha. Seu abuso e uso como *date rape*, ou seja, substância para tirar a consciência da vítima e estuprá-la, foi descrito especialmente na Índia, que restringiu o seu uso por esse motivo. Por causa desses problemas, em vários países o uso é controlado e exclusivamente hospitalar, incluindo EUA, Inglaterra, Canadá, Taiwan e Hong Kong.

Segundo a Organização Mundial da Saúde (OMS), a cetamina está na lista das medicações essenciais (lista das necessidades médicas mínimas para um sistema básico de saúde).

No Brasil, a cetamina é aprovada pela ANVISA como medicação anestésica de uso hospitalar (Registro ANVISA n.1006302370026 – cloridrato de cetamina). Em consulta ao Conselho Regional de Medicina do Estado de São Paulo (CREMESP – Consulta n.167.761/2013) sobre o uso *off label* da cetamina para depressão, este foi do seguinte parecer: "O uso *off label* de medicação aprovada para outro fim é por definição não autorizado pela agência reguladora ANVISA, mas isso não implica que seja incorreto. O uso é feito por conta e risco do médico que o prescreve, e pode eventualmente vir a caracterizar erro médico. A ANVISA não aceita resultados de estudos preliminares, incompletos ou ensaios clínicos feitos em outro país."

● PRIMEIROS ESTUDOS EM DEPRESSÃO

Nos anos 1990, John H. Krystal et al., na Universidade de Yale, utilizavam a cetamina para criar modelos de esquizofrenia, pois seus efeitos alucinógenos poderiam mimetizar as alucinações características desse transtorno. Ao pesquisar a respeito, encontraram relatos de pacientes com tuberculose nos anos 1950 e 1960 que tomaram d-cycloserina (que tem similaridades com a cetamina) e que relatavam melhora da sua depressão. Isto levantou a hipótese de que a cetamina também pudesse ter esse efeito. Por isso, Robert Berman e o grupo do dr. Krystal decidiram testar a cetamina em pacientes com depressão. Esse estudo paradigmático incluiu apenas oito pacientes com depressão resistente. Foi um estudo cruzado, randomizado, controlado com placebo, sem uso de medicação concomitante. A cetamina era injetada por via endovenosa, na dose de 0,5 mg/kg/peso individual, ao longo de 40 minutos. Tratava-se de uma única infusão e, após uma semana o paciente era alocado para outro braço (placebo ou substância ativa). Os resultados podem ser vistos na Figura 1.

Apesar da pequena amostra, os resultados foram bastante impressionantes, com taxa de remissão de 50%. Pela primeira vez na história da psiquiatria havia um efeito antidepressivo extremamente rápido, com pico de resposta entre 48 e 72 horas após a infusão. Os antidepressivos tradicionais levam, no mínimo, 4 semanas para apresentar efeito e mesmo a eletroconvulsoterapia (ECT) leva pelo menos 2 semanas para apresentar resposta.

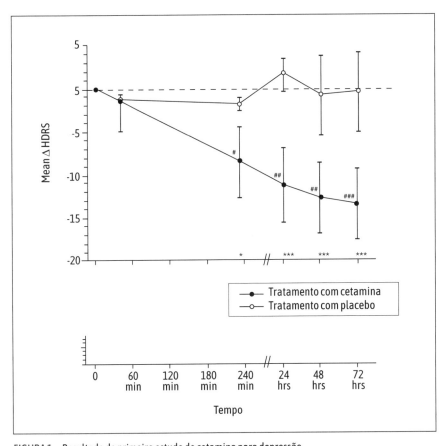

FIGURA 1   Resultado do primeiro estudo de cetamina para depressão.

324 Depressão: guia prático

Algumas lições já puderam ser tiradas desse primeiro estudo e são aplicáveis até o momento presente sobre o uso da cetamina para depressão:

1. Pode ser eficaz em pacientes refratários até mesmo à ECT;
2. Efeitos colaterais ocorrem, contudo são transitórios e toleráveis;
3. O efeito é muito rápido e pode durar até uma semana após a infusão;
4. A melhora não é devida ao efeito estimulante da droga (como da cocaína), mas a um efeito antidepressivo (normalização do humor).

Esse resultado seria suficiente para causar uma explosão de estudos a respeito. No entanto, não foi este o caso. O fato da cetamina ser uma medicação antiga e barata, aliado ao fato de os efeitos antidepressivos não parecerem duradouros, fez com que o interesse fosse bastante limitado.

O segundo estudo (que foi uma replicação do anterior com uma amostra maior) foi realizado pela National Institute of Mental Health (NIMH) do governo americano. Com uma amostra de 18 pacientes com depressão refratária (alguns refratários à ECT), realizaram um estudo randomizado, cruzado, duplo-cego, com a mesma dose (0,5 mg/kg) e mesma via de administração (endovenosa). Dos 18 iniciais, 17 completaram o estudo e 12 (70%) tiveram melhora importante após algumas horas. Destes, 6 (50%) pacientes ficaram bem por 1 semana.

A partir de então, a cetamina já não podia mais ser ignorada como uma medicação importante para situações em que uma resposta antidepressiva rápida fosse necessária (p.ex., ideação suicida) ou em situação em que não havia mais opções terapêuticas disponíveis (p.ex., paciente refratários à ECT).

CARACTERÍSTICAS FARMACOLÓGICAS

A cetamina apresenta dois enanciômeros, R-cetamina (levógira) e S-cetamina (dextrógira) (Figura 2). Por influência da pronúncia norte-americana, eles são conhecidos como "arketamina" e "esketamina". As primeiras formulações da droga consistiam em uma mistura racêmica (R e S misturados), ainda utilizadas na formulação veterinária. Atualmente, no Brasil, é comercializada apenas a forma S-cetamina (dextrógira).

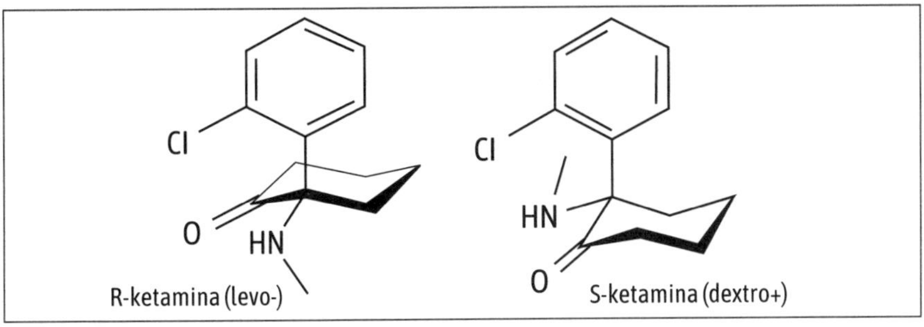

FIGURA 2 Fórmula química da cetamina.

Farmacocinética

- A cetamina tem elevado volume de distribuição e rápido *clearance*, o que a torna ideal para infusão contínua;
- Pode ser administrada pelas vias intravenosa (IV), intramuscular (IM), subcutânea (SC), oral, nasal e retal, sem sinais de irritação. As concentrações plasmáticas máximas ocorrem 1 minuto após administração IV, 5 a 15 minutos após injeção IM e 30 minutos após administração oral;
- É altamente lipossolúvel, sendo distribuída para os tecidos altamente irrigados, incluindo cérebro, fígado e rins, onde atinge concentrações 4 a 5 vezes superiores à do plasma;
- A biotransformação ocorre no fígado e estão descritos múltiplos metabólitos (que surgem por N-desmetilação pelo citocromo P450, principalmente CYP3A4. O principal metabólito é a norcetamina (que apresenta 1/3 da potência da droga original);
- A excreção (após hidroxilação e conjugação) ocorre principalmente na urina (90%) e na bile;
- A meia-vida da distribuição é de aproximadamente 7 a 11 minutos e o da eliminação, 2 a 3 horas.

Farmacodinâmica

A cetamina apresenta uma série de efeitos farmacológicos:

- É principalmente um antagonista não competitivo dos receptores N-metil-D-aspartate (NMDA) de glutamato. Especificamente, liga-se a um sítio dentro do canal de cálcio desse receptor, frequentemente denominado sítio PCP, visto ser também o local ao qual se liga a fenciclidina (PCP);

- Baixas concentrações de cetamina causam predominantemente o bloqueio do canal fechado, enquanto altas concentrações bloqueiam tanto o canal fechado como o aberto. Esse mecanismo de antagonismo do receptor do NMDA dependente da concentração de cetamina tem implicações clínicas, verificando-se propriedades analgésicas a baixos níveis de cetamina e os efeitos anestésicos a concentrações muito mais altas;
- Também, junto com seus metabólitos, pode se ligar em menor grau a receptores dopaminérgicos, serotoninérgicos, colinérgicos, opioides e canais de sódio;
- Os efeitos analgésicos da cetamina são complexos (por meio de efeitos no óxido nítrico, nos canais de cálcio e sódio, na transmissão colinérgica, etc.) e não serão estudados neste capítulo.

● MECANISMO DE AÇÃO NA DEPRESSÃO

Alguns dados sugerem que a transmissão glutamatérgica tem papel central na fisiopatologia da depressão. Em modelos animais de depressão, observa-se que estresse agudo aumenta a transmissão glutamatérgica no córtex pré-frontal. Por outro lado, estresse crônico induz disfunção na neurotransmissão glutamatérgica associada a mudanças na atividade sináptica no córtex pré-frontal e no hipocampo.

Administração a longo prazo de antidepressivos monoaminérgicos está associada à reversão de muitas dessas alterações relacionadas ao estresse, incluindo neurotransmissão glutamatérgica e função e morfologia de neurônios piramidais. Efeitos semelhantes são induzidos pela ECT.

A cetamina parece agir mais diretamente na circuitaria glutamatérgica, induzindo remodelagem neuronal, retração dendrítica e reorganização sináptica nas áreas corticais

Além dos efeitos antagonistas nos receptores NMDA, a cetamina tem ações adicionais fracas nos receptores σ1, no transportador de noradrenalina (NAT), nos receptores opioides μ e no transportador de serotonina (SERT). Qual desses efeitos ou se a somatória deles é importante para o mecanismo de ação ainda é tema de intenso debate.

Além disso, estudos farmacológicos têm sugerido que as ações da cetamina podem ser mais o resultado de seus metabólitos do que a molécula R,S-ketamine sozinha. Por exemplo, a metabolização da (R,S)-ketamine para (2S,6S;2R,6R)-hydroxynorketamine (HNK) se mostrou necessária para os efeitos antidepressivos.

O enanciômero (2R,6R)-HNK realizou seus efeitos antidepressivos através da ativação de receptores alfa-amino-3-hidroxi-metil-5-4-isoxazolpropiônico (AMPA), independentemente da inibição de NMDA.

Resumindo, muito ainda necessita ser esclarecido sobre o mecanismo de ação antidepressivo da cetamina.

● VIAS DE ADMINISTRAÇÃO

Os estudos iniciais utilizaram a cetamina por via endovenosa, com infusão contínua por 40 minutos. Este ainda é o esquema mais utilizados nos serviços em todo o mundo. O único laboratório que comercializa a cetamina com apresentação em ampolas no Brasil é o Cristália (cloridrato de dextrocetamina), que entrou com um pedido na Anvisa para que o tratamento da depressão passe a constar em bula. Até a redação deste capítulo não houve modificação.

Outras vias foram tentadas e parecem poder ser utilizadas. Estas incluem a intramuscular, a oral e a retal. Contudo, não houve estudos sistematizados utilizando essas vias especificamente para o tratamento da depressão.

Além da via endovenosa, duas outras vias se destacaram até o presente. A subcutânea e a intranasal. A via subcutânea começou a ser testada em 2016 e, quando comparada com a via endovenosa e a via intramuscular, parecia apresentar menos efeitos colaterais. É uma via promissora que está sendo muito investigada.

A via intranasal foi testada em alguns estudos patrocinados pela indústria Janssen. O mais recente foi um estudo de 12 semanas, randomizado, controlado com placebo, duplo cego, multicêntrico avaliando eficácia intranasal de esketamina (84 mg) em 68 adultos com transtorno depressivo maior e ideação suicida. O grupo ativo teve redução de sintomas depressivos (pela escala MADRS) e de ideação suicida (pela escala SSI). Em 2019, a Food and Drug Administration (FDA) aprovou a versão de *spray* nasal da esketamina, contanto que fosse utilizada em *setting* (ambiente) clínico, com pacientes permanecendo por 2 horas após a administração (em razão de sedação, distúrbios visuais, dificuldade de fala, confusão e tontura). É provável que, se aprovado no Brasil, o *spray* nasal siga esquema semelhante.

● INDICAÇÕES CLÍNICAS

Estudos confirmaram que a cetamina tem:

1. Efeito rápido;
2. Efeito antissuicida;
3. Magnitude do efeito maior do que o dobro dos antidepressivos convencionais;
4. Eficácia em alguns pacientes resistentes até à ECT.

Por esses motivos, essa medicação já tem sido utilizada rotineiramente em serviços dos EUA e no resto do mundo, incluindo o Brasil.

● MODO DE UTILIZAÇÃO

Os estudos iniciais utilizaram a via endovenosa para a infusão contínua da medicação. Isso garante uma dose baixa e constante (sem picos) no sangue durante a sessão. Com isso, são menores os efeitos colaterais, como aumento brusco de pressão arterial e despersonalização. Além disso, é possível a interrupção imediata da infusão, caso seja necessário. Outras vias parecem ter efeito antidepressivo semelhante.

Não existe um esquema fixo que sirva para todos os pacientes e é provável que o esquema deva ser adaptado individualmente. Alguns pontos podem ser destacados, levando em consideração as características da resposta clínica:

1. A cetamina parece ser eficaz para quadros depressivos uni e bipolares, com ou sem ideação suicida.
2. Sua eficácia parece maior em quadros agudos, mas quadros crônicos refratários também podem se beneficiar.
3. A via endovenosa é a mais clássica e a que se tem mais experiência; contudo, as vias subcutânea e intranasal parecem ser equivalentes em eficácia clínica e podem ser utilizadas.

4. Os efeitos iniciais não costumam durar, em média, mais do que 1 semana; por isso, sugere-se que sejam feitas inicialmente sessões semanais ou 2 vezes por semana.

5. Não há um número mínimo de sessões; contudo, a experiência clínica sugere que, caso não haja resposta após quatro sessões, outras opções terapêuticas devem ser consideradas.

6. Por causa dos riscos comportamentais (p.ex., dissociativos) e físicos (p.ex., hipertensão), as sessões devem ser realizadas em ambiente hospitalar, sempre na presença de um médico.

7. O uso de doses crescentes para aumentar a eficácia pode ser realizado, mas aguarda dados objetivos que confirmem a utilidade dessa conduta.

8. Para pacientes que tenham uma resposta adequada inicial, sugere-se um esquema de manutenção, com espaçamento progressivo, para que não percam os benefícios e, ao mesmo tempo, não criem tolerância aos efeitos.

9. Alguns pacientes podem necessitar de manutenção a longo prazo; em média é necessária uma sessão por mês, mas o esquema deve ser individualizado.

10. O uso de medicações concomitantes (antidepressivos e/ou estabilizadores de humor) não está contraindicado e pode ser necessário para muitos pacientes.

● INTERAÇÕES MEDICAMENTOSAS (DROGA-DROGA)

A cetamina tem poucas interações farmacológicas problemáticas. Entre elas, destaca-se a interação com erva-de-são-joão *(Hypericum perforatum),* havendo aumento do risco de colapso cardiovascular.

● CONTRAINDICAÇÕES

Uma das principais preocupações com o uso da cetamina como antidepressivo é o risco da dependência. Em experimentação animal foram observados fenômenos de tolerância, dependência e síndrome de abstinência. Por esse motivo, uma das principais contraindicações para o uso é a dependência química prévia (mesmo de outras substâncias) do paciente.

Por causa dos efeitos na transmissão catecolaminérgica, ocorrem alterações cardiovasculares, gastrointestinais e respiratórias. Nenhuma delas é considerada contraindicação absoluta, mas o uso deve ser mais cuidadoso caso haja condição clínica concomitante:

- Cardiovascular: inibe a recaptação de catecolaminas, estimulando o sistema simpático (aumento de PA);
- Gastrointestinal: inibe a recaptação de serotonina, levando a náuseas e vômitos;
- Respiratório: ativação de catecolaminas estimula receptores β_2 adrenérgicos, podendo ser responsável por broncodilatação.

Ao contrário dos demais anestésicos parenterais, a cetamina aumenta o fluxo cerebral e a pressão intracraniana, sendo relativamente contraindicada em pacientes com risco de isquemia cerebral. Também promove aumento na pressão intraocular, sendo sugerido uso cauteloso em pacientes com glaucoma.

EFEITOS ADVERSOS

Durante a infusão (ou após a injeção ou inalação) ocorrem efeitos por bloqueio de receptores NMDA: efeitos anestésicos, amnésticos, dissociativos e alucinogênicos.

A ativação de receptores opioides e possivelmente sigma, além de receptores colinérgicos muscarínicos, também pode induzir efeitos psicomiméticos.

O bloqueio de recaptação de dopamina pode levar a euforia (associado ao receptor opioide). Efeitos comuns, apesar de geralmente leves e de fácil manejo, podem ser listados:

- Despersonalização;
- Alucinações visuais;
- Sedação;
- Cabeça leve;
- Dissociação;
- Confusão;
- Amortecimento;
- Fadiga;
- Tontura;

- Náusea;
- Visão borrada;
- Dor de cabeça;
- Aumento de PA.

Existe o risco de toxicidade com doses altas da cetamina, especialmente cistite e hepatite. Esses efeitos são desprezíveis com as doses utilizadas para o tratamento da depressão.

O risco de morte é extremamente baixo e está relacionado à overdose da substância. O uso recreativo não controlado nem monitorado pode levar, além da overdose, a acidentes fatais.

Em modelos animais, substâncias exógenas como a cetamina podem acelerar a neuroapoptose (efeito neurotóxico) por bloqueio dos receptores do NMDA, provocando dano central evidente após exame neuropatológico, quando administrada em doses elevadas, por períodos prolongados ou ambos. No entanto, não se conhecem os efeitos de exposição crônica a uma dose subanestésica no cérebro adulto.

CONSIDERAÇÕES FINAIS

A utilização da cetamina para o tratamento da depressão foi um dos maiores avanços nessa área nos últimos 50 anos. Foi o primeiro tratamento com efeitos rápidos e intensos em um transtorno com alta morbidade e mortalidade. A falta de interesse financeiro e a burocracia necessária para a aprovação de medicamentos pelos órgãos reguladores faz com que poucos pacientes ainda possam se beneficiar desse tratamento.

Contudo, a evidência científica é avassaladora e os médicos não devem privar seus pacientes desse tratamento. Especialmente aqueles que correm risco de suicídio, por exemplo, e que não podem esperar que surjam os efeitos dos antidepressivos orais (que podem levar até mais de 4 semanas). Também podem ser beneficiados pacientes que são já crônicos, com resposta parcial às medicações tradicionais, e que têm sintomas residuais e muito prejuízo ao longo dos anos.

Por fim, o estudo dos mecanismos de ação da cetamina abriu toda uma nova linha de pesquisa de substâncias que poderão tratar a depressão por meio de mecanismos glutamatérgicos diretos. O futuro poderá trazer tratamentos com efeitos mais duradouros, de mais simples posologia e manejo.

BIBLIOGRAFIA CONSULTADA

1. Arnsten AF. Stress signalling pathways that impair prefrontal cortex structure and function. Nat Rev Neurosci. 2009;10(6):410-22.
2. Bartoli F, Riboldi I, Crocamo C, Di Brita C, Clerici M, Carrà G. Ketamine as a rapid-acting agent for suicidal ideation: A meta-analysis. Neurosci Biobehav Rev. 2017;77:232-6.
3. Berman RM, Cappiello A, Anand A, Oren DA, Heninger GR, Charney DS, et al. Antidepressant effects of ketamine in depressed patients. Biol Psychiatry. 2000;47:351-4.
4. Blaveri E, Kelly F, Mallei A, et al. Expression profiling of a genetic animal model of depression reveals novel molecular pathways underlying depressive-like behaviours. PLoS One. 2010;5(9):e1259.
5. Canuso CM, Singh JB, Fedgchin M, et al. PeRSEVERe: a study of esketamine for the rapid reduction of the symptoms of major depressive disorder, including suicidal ideation, in patients assessed to be at imminent risk for sucide. American Society of Clinical Psychopharmacology. 2016.
6. Conselho Federal de Farmácia. Nota Técnica n.01/2012.
7. Loo CK, Galvez V, O'Keefe E, Mitchell PB, Hadzi-Pavlovic D, Leyden J, et al. Placebo-controlled pilot trial testing dose titration and intravenous, intramuscular and subcutaneous routes for ketamine in depression. Acta Psychiatr Scand 2016:1-9.
8. Singh I, Morgan C, Curran V, Nutt D, Schlag A, McShane R. Ketamine treatment for depression: opportunities for clinical innovation and ethical foresight. Lancet Psychiatry. 2017;4(5):419-26.
9. Zanos P, Moaddel R, Morris PJ, et al. NMDAR inhibition-independent antidepressant actions of ketamine metabolites. Nature. 2016;533(7604):481-6.
10. Zarate CA Jr, Singh JB, Carlson PJ, Brutsche NE, Ameli R, Luckenbaugh DA, et al. A randomized trial of an N -methyl-D-aspartate antagonist in treatment-resistant major depression. Arch Gen Psychiatry. 2006;63:856-64.
11. Zhang K, Hashimoto K. An update on ketamine and its two enantiomers as rapid-acting antidepressants. Expert Review of Neurotherapeutics. 2018; 19(1):83-92.

CAPÍTULO 32

Antipsicóticos

Débora Pastore Bassitt

INTRODUÇÃO

O uso de antipsicóticos para tratar depressão é relatado desde 1950, quando um estudo relatou melhora de sintomas com uso de tioridazina em pacientes com depressão psicótica. Posteriormente foram feitos poucos estudos de curto prazo, verificando a eficácia de antipsicóticos na depressão ansiosa.

Após o surgimento dos antipsicóticos atípicos, o uso de antipsicóticos nos pacientes com depressão passou a ser mais estudado. Shelton et al. avaliaram a associação de olanzapina com a fluoxetina em pacientes com depressão unipolar não psicótica e relataram superioridade dessa combinação sobre qualquer uma das drogas em monoterapia, e esse uso foi aprovado posteriormente pela FDA. Outros estudos mostraram melhora de sintomas em pacientes com depressão psicótica com associação de antidepressivos com quetiapina e aripiprazol, e o uso dessas associações também foi aprovado. A eficácia de antipsicóticos em monoterapia para depressão bipolar foi verificada com quetiapina e lurasidona.

CONCEITOS GERAIS E CARACTERÍSTICAS FARMACOLÓGICAS

Antipsicóticos são uma classe de medicação usada primariamente para tratar psicose. Formam um grupo heterogêneo de moléculas que agem em uma variedade de neurotransmissores e sistemas de neurotransmissores, em particular naqueles relacionados à dopamina. A primeira medicação sintetizada foi a clorpromazina, seguida de várias medicações com propriedades antipsicóticas conhecidas. Em 1980 a clozapina voltou a ser usada e, depois disso, outros antipsicóticos com pouca propensão a causar sintomas extrapiramidais, chamados de antipsicóticos atípicos, foram sintetizados.

Os medicamentos antipsicóticos propiciam melhora da agitação, agressividade e impulsividade após administração. Gradualmente, em 2 a 4 semanas, os sintomas psicóticos, como delírios, alucinações e pensamentos desorganizados, diminuem. Nesse período podem aparecer os sintomas extrapiramidais, que são menos intensos com o uso de antipsicóticos atípicos.

INDICAÇÕES CLÍNICAS

Os antipsicóticos atípicos podem ser usados em:

1. Episódios depressivos agudos:
- Uso isolado:
  - » Antipsicóticos usados em monoterapia são mais eficazes que placebo e antidepressivos em episódios depressivos agudos com moderado a baixo grau de evidência;
  - » Quetiapina está indicada como monoterapia 150 a 300 mg;
  - » A maioria dos estudos não apoia uso de antipsicóticos de rotina, por longo período em pacientes com resposta adequada a antidepressivos.
- Associação: melhora pequena dos sintomas depressivos, mas significativa, com associação de quetiapina, aripiprazol e ziprasidona com antidepressivos.
2. Depressão psicótica: associação de antidepressivos com antipsicóticos (aripiprazol, quetiapina) e de olanzapina com fluoxetina é mais efetiva que antidepressivo em monoterapia, antipsicótico em monoterapia e que placebo.
3. Depressão refratária:
- Uso isolado: antipsicóticos tiveram eficácia maior que placebo e menor que antidepressivos;

- Associação com antidepressivos: eficácia superior ao placebo para aripiprazol, olanzapina, quetiapina, ziprasidona e risperidona, com tamanho de efeito pequeno a médio.

MODO DE UTILIZAÇÃO

- Quetiapina pode ser usada como antidepressivo em episódio depressivo agudo, na dose de 150 a 300 mg/dia;
- Lurasidona também é comercializada com indicação em depressão bipolar e a dose preconizada é de 40 a 60 mg/dia;
- Outros antipsicóticos podem ser usados em episódios depressivos refratários, como potencializadores, ou em quadros de depressão psicótica. Os fármacos potencializadores são (Tabela 1):
  - » Primeira escolha: aripiprazol (2 a 15 mg/dia), quetiapina (150 a 300 mg/dia) e risperidona (1 a 3 mg/dia);
  - » Segunda escolha: olanzapina (2,5 a 10 mg/dia);
  - » Terceira escolha: ziprasidona (40 a 160 mg/dia).
- Deve-se iniciar com dose pequena e ir subindo até a dose mínima recomendada em até 2 semanas. Se não houver resposta, a dose pode ser gradualmente titulada até a dose máxima recomendada. Quando não for observada eficácia em dose terapêutica por tempo adequado (8 semanas), deve ser feita troca gradual por outra medicação;
- Os antipsicóticos devem ser administrados sempre observando a ocorrência de efeitos colaterais (ver a seguir), que são numerosos com essas medicações e levam à não adesão ao tratamento e podem ser potencialmente graves. A ocorrência desses efeitos geralmente é dose dependente e de intensidade baixa. No entanto, o uso prolongado pode trazer maior risco, pois predispõe à maior ocorrência de efeitos metabólicos e distúrbios de movimento crônicos;
- O uso em idosos deve ser cuidadoso, com doses iniciais menores e observando mais atentamente efeitos colaterais, pois há risco maior de mortalidade em pacientes idosos com demência (o risco em pacientes com cognição normal não foi confirmado).

336 Depressão: guia prático

TABELA 1   Antipsicóticos atípicos usados no tratamento de depressão – dose e efeitos colaterais

Nome químico	Dose (mg/dia)	Sedação	SEP	Hipotensão	Efeitos anticolinérgicos	Aumento de peso	Aumento QTc	Aumento de prolactina
Aripiprazol	2 a 15	+	0*	0	0	0	0	0
Olanzapina	2,5 a 10	++	+	+	+++	+++	0	0
Quetiapina	150 a 300	++	+	++	++	++	0	0
Risperidona	1 a 3	+	++	+	++	++	0	+++
Ziprasidona	80 a 160	+	0*	0	0	0	+	+
Lurasidona	40 a 160	++	+*	+	0	0	0	+

*Acatisia. SEP: síndromes extrapiramidais.

● INTERAÇÕES MEDICAMENTOSAS

Antidepressivos e antipsicóticos são metabolizados primariamente pelas enzimas do citocromo P450, e alguns antipsicóticos inibem essas enzimas, causando alteração do nível sérico de outras medicações metabolizadas pelas mesmas enzimas (Quadro 1). Dentre os antipsicóticos, o que tem maior potencial de interação é a quetiapina, e a risperidona, olanzapina e aripiprazol têm potencial moderado.

QUADRO 1   Drogas inibidoras de enzimas do citocromo P450

As seguintes drogas inibem as seguintes enzimas
CYP1A2: olanzapina, risperidona, agomelatina, cafeína, mexiletina, naproxeno, tacrina, teofilina e warfarina
CYP2D6: olanzapina, risperidona, antidepressivos tricíclicos, betabloqueadores, codeína (reduz efeito), tamoxifeno (reduz efeito) e tramadol
CYP3A4: quetiapina, amiodarona, quinidina, anti-histamínicos, diltiazem, verapamil, inibidores protease HIV, estatinas, ciclosporina, claritromicina, sildenafil, metadona e tamoxifeno

● CONTRAINDICAÇÕES/EFEITOS ADVERSOS

Os antipsicóticos podem produzir vários efeitos colaterais; a propensão de cada medicação levar a efeitos colaterais é descrita na Tabela 1 e os sintomas são descritos a seguir:

1. Sistema nervoso central:
- Síndromes extrapiramidais (SEP):
  » Agudas: (parkinsonismo, distonia e acatisia) ocorrem imediatamente ou em até 2 semanas, frequentes com aripiprazol, risperidona e ziprasidona (acatisia);
  » Crônicas: (discinesia e distonia tardias) aparecem após meses e podem ser irreversíveis. Podem ocorrer com todos antipsicóticos;
- Síndrome neuroléptica maligna: quadro grave caracterizado por rigidez muscular intensa, que geralmente precede o aumento de temperatura (varia de 38,3 a 42°C) e instabilidade autonômica, com respostas alternadas simpáticas (diaforese, taquicardia, hipertensão) e parassimpáticas (bradicardia, incontinência fecal e urinária). Pode ocorrer com todos os antipsicóticos;
- Convulsões: geralmente episódio único sem complicações;
- Sedação: efeito comum que geralmente ocorre nos dias iniciais, com desenvolvimento de tolerância, mais comum com olanzapina, risperidona e quetiapina;
- Efeitos colaterais anticolinérgicos centrais: dificuldade de aprendizado e memória. Sintomas de toxicidade incluem confusão, sonolência e alucinações. São mais comuns com olanzapina, quetiapina e risperidona.
2. Efeitos cardiovasculares:
- Hipotensão ortostática: ocorre geralmente com a primeira dose, piora no segundo ou terceiro dia e depois diminui por desenvolvimento de tolerância. A maior complicação são as quedas, pela possibilidade de ferimentos e fraturas. Ocorre com maior frequência com quetiapina;
- Prolongamento do intervalo QTc: geralmente sem repercussões clínicas, ocorre com ziprasidona e aripiprazol.
3. Efeitos gastrointestinais e geniturinários (anticolinérgicos):
- Boca seca;
- Sensação de peso em epigástrio, acompanhada de náuseas e vômitos;
- Obstipação intestinal;
- Retenção ou hesitação urinária.
4. Hiperprolactinemia:
- Aumento de mamas e galactorreia somente após uso prolongado de risperidona e ziprasidona.

5. Aumento de peso:
- Aumento de peso de 1 kg em 6 a 8 semanas;
- Aumento maior a longo prazo com quetiapina, olanzapina e risperidona;
- Pode levar à síndrome metabólica, com dislipidemia e diabetes.

CONSIDERAÇÕES FINAIS

Os antipsicóticos são claramente eficazes em depressão bipolar e quando associados a antidepressivos em pacientes com depressão refratária ou psicótica. No entanto, em idosos com demência seu uso deve ser cuidadoso pelo aumento de risco de morte, e o uso prolongado deve ser avaliado cuidadosamente em todos os pacientes, pois pode levar a aumento de peso com síndrome metabólica e distúrbios de movimento crônicos.

 BIBLIOGRAFIA CONSULTADA

1. Amato L, Vecchi S, Barbui C, et al. Systematic review to evaluate the efficacy, acceptability and safety of second-generation antipsychotics for the treatment of unipolar and bipolar depression. Meta-Analysis Recenti Prog Med. 2018;109(10):474-86.
2. Bassitt DP. Transtornos psicóticos. In: Lopes AC (ed.). Tratado de clínica médica. São Paulo: Roca; 2006.
3. Fornaro M, De Berardis D, Perna G, et al. Lurasidone in the treatment of bipolar depression: systematic review of systematic reviews. Biomed Res Int. 2017;2017:3084859.
4. Glenda MM, Benicio NF, Zahinoor I et al. Canadian Network for Mood and Anxiety Treatments (CANMAT) 2016 Clinical Guidelines for the Management of Adults with Major Depressive Disorder: Section 6. Special Populations: Youth, Women, and the Elderly. The Canadian Journal of Psychiatry/La Revue Canadienne de Psychiatrie. 2016;61(9):588-603.
5. Kennedy SH, Lam RW, Mintyre RS, et al. Canadian Network for Mood and Anxiety Treatments (CANMAT) 2016 Clinical Guidelines for the Management of Adults with Major Depressive Disorder: Section 3. Pharmacological Treatments. The Canadian Journal of Psychiatry/La Revue Canadienne de Psychiatrie. 2016;61(9):540-60.
6. Mulder R, Hamilton A, Irwin L, et al. Treating depression with adjunctive antipsychotics. Bipolar Disord. 2018;20(Suppl 2):17-24.
7. Shelton RC, Osuntokun O, Heinloth AN, et al. Therapeutic options for treatment resistant depression. CNS Drugs. 2010;24(2):131-61.
8. Thase ME. Quetiapine monotherapy for bipolar depression. Neuropsychiatric Disease and Treatment. 2008;4(1):21-31.
9. Wijkstra J, Lijmer J, Burger H et al. Pharmacological treatment for psychotic depression (review). Cochrane Database of Sistematic Reviews. 2015; 7. Art N. CD004044.

CAPÍTULO 33

Estabilizadores do humor

Sivan Mauer

INTRODUÇÃO

O termo estabilizador do humor foi usado pela primeira vez nos anos 1950 para a combinação da dextroanfetamina (estimulante) e do fenobarbital (sedativo barbitúrico). É importante entender que a droga não foi desenvolvida para tratar episódios maníacos ou depressivos, como usada hoje, pois até os anos 1980 a única medicação aprovada pela Food and Drug Administration (FDA) para o tratamento da doença maníaco-depressiva era o carbonato de lítio. Quando, na década de 1980, a carbamazepina começou a ser usada para o tratamento do transtorno afetivo bipolar (TAB) e o valproato de sódio, nos anos 1990, recebeu aprovação pela FDA para tratamento de mania, o fabricante dessa medicação cooptou o antigo termo "estabilizador do humor". Desde então, múltiplos antipsicóticos tem recebido aprovação da FDA para tratamento de quadros de mania e/ou para manutenção do tratamento do TAB, levando a uma certa confusão de que os antipsicóticos seriam também estabilizadores do humor.

É importante deixar claro que a FDA não aprova nenhuma medicação como estabilizador do humor, pois o termo até hoje não é reconhecido. A primeira tentativa de definir o conceito de estabilizadores do humor foi na primeira edição do tratado de Goodwin e Jamison, em 1990. Neste tratado se demonstrou as diversas faces da eficácia do lítio, que não parecia apenas tratar quadros de mania, mas trazia alguns estudos que compro-

340 Depressão: guia prático

vavam eficácia também para o tratamento de quadros agudos de depressão, além de outros estudos mostrando benefícios na profilaxia. O tratado também diferencia os neurolépticos típicos e os antidepressivos, em relação aos efeitos do lítio. Os neurolépticos tratam casos agudos de mania e, em alguns casos, tratam quadros de depressão. A grande diferença entre esses agentes e o lítio é que este trata quadros de mania com menor ocorrência de quadros de depressão pós-mania. Os antidepressivos tratam quadros de depressão aguda, mas diversos estudos demonstram que podem provocar também quadros de mania e ainda podem pioram os quadros de TAB a longo prazo. Nenhuma dessas classes demonstrou efetivamente a profilaxia de quadros de depressão ou mania a longo prazo.

O termo estabilizador do humor inclui a conotação dos conceitos de combate ao episódio de depressão e ao episódio de mania não só agudamente, mas também fazendo a profilaxia de novos episódios. A discussão desse conceito aflorou novamente nos últimos anos com o aparecimento de novos agentes. As medicações que se apresentam como estabilizadores do humor devem ter eficácia em ao menos duas das três fases do transtorno bipolar (mania aguda, depressão aguda e profilaxia de mania ou depressão), sendo que uma delas obrigatoriamente deve ser a profilaxia. Nesse conceito, até hoje, apenas quatro drogas preenchem os critérios: lítio, carbamazepina, valproato de sódio e lamotrigina. Estas serão as drogas abordadas neste capítulo.

● LÍTIO

Lítio é o agente padrão ouro para o tratamento do TAB. O lítio é um elemento natural encontrado em grandes quantidades em jazidas, como as existentes no Chile e na Bolívia. A formulação padrão do lítio é em forma de carbonato, mas existem outras formulações como oratato e citrato. Estudos recentes mostram que o principal efeito do lítio não é na sinapse com neurotransmissores, e sim em pós-sinapse, atuando em proteínas G e outros segundos mensageiros (como fosfatidilinositol-fosfatase).

Indicações clínicas

- Efetivo na mania pura, mas menos efetivo que os anticonvulsivantes na mania mista;

- Agente mais estabelecido para a prevenção dos episódios do humor;
- Tão eficaz quanto os anticonvulsivantes no tratamento dos cicladores rápidos;
- No tratamento tanto dos quadros de depressão aguda como na prevenção dos episódios de depressão bipolar, o uso do lítio tem se demonstrado ser mais eficaz que o uso de antidepressivos;
- Nos quadros de depressão refratária unipolar, o lítio é o tratamento adjuvante mais estabelecido em estudos randomizados;
- Medicação com mais comprovação em diminuir a mortalidade em qualquer doença psiquiátrica, com evidências da diminuição de mortes causadas por suicídio;
- Recentemente, surgiram evidências de que o lítio teria efeitos neuroprotetores. Existem estudos randomizados que mostram o lítio como droga profilática para demência. Se esses estudos se mostrarem promissores, doses baixas de ao menos 150 mg/dia podem ter efeitos cognitivos benéficos.

Modo de utilização

A dose usual de carbonato de lítio para pacientes adultos é de 900 mg/dia. Deve ser administrado em dose única, pois sua meia-vida é ao redor de 24 horas.

O nível sérico deve ficar entre 0,6 e 1 mEq/L. Já nos idosos, o nível sérico deve estar entre 0,4 e 0,6 mEq/L.

O lítio não é metabolizado pelo fígado, porém é excretado completamente pelos rins. Assim, as drogas que podem ter interação com o lítio são as que afetam a excreção renal. Como a maioria das medicações, o lítio deve ser dosado até a melhor resposta clínica, e não até o seu nível sérico ideal. Os níveis descritos foram estabelecidos em estudos para episódios agudos de mania. Esses estudos são usualmente conduzidos em pacientes com TAB tipo I. Os níveis podem ser diferentes em pacientes com TAB tipo II ou episódios depressivos agudos.

Deve-se iniciar com uma dose de 300 mg/noite, por 2 a 3 semanas. Se essa dose for insuficiente, deve-se aumentar para 450 mg/noite, por 2 a 3 semanas. Se ainda for insuficiente, aumentar para 600 mg/noite. Se a resposta não for atingida, deve-se passar para dose plena de 900 mg/noite e checar o nível sérico com o objetivo de manter ao redor de 0,8 mEq/L. A ideia é sempre deixar a menor dose efetiva clinicamente.

No início do uso de lítio é importante verificar a função tireoidiana e renal, repetindo os exames após 3 meses. Após esse período, repetem-se os exames com intervalos de 6 e 12 meses, no tratamento de manutenção.

Efeitos adversos

O lítio pode apresentar vários efeitos colaterais, além de alterações renais e tireoidianas, após uso prolongado. No entanto, a maioria dos efeitos colaterais é manejável. É importante salientar que, por meio da titulação lenta, a maioria dos pacientes acaba tolerando bem a medicação. Podem-se dividir os efeitos colaterais entre leves e graves. Outros riscos específicos do uso do lítio são a toxicidade e a teratogenicidade.

Os efeitos leves normalmente estão relacionados a níveis séricos terapêuticos ou subterapêuticos e incluem sedação, dificuldades cognitivas, tremor de mãos, polidipsia, poliúria, náusea, diarreia, psoríase e acne. Polidipsia e poliúria persistem em ao menos 25% dos pacientes na fase de manutenção, podendo se apresentar como *diabetes insipidus* nefrogênico. A maioria dos efeitos colaterais é tratável:

- A sedação e os efeitos cognitivos, por exemplo, podem melhorar com as formulações de liberação lenta;
- Boca seca pode ser minimizada pelo uso de balas sem açúcar;
- Aumento de peso e apetite podem responder à restrição de carboidratos e exercícios;
- O tremor de mãos pode ser tratado com propranolol;
- Poliúria e polidipsia podem melhorar com o uso de diuréticos tiazídicos, como hidroclorotiazida. No entanto, nesses casos, a dose de lítio deve ser diminuída em 50%, pois os diuréticos tiazídicos aumentam os níveis séricos de lítio.

Três efeitos colaterais podem ser mais graves, como as alterações tiroidianas, renais e cardíacas:

- Alteração tireoidiana:

» Os efeitos do lítio em relação à tireoide podem ocorrer no início do tratamento, mas normalmente aparecem após anos de uso. O lítio tem efeito antitireoidiano reversível, que pode levar ao hipotireoidismo, atingindo cerca de 5% dos pacientes em tratamento. Na maioria das vezes, é um efeito colateral tratável com hormônio tiroidiano, não sendo necessária a suspenção da medicação;

- Efeitos renais:
  » Acontecem normalmente a longo prazo. Esses efeitos colaterais acometem cerca de 1 a 5% dos pacientes, e geralmente tem início entre 10 e 20 anos de uso crônico. Diferentemente do efeito agudo, que altera a capacidade de concentração renal, incluído o *diabetes insipidus*, o efeito de longo prazo parece ser irreversível e envolver a função glomerular, resultando em moderada azotemia na maioria dos casos. Em casos raros, o lítio pode levar a insuficiência renal crônica e síndrome nefrótica. Nesses momentos, a troca por outros estabilizadores do humor deve ser considerada.
  » Estudos prospectivos mostram que existem dois principais fatores para a insuficiência renal crônica: intoxicação aguda por lítio e uso da medicação em múltiplas tomadas. A intoxicação aguda mata os néfrons e diminui a reserva renal de longo prazo, que declina com o envelhecimento. Manter o lítio em níveis adequados, ou até mesmo mais baixos que os preconizados, minimiza o risco de toxicidade, especialmente em razão de desidratação nos idosos.
  » Várias tomadas ao dia levam a aumento dos níveis séricos de lítio, aos quais os rins são expostos. Como se sabe, o lítio tem meia-vida de 24 horas e deve ser prescrito 1 vez/dia. Além disso, o uso da apresentação de liberação lenta também irá ajudar a manter a saúde dos rins preservada.
- Efeitos cardíacos:
  » Um dos principais efeitos colaterais cardíacos do uso do lítio consiste principalmente na diminuição da eficiência da condução cardíaca, que pode resultar na síndrome do nódulo sinusal. O lítio pode produzir bloqueio do nódulo sinoatrial e bloqueio atrioventricular. Nesses casos, se o uso de lítio for essencial, o uso de marca-passo pode ser necessário. Do contrário, o uso de outro estabilizador de humor pode ser indicado.

344 Depressão: guia prático

> » Dados retrospectivos associam o lítio ao aumento do risco de mal-
> formações congênitas cardíacas em crianças de mães tratadas com
> lítio durante a gravidez (especificamente a anomalia de Ebstein,
> uma malformação da válvula tricúspide). Estudos recentes prospec-
> tivos têm mostrado risco menor que no passado. Esse risco é pro-
> vavelmente menor que o risco em relação a defeitos do tubo neu-
> ral associado ao uso de anticonvulsivantes, como divalproato e
> carbamazepina.

Interações medicamentosas

As principais interações medicamentosas do lítio são com medicações
que alteram a função renal. Entre os principais estão diuréticos tiazídicos, inibidores da enzima conversora da angiotensina e anti-inflamatórios
não hormonais.

Esses medicamentos causam aumento do nível sérico do lítio nos pacientes em tratamento e, principalmente no idoso, pode aumentar risco
de intoxicação.

● VALPROATO DE SÓDIO

A prescrição de valproato de sódio vem apresentando aumento significativo, principalmente nos EUA, onde foi aprovado para tratamento da
mania em 1995 pelo FDA. A sua segurança e tolerabilidade foi comprovada como droga anticonvulsivante. O mecanismo de ação difere de outros anticonvulsivantes, sendo que a grande maioria dos artigos demonstra a sua ação em relação ao ácido gama-aminobutírico (GABA) e também
certa ação em relação a receptores de serotonina. É mais provável que os
mecanismos de ação em relação ao tratamento do TAB venham por meio
de um segundo mensageiro, como o lítio.

Indicações clínicas

● Bastante efetivo no tratamento da mania, seja ela pura ou mista, com
a vantagem em relação ao lítio de ter ação mais rápida, com benefício notável em 1 semana, quando comparado a 2 ou mais semanas de
início de ação do lítio;

Estabilizadores do humor 345

- Pode ser usado oralmente na forma de *loading,* na dose de 20 mg/kg/ dia, e assim o benefício seria em dias. O *loading* tem se mostrado similar em velocidade ao efeito antimaníaco do haloperidol, sendo muito útil para pacientes não psicóticos hospitalizados.

Muitos clínicos assumem que o valproato não seria efetivo no tratamento da depressão bipolar aguda. Vários estudos randomizados mostram um notável benefício do uso do valproato, quando comparado a placebo em quadros de depressão bipolar.

Evidências em relação ao tratamento de manutenção com valproato são escassas. O primeiro estudo de manutenção com valproato foi feito em 2000. Esse estudo randomizado controlado com placebo e comparado com lítio durante um período de 12 meses concluiu que o valproato foi superior ao lítio na duração da profilaxia de novos episódios, além de apresentar menor deterioração em sintomas depressivos e na escala GAS (*Global Assessment Scale*). No entanto, uma recente revisão sistemática concluiu que o valproato reduziu o risco de novos episódios em 32%, porém foi 22% menos efetivo que o lítio em cinco estudos de longo prazo.

Modo de utilização

- As doses usuais variam de 500 a 2.000 mg/dia, com níveis séricos entre 50 e 120 ng/dL. No idoso, o ideal é iniciar de maneira lenta e gradativa;
- A meia-vida é longa, além de existirem apresentações de liberação lenta, permitindo que ela seja administrada 1 vez/dia, no período da noite, ajudando na adesão do paciente.

Efeitos adversos

Normalmente, o valproato de sódio é bem tolerado. Os efeitos colaterais mais comuns são: ganho de peso, náuseas, dificuldades cognitivas, diarreia e tremor de mãos. Geralmente esses efeitos colaterais estão relacionados à dose. Pode causar também queda de cabelos, que pode ser tratada com suplementação de zinco e selênio.

Além disso, casos de aumento de amônia sérica podem ocorrer causando encefalopatia hiperamonêmica. Outra situação importante que deve se cuidar em pacientes em uso de valproato é a insuficiência hepática. Por essas razões, é de extrema importância que se faça um rastreio de função hepática e nível sérico de amônia nos pacientes em tratamento.

Existe associação entre valproato e síndromes do ovário policístico, ocorrendo em 10% das mulheres tratadas com valproato. Valproato está associado com defeitos do túbulo neural. Dessa forma, recomenda-se que evite a prescrição para gestantes pelo risco de teratogenicidade. Além disso, o valproato parece causar prejuízo cognitivo em crianças que foram expostas durante a gravidez.

Interações medicamentosas

O valproato é bastante atrelado a proteínas plasmáticas, levando a interações com outras drogas que também se atrelam a essas proteínas. Esse mecanismo, no caso do valproato, é mais importante que a inibição do sistema P4502D6. O exemplo mais importante no tratamento dos transtornos do humor é a combinação com a lamotrigina, sendo que esta tem o nível sérico bastante aumentado quando usada em conjunto com o valproato, levando a um risco de *rash* cutâneo. Outra importante interação medicamentosa que se deve ter cuidado, principalmente em pacientes idosos, é com aspirina e outros anticoagulantes, que podem levar o paciente a apresentar sangramentos com mais facilidade.

● CARBAMAZEPINA

A carbamazepina é usada na psiquiatria desde o final da década de 1970, e ainda assim é uma droga subestimada, pois é pouco lembrada no tratamento do TAB. Ela atua mais fortemente no segundo mensageiro cAMP, diferentemente do lítio e valproato, que atuam mais na proteína kinase c.

Indicações clínicas

Uma grande vantagem no uso da carbamazepina para pacientes com TAB é não ocasionar ganho de peso, que pode ser opção em grupos nos quais esse efeito colateral é uma grande preocupação, como jovens ou pacientes obesos.

Sabendo que lamotrigina não é tão efetiva na prevenção a longo prazo de episódios maníacos, e não é efetiva em episódios agudos mistos ou maníacos, a carbamazepina pode ter um nicho importante em mulheres jovens com predominância de episódios mistos ou sintomas maníacos.

A carbamazepina também se apresenta como boa opção para os pacientes mais jovens, principalmente do sexo feminino, que não possuem outras comorbidades médicas, evitando a interação medicamentosa, que é um problema quando se fala no uso dessa droga.

Modo de utilização

- Meia-vida curta (em torno de 6 horas); deve ser administrada 2 vezes/dia;
- Normalmente se usam doses entre 600 e 1.000 mg/dia, devendo nos idosos iniciar-se mais lentamente, com doses menores entre 400 e 800 mg/dia, sempre levando em consideração a resposta clínica;
- O nível sérico deve ficar entre 4 e 12 ng/dL. Por causa do seu processo metabólico autoindutor, é necessário aumentar sua dose em períodos entre 3 e 6 semanas, dependendo do nível sérico.

Efeitos adversos

A carbamazepina tem efeitos colaterais que vão desde leves até graves condições médicas. Esses efeitos colaterais são dose-dependentes:

- Mais comuns: sedação, diplopia, ataxia e náuseas, além de alterações das funções hepáticas, que, em casos raros, podem chegar a insuficiência hepática;
- Existem relatos de agranulocitose e síndrome de Stevens-Johnson;
- Na população idosa, é importante ficar atento à possibilidade de ocorrer hiponatremia.
- Uma importante vantagem da carbamazepina é a neutralidade em relação ao ganho de peso. É importante ressaltar que deve haver controle de hemograma, funções hepáticas, eletrólitos e nível sérico dos pacientes em uso da medicação.

Interações medicamentosas

O efeito farmacológico mais importante da carbamazepina é sua forte indução do citocromo P450, que consequentemente acaba reduzindo a eficácia ou nível sanguíneo de vários outros medicamentos. Este é o grande problema de tratar pacientes com outras comorbidades clínica. Uma interação importante no tratamento do TAB é o uso de carbamazepina junto com lamotrigina, sendo que a primeira acaba diminuindo o nível sérico da segunda.

● LAMOTRIGINA

Das medicações que podem ser consideradas estabilizadores do humor, a lamotrigina é a mais recente entre elas, tendo aprovação da FDA para tratamento de manutenção em pacientes com TAB tipo II, não em tipo I. Entre os novos anticonvulsivantes, esta é única droga que demonstrou eficácia para essa indicação. Todas as outras acabaram falhando.

Indicações clínicas

Apesar de sua eficácia na manutenção/prevenção de novos episódios, os dados fortemente indicam que não existem benefícios agudos, além de não existir melhora em cicladores rápidos. Lamotrigina parece ser mais eficaz na prevenção de episódios depressivos do que maníacos.

Modo de utilização

- Múltiplos mecanismos de ação, entre eles canais de sódio, cálcio, efeitos sobre GABA e recaptação de serotonina;
- Metabolização hepática, com meia-vida de aproximadamente 25 horas, o que lhe permite ser administrada 1 vez/dia. O ideal é iniciar com 25 mg/dia, titulando-se 25 mg a cada 2 semanas (para se minimizar o risco de *rash*), até atingir entre 100 e 200 mg/dia, sendo esta a dose máxima efetiva;
- Para paciente em uso concomitante de valproato de sódio, deve-se usar 25 mg a cada 2 dias, pelo aumento da meia-vida para 60 horas,

aumentando-se 25 mg a cada 2 semanas. Após 6 semanas, o uso passa a ser diário;

- Não existem dados demonstrando eficácia em doses maiores que 200 mg/dia para pacientes com TAB;
- Carbamazepina diminui a meia-vida da lamotrigina para 15 horas.

Efeitos adversos

A maioria dos efeitos colaterais é rara e leve, como cefaleia, tremores, sonolência e náuseas. No entanto, 10 a 20% dos pacientes desenvolvem *rash* cutâneo sem gravidade, mas a FDA aconselha a retirada da medicação se houver *rash,* pelo risco da progressão para a síndrome de Stevens-Jonhson, potencialmente fatal. Esta é rara, ocorrendo em 1 entre 1.000 adultos. Um dos fatores de risco para essa síndrome é a titulação rápida. Além deste, outro fator de risco é o paciente ter algum outro tipo de alergia medicamentosa, principalmente a antibióticos.

Interações medicamentosas

A principal interação medicamentosa com relação à lamotrigina no tratamento do TAB é o valproato de sódio, que causa aumento do nível sérico da lamotrigina, aumentando o risco de causar *rash* cutâneo na sua forma mais grave, a síndrome de Stevens-Johnson. Outra interação importante é com relação ao uso concomitante da carbamazepina, que pode diminuir o nível sérico da lamotrigina, dificultando a resposta terapêutica.

CONSIDERAÇÕES FINAIS

Estabilizadores do humor são drogas de extrema importância que devem ser cada mais prescritas no tratamento dos transtornos do humor. A escolha de qual estabilizador do humor a ser utilizado no tratamento depende do paciente e da circunstância na qual ele se encontra. Cada estabilizador do humor tem suas vantagens e desvantagens, mas o lítio continua sendo o padrão ouro no tratamento de transtornos do humor. Além de ser uma droga acessível e apresentar benefícios neuroprotetores de longo prazo, o lítio é a única medicação que pode evitar o suicídio do paciente.

🎓 BIBLIOGRAFIA CONSULTADA

1. Baldessarini RJ, Tondo L, Vázquez GH. Pharmacological treatment of adult bipolar disorder. Mol Psychiatry. 2018.
2. Bowden CL, Calabrese JR, Mcelroy SL, Gyulai L, Wassef A, Petty F, et al. A randomized, placebo-controlled 12-month trial of divalproex and lithium in treatment of outpatients with bipolar I disorder. Arch Gen Psychiatry. 2000;57(5):481-9.
3. Finley PR. Drug interactions with lithium: an update. Clin Pharmacokinet. 2016;55(8):925-41.
4. Ghaemi SN. A new nomenclature for psychotropic drugs. J Clin Psychopharmacol. 2015;35(4):428-33.
5. Ghaemi SN. On defining 'mood stabilizer.' Bipolar Disord. 2001;3(3):154-8.
6. Goodwin FK, Jamison KR. Manic-depressive illness. Oxford University Press; 1990.
7. Goodwin F, Whitham E, Ghaemi S. Maintenance treatment study designs in bipolar disorder. CNS Drugs. 2011;25(10):819-27.
8. Harris M, Chandran S, Chakraborty N, Healy D. Mood-stabilizers: the archeology of the concept. Bipolar Disord. 2003;5(6):446-52.
9. Mauer S, Vergne D, Ghaemi N. Standard and trace-dose lithium: a systematic review of dementia prevention and other behavioral benefits. Aust New Zeal J Psychiatry. 2014;48(9):809-18.

CAPÍTULO 34

Ansiolíticos

Camila Muniz de Souza Pedro

● INTRODUÇÃO

Frequentemente, ansiedade é sintoma presente no quadro clínico da depressão maior unipolar. Outras condições comuns são: a sobreposição de sintomas entre os transtornos ansiosos e os transtornos depressivos e a comorbidade entre ambos, o que torna rotineira na prática clínica a associação de antidepressivos a medicações com ação ansiolítica. Os benefícios dessa associação medicamentosa precisam ser avaliados caso a caso, com critérios individualizados para sua indicação, pois, dependendo da combinação de drogas, os riscos podem ultrapassar os benefícios e a resposta terapêutica pode ser insatisfatória.

O presente capítulo abordará as características farmacológicas e a utilização na prática clínica das seguintes medicações, com foco em sua ação nos sintomas ansiosos: os benzodiazepínicos ansiolíticos, os gabapentinoides gabapentina e pregabalina e a buspirona.

Os benzodiazepínicos (BZD) são ansiolíticos extensamente prescritos desde a sua descoberta até os dias atuais. Essa classe de medicações foi desenvolvida em um período no qual o tratamento da ansiedade e da depressão eram considerados muito distantes. O primeiro a ser descoberto foi o clordiazepóxido, em 1955, pelo químico Leo Sternbach, seguido pelo diazepam, descoberto em 1960. No princípio, essa medicação foi considerada mais segura que seus predecessores (como os barbitúricos) por apresentar menor risco de provocar depressão respiratória, o que, associado ao seu alto índice terapêutico, desencadeou sua ampla prescrição e popularidade, que se mantém até os dias atuais. Apenas a partir da década de 1980, essa classe de medicamentos foi incluída em *guidelines* com alertas sobre seu potencial risco de abuso e dependência e dos prejuízos associados ao uso pelos indivíduos idosos (menor resposta terapêutica e mais efeitos colaterais).

A gabapentina foi descoberta em 1977 na tentativa de se produzir um análogo estrutural do neurotransmissor ácido gama aminobutírico (GABA) que apresentasse alta lipossolubilidade para atravessar a barreira hematoencefálica. A partir de 1993, começou a ser utilizado para o tratamento de epilepsia refratária. A pregabalina, outro análogo estrutural do GABA, foi sintetizada em 1991 e aprovada para tratamento de dor neuropática em 2004, para epilepsia refratária em 2005, para o tratamento da ansiedade (transtorno de ansiedade generalizada) na Europa em 2006 e para o tratamento da fibromialgia em 2007.

A buspirona é um ansiolítico do grupo das azapironas que foi sintetizada em 1968 e comercializada em 1986, primariamente para uso no transtorno de ansiedade generalizada. Nessa época, foi considerada vantajosa em relação aos barbitúricos e aos benzodiazepínicos por não provocar sedação e por não haver risco de abuso e dependência.

● CARACTERÍSTICAS FARMACOLÓGICAS

Benzodiazepínicos

Características farmacodinâmicas

O principal neurotransmissor inibitório do sistema nervoso central (SNC) é o GABA. Este neurotransmissor está envolvido na origem da ansiedade e na ação de algumas medicações com função ansiolítica.

- Existem três principais tipos de receptores GABA (A, B e C), além de inúmeros subtipos. Os receptores GABA A que são sensíveis aos BZD são os que contêm: duas unidades β, uma unidade γ (subtipos γ_2 ou γ_3) e duas unidades α dos subtipos α_1, α_2, ou α_3.
- Os BZD são agonistas totais do receptor pós-sináptico GABA A e ligam-se a eles na região entre as subunidades $\gamma_{2/3}$ e $\alpha_{1/2/3}$. A ligação potencializa, por modulação alostérica, a capacidade do GABA de au-

mentar a condutância de cloro através dos seus canais iônicos, promovendo, assim, a neurotransmissão inibitória rápida.

- Os receptores GABA A sensíveis a BZD com subunidades α_1 são os mais importantes na regularização do sono, enquanto os receptores que contêm subunidades α_2 e/ou α_3 são mais importantes na regularização da ansiedade.
- Os BZD não são seletivos para as subunidades α dos receptores GABA, além disso sua ação inibitória no SNC pode promover efeitos adicionais, como anticonvulsivante e miorrelaxante.

Características farmacocinéticas

A taxa de absorção é um determinante importante do tempo necessário para o início dos efeitos terapêuticos da droga. Os que apresentam rápida absorção no trato gastrointestinal, como o diazepam e o clobazam, apresentam pico plasmático em período mais curto de tempo e início de ação mais veloz que os de absorção mais lenta. A absorção intramuscular é variável entre os BZD, ou seja, pode ocorrer tanto de forma rápida e completa (como midazolam e lorazepam) quanto de forma lenta e irregular (diazepam).

Todos os BZD apresentam alta afinidade a ligação com proteínas plasmáticas (95%) e, em geral, com algumas diferenças entre eles, são altamente lipofílicos (p. ex., diazepam é mais lipofílico que o lorazepam) com exceção do alprazolam. A lipofilicidade influencia tanto na velocidade do início de ação e na intensidade do efeito (passagem rápida através da barreira hematoencefálica), quanto na velocidade e na extensão da distribuição pelo tecido adiposo periférico, o que determina a duração da ação terapêutica da droga (quanto mais lipofílico, menor a duração da ação terapêutica, pois há maior distribuição no tecido adiposo e maior rapidez de eliminação).

Em relação à metabolização, a maioria dos BZD é metabolizada no fígado por enzimas do citocromo P450 (CYP), principalmente CYP 3A e CYP 2C19. Alguns BZD (p. ex.; diazepam, bromazepam e clordiazepóxido) passam pelas reações da fase I (desmetilação e hidroxilação) para formar metabólitos ativos e, posteriormente, por conjugação com o ácido glicurônico (reação da fase II) para serem excretados rapidamente pela urina. Outras drogas, como o lorazepam, são diretamente conjugadas para sua forma hidrossolúvel, tornando-as mais seguras para prescrição no grupo de indivíduos idosos e nos portadores de doenças hepáticas, nos quais o processo de oxidação encontra-se prejudicado.

Gabapentinoides

Características farmacodinâmicas

Os gabapentinoides, também conhecidos como $\alpha_2\delta$ (alfa dois delta) ligantes, não são considerados agentes "gabaérgicos"; o seu principal mecanismo de ação é a ligação à subunidade $\alpha_2\delta$ dos subtipos N e P/Q dos canais de cálcio voltagem-dependentes pré-sinápticos. A ligação promove a redução do influxo de cálcio e a diminuição da liberação de vários neurotransmissores excitatórios, como: o glutamato, a substância P e o peptídeo relacionado ao gene da calcitonina. A diminuição dessa neurotransmissão promove a redução dos estados de hiperexcitabilidade neuronal anormal, o que produz os efeitos anticonvulsivantes, analgésicos e ansiolíticos das medicações.

Características farmacocinéticas

Em geral, os gabapentinoides apresentam baixa ligação a proteínas plasmáticas (< 1%) e sua excreção ocorre exclusivamente via renal de forma inalterada, por isso necessitam de ajuste de dose em pacientes com *clearance* de creatinina menor que 60 mL/minuto.

- Gabapentina: a absorção ocorre em 2 a 3 horas após ingesta, no intestino delgado, por meio de um sistema de transporte ativo de baixa capacidade, que é facilmente saturável, por isso, independentemente da dose administrada, há uma dose máxima a ser absorvida (perfil farmacocinético não linear: quanto maior a dose administrada, menor a biodisponibilidade da droga). Não há metabólito ativo, não há metabolização hepática, e sua meia-vida de eliminação é de 5 a 9 horas.
- Pregabalina: é absorvida rapidamente no intestino, atingindo pico de concentração plasmática por volta de 1 hora após a ingesta. Sua biodisponibilidade é de cerca de 90%, independentemente da dose administrada e da frequência das tomadas, ou seja, possui perfil farmacocinético linear, diferentemente da gabapentina. Não é metabolizada por via hepática, por isso não há interferências (não induz e nem ini-

be) relacionadas às enzimas do CYP450. A sua meia-vida de eliminação é de 6,3 horas.

Buspirona

Características farmacodinâmicas

A buspirona é uma droga ansiolítica do grupo das azapironas que age como agonista serotoninérgico parcial do receptor pós sináptico 5-HT1A e um antagonista do receptor pré-sináptico dopaminérgico $D2_1$ de moderada afinidade. A droga não apresenta nenhuma característica farmacológica semelhante aos BZD e não possui ação gabaérgica, anticolinérgica ou anti-histamínica.

Características farmacocinéticas

A buspirona é rapidamente absorvida após administração por via oral, atinge pico de concentração plasmática em 1,5 hora após ingestão. Apresenta extenso metabolismo de primeira passagem, o que reduz sua biodisponibilidade para 4%. A principal enzima hepática envolvida no seu metabolismo é a CYP3A4 com menor participação da CYP2D6 e da CYP3A5. Apresenta 95% de ligação com proteínas plasmáticas, principalmente a albumina (69%), e a sua meia-vida é curta, de 2,5 horas, o que evita o efeito acumulativo mesmo em múltiplas tomadas diárias, diferentemente do que ocorre com os BZD.

● INDICAÇÕES CLÍNICAS

A associação de ansiolíticos com a terapia antidepressiva em geral está indicada:

- Em síndromes depressivas nas quais haja presença de sintomas ansiosos, como preocupação exagerada, ruminação, medo excessivo, crises de pânico e ansiedade associadas a questões de saúde.
- Quando há presença de outros sintomas, como insônia moderada a grave, agitação psicomotora, ativação excessiva induzida por inibidores seletivos da recaptação de serotonina (ISRS) e tricíclicos.
- A necessidade de acelerar a melhora em pacientes com depressão moderada a grave e a depressão resistente ao tratamento também podem

ser condições nas quais considerar a introdução de um ansiolítico pode ser adequada.

- O objetivo dessa associação a curto prazo é obter controle da insônia, da agitação e dos efeitos colaterais dos antidepressivos e, a longo prazo, atingir a remissão completa da síndrome depressiva, eliminando possíveis sintomas ansiosos residuais.

Benzodiazepínicos

As principais indicações do uso dos BZD na psiquiatria são:

- O tratamento, a curto prazo, da ansiedade e da insônia.

Outras indicações:

- Manejo da agitação psicomotora, das síndromes de abstinência alcoólica e de outros depressores do SNC.

A associação de BZD com antidepressivos é comum na prática clínica, especialmente com os inibidores da recaptação de serotonina (ISRS) no início do tratamento (primeiras 3 a 4 semanas):

- Para diminuir os sintomas ansiosos e a insônia, que podem estar presentes na depressão.
- Para combater os efeitos colaterais iniciais dos ISRS.
- Como "ponte" para aliviar os sintomas do paciente até que se iniciem os efeitos terapêuticos dos antidepressivos.

Entretanto, essa prática é controversa entre os *guidelines* e, até o presente momento, não há evidências científicas suficientes para determinar se a terapia combinada apresenta maior eficácia e menor prejuízo que a monoterapia com antidepressivos, exceto quando a abordagem é indicada com critérios clínicos bem definidos e para uso por curto período.

Alguns *guidelines*, como o da *British Association for Psychopharmacology* de 2015, descrevem o valor limitado dos BZD em combinação com antidepressivos e permitem que sejam utilizados somente por curto período se o indivíduo apresentar ansiedade e/ou insônia. Por sua vez, o *guideline* da *American Psychiatric Association* de 2010 não recomenda o uso de BZD como agente farmacológico primário, mesmo em indivíduos com depressão maior e sintomas ansiosos, pelo risco de efeitos adversos e toxicidade, além do potencial para abuso e dependência.

Uma revisão sistemática de Ogawa et al., 2019, que comparou a monoterapia com antidepressivos e a terapia combinada com BZD, encontrou evidências moderadas de que essa última reduz a gravidade da depressão na fase inicial (primeira a quarta semana) no tratamento da depressão maior. A análise do estudo sugere também que a terapia combinada reduz o abandono do tratamento por efeitos colaterais, apesar de aumentar a chance dos pacientes queixarem-se de ao menos um efeito adverso.

Gabapentinoides

Os gabapentinoides possuem ação ansiolítica, anticonvulsivante e antiálgica. O seu uso está indicado:

- Em transtornos ansiosos, como transtorno de ansiedade social, transtorno do pânico e transtorno de ansiedade generalizada (TAG), que podem ser comórbidos a um transtorno depressivo.
- Como anticonvulsivantes (terapia adjuvante em epilepsia com convulsões tônico-clônicas e em crises complexas parciais refratárias).
- Como antiálgicos (na dor neuropática e na fibromialgia).

Existem estudos com evidências incompletas de eficácia para o uso de gabapentina associada a estabilizadores do humor no transtorno bipolar e nos transtornos por uso de álcool e de *Cannabis*; e da pregabalina como adjuvante no tratamento da comorbidade depressão-ansiedade e no tratamento de transtorno por uso de álcool com comorbidades ansiosas e por uso de BZD.

Os alfa-2-delta ligantes apresentam mecanismo de ação completamente diferente dos BZD e dos ISRS, por isso podem ser úteis em pacientes que não respondem a esses medicamentos, não os toleram ou nos quais seu uso está contraindicado. Podem ser utilizados também em terapias combinadas para os respondedores parciais aos BZD e aos ISRS ou inibidores da recaptação de serotonina e noradrenalina (IRSN).

Buspirona

A buspirona apresenta atividade ansiolítica de baixa potência, por isso está indicada em sintomas de leve a moderada intensidade no transtorno de ansiedade generalizada, que pode ser comórbida a um transtorno depressivo e, nesse caso, a introdução da buspirona como terapia combinada está justificada. Pode ser indicada também para alívio de sintomas ansiosos esporádicos de curto período, especialmente em pacientes que não toleram ou para os quais está contraindicado o uso de BZD, mas, diferentemente dos BZD, pode demorar várias semanas até que os efeitos terapêuticos ansiolíticos manifestem-se.

Os estudos clínicos que avaliam o uso da buspirona em transtornos depressivos, incluindo os com sintomas ansiosos, como terapia adjuvante, não apresentam evidências de eficácia suficientes até o momento, de modo que seja considerado um uso *off-label*.

● MODO DE UTILIZAÇÃO (POSOLOGIA)

Benzodiazepínicos

O uso racional dos BZD requer conhecimentos sobre o equilíbrio entre riscos e benefícios dessa classe de medicações e suas características farmacocinéticas.

Dentre os riscos avaliados, o mais relevante é o de abuso e dependência. Outro risco importante a ser considerado é o de efeitos colaterais disfuncionais, como sedação, prejuízo de funções cognitivas e incoordenação motora, além do risco de interação com outros depressores do SNC, o que pode provocar toxicidade.

Em relação à farmacocinética, a meia-vida e o início de ação podem auxiliar na escolha do fármaco mais adequado para cada quadro clínico. Os BZD de meia-vida mais curta são preferíveis para o tratamento da insônia, enquanto os de meia-vida intermediária e longa são mais utilizados como ansiolíticos. A utilização dessas medicações de curta duração para quadros ansiosos pode ser justificada para administração intermitente, conforme a necessidade, em pacientes cujos sintomas apresentam-se na forma de ataques súbitos, desde que por curto período, por esse uso apresentar maiores riscos de dependência.

A administração de múltiplas doses diárias de BZD no tratamento da ansiedade pode resultar em acúmulo do fármaco no organismo, caso o intervalo entre as tomadas seja menor que o período de distribuição. Essa posologia promove, por um lado, menor flutuação dos níveis séricos do medicamento e maior estabilidade do efeito ansiolítico mas, por outro lado, pode provocar maior duração e intensidade de efeitos adversos, o que traz sérios riscos para o grupo de indivíduos idosos, que são mais suscetíveis a esses efeitos, principalmente o risco de quedas e suas graves consequências. Em idosos, recomenda-se, portanto, utilizar fármacos de meia--vida mais curta, e o lorazepam pode ser uma escolha interessante pelo seu perfil farmacocinético mais seguro tanto nessa população quanto em hepatopatas e em pacientes polimedicados.

Como regras de prescrição dessa classe de drogas, é recomendável:

- Orientar o paciente sobre os seus riscos (abuso/dependência, efeitos adversos e interações com outros depressores do SNC).
- Restringir o seu uso ao prazo máximo de 8 a 12 semanas, incluindo o período de descontinuação.
- Iniciar com dose mínima eficaz, administrada preferencialmente à noite, e titular a dose conforme necessidade e tolerância do paciente.
- Dar preferência aos de intermediária a longa duração nos quadros de ansiedade.
- Estabelecer o limite máximo de dose diária a ser administrada pelo paciente, especialmente nos casos de uso intermitente "conforme necessidade" para ataques súbitos de ansiedade.

Evitar prescrição em:

- Indivíduos com histórico de abuso/dependência de substâncias.
- Pacientes com transtorno de personalidade antissocial ou *borderline* grave (maior risco de uso abusivo e dependência, uso crônico pode piorar irritabilidade).
- Em pacientes portadores de transtornos cognitivos (risco de exacerbar os déficits cognitivos).
- Em portadores de transtorno de estresse pós traumático grave (pode haver piora dos sintomas como irritabilidade e hiper-reatividade).

360 Depressão: guia prático

- Deve-se ter cautela na prescrição em idosos, pois são mais suscetíveis aos efeitos adversos (déficit cognitivo e risco de quedas), e dar preferência por BZD de curta duração nesses indivíduos (evitar acúmulo).

A Tabela 1 mostra BZD com ação ansiolítica e as principais características que auxiliam na posologia adequada.

TABELA 1 Informações sobre o uso de benzodiazepínicos ansiolíticos

Benzodiazepínico	Dose equivalente aproximada (mg)	Meia-vida (h)	Duração da ação	Pico plasmático (h)	Dose única (mg)	Dose diária usual (mg)	Dose máxima diária (mg)
Alprazolam	0,5	6 a 20	Curta	1 a 2	0,25 a 1	0,75 a 4	10
Bromazepam	3	20 a 30	Intemediária	1 a 4	3 a 6	6 a 18	60
Clobazam	20	18 a 40	Intermediária	0,5 a 4	10	15 a 60	80
Clordiazepóxido Desmetilclordiaze póxido*	10	5 a 30 >100	Intermediária a longa	1 a 4	5 a 25	15 a 60	100
Clonazepam	0,5	20 a 40	Longa	1 a 3	0,25 a 1	0,5 a 2	4
Cloxazolam	1	65	Longa	0,5 a 2	1 a 6	4 a 8	12
Diazepam	5	20 a 80	Longa	0,5 a 1,5	2 a 10	5 a 40	60
Lorazepam	1	10 a 20	Intermediária	1 a 5	0,5 a 2	2 a 6	10

As doses equivalentes divergem entre autores. Duração da ação: meia-vida curta < 12 h, meia-vida intermediária de 12 a 24 h e meia-vida longa > 24 h. * Um dos metabólitos ativos do clordiazepóxido. Fonte: adaptada de Altamura et al., 2013.

A descontinuação do tratamento com BZD deve ser realizada de maneira gradual, a fim de evitar os sintomas da síndrome de abstinência.

- A velocidade da descontinuação precisa ser individualizada e considerar a meia-vida da droga, a dosagem utilizada, a tolerância do paciente, a razão pela qual a prescrição foi realizada e os estressores ambientais presentes no momento da retirada da medicação.
- Em geral, redução de 25% da dose por semana costuma ser bem tolerada nas fases iniciais, podendo ser necessário fazer reduções progressivamente menores ao longo do tempo, que podem durar de semanas até meses ou anos.

- Intervenções psicológicas (p. ex., treino de relaxamento, psicoeducação e terapia cognitivo-comportamental) para manejo dos sintomas de rebote, como ansiedade e insônia, mostram-se mais efetivos que a redução gradual da dose isoladamente.

Atualmente, não há medicações recomendadas ou aprovadas para o manejo da dependência de BZD ou para facilitar sua retirada após uso por tempo prolongado. Uma revisão sistemática realizada por Baandrup et al., 2018, que utilizou dados de 35 ensaios clínicos selecionados para avaliar intervenções farmacológicas na descontinuação de BZD, após uso por mais de 2 meses e/ou em pacientes dependentes, não encontrou evidências suficientes que apoiem o uso de alguma medicação específica para esse fim. Dentre as medicações avaliadas nos ensaios clínicos dessa revisão, estão valproato e tricíclicos com potenciais efeitos positivos; pregabalina, paroxetina e tricíclicos com melhora dos sintomas de abstinência; e carbamazepina, pregabalina e paroxetina com diminuição de sintomas ansiosos.

Gabapentinoides

- Gabapentina: a dose média varia de 900 a 1.800 mg/dia e deve ser administrada três vezes ao dia, com dose máxima de 3.600 mg/dia, em qualquer uma das suas indicações clínicas. Pode ser iniciada com: 300 mg à noite no primeiro dia, 300 mg em duas tomadas no segundo dia e 300 mg em três tomadas ao dia no terceiro dia.
- Pregabalina: a dose varia de 150 a 600 mg/dia e pode ser administrada de duas a três vezes ao dia – a primeira forma é preferível por ser mais conveniente ao paciente. Em casos de fibromialgia e de transtorno de ansiedade generalizada, a dose recomendada é de 300 a 600 mg/dia. Pode ser iniciada com 75 mg duas vezes ao dia na primeira semana, 150 mg ao dia na segunda semana e, de acordo com a tolerabilidade e resposta do paciente, pode ser aumentada para dose máxima de 300 mg duas vezes ao dia.

Buspirona

Iniciar com 15 a 20 mg ao dia, dividida em duas a três tomadas de 5 a 10 mg cada. Pode ser aumentada de acordo com a resposta do pacien-

362 Depressão: guia prático

te a cada 2 ou 3 dias, em 10 a 15 mg por dia, com a dose máxima administrada de 60 mg divida em duas a três vezes ao dia.

● INTERAÇÕES MEDICAMENTOSAS (DROGA-DROGA)

Benzodiazepínicos

Alguns BZD ansiolíticos, como o alprazolam e o clonazepam, são metabolizados pela CYP3A do citocromo P450, por isso as medicações indutoras ou inibidoras dessa enzima podem interagir com o fármaco (Tabela 2). Apesar do diazepam ser metabolizado pela CYP3A4, quando esta enzima é inibida, ele pode receber a ação da CYP2C19.

Em relação ao uso associado com antidepressivos tricíclicos, é importante considerar que:

- O uso concomitante pode potencializar os efeitos depressores do SNC, principalmente para os mais sedativos, como amitriptilina.
- Pode aumentar a vida média do alprazolam, por provável inibição do sistema do CYP450.
- Diazepam pode aumentar a concentração plasmática da amitriptilina.

O uso concomitante com os antidepressivos ISRS pode intensificar o prejuízo psicomotor e diminuir o metabolismo dos BZD que sofrem ação das isoenzimas CYP2D6, CYP3A e CYP2C19, como alprazolam, bromazepam e diazepam, efeito que parece não ocorrer com o clonazepam.

Os efeitos sedativos dos BZD podem ser potencializados pelo sinergismo farmacodinâmico com o álcool, o que pode aumentar seus efeitos sedativos e gerar toxicidade. Outra interação relevante e grave é o efeito aditivo sobre a depressão respiratória, se administrados com opioides.

TABELA 2 Interações medicamentosas dos benzodiazepínicos droga-droga

Inibidores da CYP3A	Indutores da CYP3A
Cetoconazol, itraconazol, fluconazol	Carbamazepina, fenitoína, fenobarbital
Eritromicina, claritromicina	Rifampicina
Ritonavir, indinavir	Ritonavir
Norfluoxetina, fluvoxamina	Dexametasona
Nefazodona	Nevirapina

Fonte: adaptada de Altamura et al., 2013.

Gabapentinoides

As características farmacocinéticas dos gabapentinoides, como baixa ligação com proteínas plasmáticas, eliminação renal e não metabolização pelo fígado, associadas a não inibição das isoenzimas do CYP450, implicam perfil de baixo risco de interações medicamentosas para esse grupo de fármacos. Algumas interações farmacocinéticas foram descritas com a gabapentina, como aumento dos níveis séricos de fenitoína (doses maiores que 900 mg ao dia de gabapentina); aumento da sua absorção intestinal pelo naproxeno sem relevância clínica; diminuição da sua excreção renal pela cimetidina também sem repercussão clínica significativa e diminuição da sua biodisponibilidade oral por antiácidos que contêm sais de alumínio e magnésio.

Em relação a interações farmacodinâmicas dos gababentinoides, sabe-se que a coadministração de drogas depressoras do SNC, como opioides, álcool e BZD, pode provocar potencialização de efeitos adversos, como tontura e sonolência, por isso é recomendado ter cautela e controle de doses para essas combinações.

Buspirona

Inibidores fortes da CYP3A4, como eritromicina, claritromicina e itraconazol, podem aumentar dramaticamente os níveis séricos da buspirona, aumento este que pode chegar a 16 vezes com o uso concomitante de itraconazol. A fluvoxamina pode triplicar os níveis séricos da droga.

● CONTRAINDICAÇÕES

Benzodiazepínicos

As contraindicações são glaucoma de ângulo fechado, *miastenia gravis,* insuficiência hepática grave, insuficiência respiratória grave, doença pulmonar obstrutiva crônica grave, apneia do sono, indivíduos com fatores de risco para abuso ou dependência de substâncias.

Gabapentinoides

A contraindicação da gabapentina é a hipersensibilidade ao fármaco. Em relação à pregabalina, além da hipersensibilidade a droga, apresenta contraindicação relativa em casos de intolerância à galactose, deficiência da lactase de Lapp e insuficiência cardíaca grave.

Buspirona

A buspirona está contraindicada na hipersensibilidade ao fármaco, na insuficiência hepática grave, no glaucoma agudo e no uso concomitante de inibidores da monoaminoxidase.

● EFEITOS ADVERSOS

Benzodiazepínicos

Os BZD, em geral, estão associados aos seguintes efeitos colaterais:

- Sonolência diurna (principalmente os fármacos de meia-vida longa).
- Prejuízos da psicomotricidade.
- Déficit cognitivo.
- Reações paradoxais (p. ex., agitação, agressividade, desinibição e sintomas psicóticos) principalmente em idosos, crianças, indivíduos com lesão cerebral e quando associados a álcool e outras drogas.
- Dependência, tolerância e abstinência.

Os déficits da psicomotricidade são: tontura, ataxia, incoordenação motora, diplopia, fadiga muscular, vertigem, confusão mental e retardo do tempo de reação. Além disso, ocorre prejuízo das habilidades de condução de veículos e de operar máquinas, o que aumenta os risco de acidentes em indivíduos que utilizam a medicação. Atenção especial deve ser direcionada aos idosos em uso da medicação, pois nessa população há maior associação com quedas, fraturas e acidentes automobilísticos.

Em relação ao déficit cognitivo, sabe-se que os BZD promovem efeitos em curto prazo e transitórios de amnésia anterógrada, prejuízo da aprendizagem de novas informações e diminuição da atenção. Sobre os efeitos do uso crônico da medicação, uma metanálise de Simon et al., 2017, mostrou que pacientes em uso prolongado de BZD apresentam maiores déficits de memória de trabalho, velocidade de processamento de informações, atenção dividida, visuoconstrução, memória recente e linguagem de expressão. Já os pacientes que descontinuaram a medicação após uso por tempo prolongado, permaneceram com déficits em todas as áreas da cognição exceto em função executiva. Os resultados desse estudo não são conclusivos, mas servem de alerta para as possíveis consequências do uso prolongado (maior que 3 meses) da medicação, especialmente em idosos que estão mais sujeitos aos efeitos adversos.

A relação entre o uso de BZD e risco de demências apresenta resultados contraditórios entre os estudos, por isso não é possível estabelecer relação de causalidade. Um estudo de coorte de Nafti et al., 2019, que utilizou dados do *Canadian Study of Health and Aging*, um estudo multicêntrico de 10 anos com mais de dez mil idosos da comunidade e institucionalizados, não encontrou aumento do risco de demência entre os usuários de BZD. Os autores dessa pesquisa sugerem que, apesar da medicação não participar da patogênese das demências, o declínio cognitivo causado pela droga pode piorar a expressão clínica e sua gravidade.

Uma das principais preocupações em relação ao uso de BZD é o seu potencial risco de tolerância, que é a necessidade progressiva de aumento de dose para alcançar os benefícios da droga, e a dependência, que dificultam a suspensão da medicação. Os estudos sugerem que os BZD diminuem em eficácia com administração a longo prazo e o seu uso crônico aumenta o risco de dependência. Os fatores de risco mais relevantes para a dependência da droga são:

- Uso por tempo prolongado.
- Administração de doses mais altas do medicamento.
- Pacientes idosos.
- Indivíduos com insônia grave.
- Uso concomitante de antidepressivos.
- Pacientes com histórico de abuso e/ou dependência de álcool e outras substâncias.
- Histórico de uso inadequado de outros medicamentos prescritos.
- Portadores de transtorno do pânico com agorafobia, bipolares tipo I e transtorno de personalidade antissocial.

É importante ressaltar que a tolerância e os sintomas de abstinência são mais comuns nos BZD de meia-vida curta. Além disso, podem ocorrer mesmo em indivíduos utilizando doses terapêuticas por curto período de tempo (em até três semanas). Há grande variedade de sintomas que compõem a síndrome de abstinência de BZD, dentre eles:

- Ansiedade, insônia, irritabilidade, crises de pânico, tremores, diaforese, prejuízo da concentração, náusea, vômito, perda de peso, taquicardia, cefaleia, mialgia e espasmos musculares.
- Quadros mais graves com convulsão e sintomas psicóticos podem ocorrer principalmente em indivíduos que interromperam subitamente o uso de altas doses, por tempo prolongado.
- Os sintomas costumam intensificar em torno do segundo dia após descontinuação súbita da droga, podem durar até duas semanas, com diminuição progressiva a partir do décimo dia após interrupção.

Gabapentinoides

Gabapentina e pregabalina possuem perfis semelhantes de efeitos adversos e podem provocar: tontura, sonolência, ataxia, edema periférico, fadiga, amnésia e visão borrada. Pode haver aumento de peso com o uso de pregabalina.

Buspirona

Os efeitos colaterais mais comuns da buspirona são: tontura, náusea, nervosismo, excitação, "cabeça leve", cefaleia, sudorese e insônia. Podem ocorrer também diarreia, fraqueza, hostilidade, *rash* cutâneo e tremores.

CONSIDERAÇÕES FINAIS

O uso de ansiolíticos como tratamento adjunto de síndromes depressivas pode ser útil em condições clínicas específicas, principalmente em quadros moderados a graves quando existe sintomatologia ansiosa e insônia associadas. O tratamento pode acelerar a melhora do quadro, melhorar a adesão ao tratamento e controlar possíveis sintomas residuais.

A escolha do ansiolítico apropriado para cada caso depende da gravidade dos sintomas, das condições clínicas do paciente, das comorbidades psiquiátricas, idade, histórico prévio de uso de medicações e risco de abuso e dependência, além da preferência do paciente após apresentados os riscos e os benefícios de cada tratamento, especialmente quando opta-se pelo uso de BZD.

A duração do tratamento também deve ser individualizada e, especialmente no caso dos BZD, é preferível que seja pelo menor período possível.

O uso de gabapentinoides está mais bem indicado quando há presença de comorbidades, como transtornos de ansiedade (TAG), epilepsia e transtornos dolorosos, como a fibromialgia. Já a escolha da buspirona é controversa em síndromes depressivas; sua administração está mais bem indicada para casos de TAG, pois, até o presente momento, não há comprovação suficiente da sua eficácia no tratamento depressão.

BIBLIOGRAFIA CONSULTADA

1. Altamura AC, Moliterno D, Paletta S, Maffini M, Mauri MC, Bareggi S. Understanding the pharmacokinetics of anxiolytic drugs. Expert Opinion on Drug Metabolism & Toxicology. 2013;9:(4)423-40.
2. American Psychiatric Association. American Psychiatric Association Practice Guideline for the Treatment of Major Depressive Disorder. Washington (DC): American Psychiatric Publishing; 2010.
3. Baandrup L, Ebdrup BH, Rasmussen JØ, Lindschou J, Gluud C, Glenthøj BY. Pharmacological interventions for benzodiazepine discontinuation in chronic benzodiazepine users. Cochrane Database of Systematic Reviews. 2018;3.
4. Calandre EP, Rico-Villademoros F, Slim M. Alpha2delta ligands, gabapentin, pregabalin and mirogabalin: a review of their clinical pharmacology and therapeutic use. Expert Review of Neurotherapeutics. 2016;16(11):1263-77.
5. Cleare A, Pariante CM, Young AH, Anderson IM, Christmas D, Cowen PJ, et al. Evidence-based guidelines for treating depressive disorders with antidepressants: a revision of the 2000. British Association for Psychopharmacology guidelines. Journal Psychopharmacology. 2015;29:459-525.
6. Coplan JD. Treating comorbid anxiety and depression: psychosocial and pharmacological approaches. World Journal of Psychiatry. 2015;5(4):366.
7. Davies P, Ijaz S, Williams CJ, Kessler D, Lewis G , Wiles N. Pharmacological interventions for treatment-resistant depression in adults. Cochrane Database of Systematic Reviews. 2019.
8. Gerlach LB , Wiechers IR, Maust DT. Prescription benzodiazepine use among older adults: A critical review. Harv Rev Psychiatry. 2018;26(5):264-73.
9. Howland RH. Buspirone: back to the future. Journal of Psychosocial Nursing and Mental Health Services. 2015;53(11):21-4.

10. Nafti M, Sirois C, Kröger E, Carmichael P-H, Laurin D. Is benzodiazepine use associated with the risk of dementia and cognitive impairment–not dementia in older persons? The Canadian Study of Health and Aging. Annals of Pharmacotherapy. 2019.
11. Ogawa Y, Takeshima N, Hayasaka Y, Tajika A, Watanabe N, Streiner D, et al. Antidepressants plus benzodiazepines for adults with major depression. Cochrane Database of Systematic Reviews. 2019;6:CD001026.
12. Papakostas GI, Clain A, Ameral VE, Baer L, Brintz C, Smith WT, et al. Fluoxetine-clonazepam cotherapy for anxious depression: an exploratory, post-hoc analysis of a randomized, double blind study. Int Clin Psychopharmacology. 2010;25(1):17.
13. Stahl SM. Stahl's Essential Psychopharmacology: Neuroscientific Basis and Practical applications. 4th ed. New York: Cambridge University Press; 2013. p.399-3.
14. Wicky JY. The history of benzodiazepines. Consult Pharm. 2013;28(9):538-48.

CAPÍTULO 35

Psicoestimulantes

Priscila Teresa Peranovich Rocco

INTRODUÇÃO

Psicoestimulantes podem ser definidos como fármacos de ação dopaminérgica e noradrenérgica rápida utilizados essencialmente nos quadros de transtorno de déficit de atenção e hiperatividade e de narcolepsia. No entanto, exercem papel importante como adjuvantes no tratamento de quadros depressivos graves e/ou refratários, nos quais têm sido usados *off-label* desde a década de 1950. A explicação para esse uso está no fato de que indivíduos com depressão também apresentam queixas como prejuízo cognitivo, sonolência e fadiga, alvo da ação de psicoestimulantes. Cerca de 15% dos pacientes com depressão unipolar manifestam hipersonia como sintoma residual, enquanto 25% dos bipolares também reportam essa queixa entre os episódios depressivos, o que constitui um preditor de recaída em ambos os casos. Cabem as ressalvas de que a gama de sintomas depressivos estudados é ampla, os fármacos desse grupo diferem parcialmente em termos de mecanismos de ação, os efeitos variam conforme a combinação com outras drogas e a prevalência de comorbidades também influencia os desfechos. As evidências de eficácia dos psicoestimulantes nos quadros depressivos tanto uni quanto bipolares, ainda que controversas, são para uso adjuvante, e não em monoterapia.

Dadas as diferenças nos mecanismos de ação e dos resultados de eficácia, serão descritas separadamente as principais drogas com utilização descrita no tratamento adjuvante dos quadros depressivos: dextroanfetamina, armodafinil (R-enantiômero do modafinil), lisdexanfetamina, metilfenidato e modafinil, ressaltando que apenas as três últimas estão disponíveis no Brasil atualmente. A formulação transdérmica do metilfenidato também não está disponível no Brasil ainda.

● CARACTERÍSTICAS FARMACOLÓGICAS

Tanto a lisdexanfetamina quanto o metilfenidato provocam aumento da atividade noradrenérgica e dopaminérgica no *striatum* e em algumas regiões do córtex cerebral (região dorsolateral pré-frontal), o que afeta a capacidade de atenção e as funções executivas. Enquanto as anfetaminas inibem os transportadores de dopamina (DAT) e norepinefrina (NET), o transportador vesicular de monoaminas tipo 2 (VMAT-2) e a atividade da enzima monoaminoxidase (MAO), o metilfenidato exerce atividade agonista do receptor de serotonina tipo 1A (5HT-1A), além de inibir DAT, NET e VMAT-2. Existem evidências de interação com os sistemas glutamatérgico e opioide no sistema nervoso central. A lisdexanfetamina é uma pró-droga inativa que é transformada em dexanfetamina (ou dextroanfetamina), um estimulante de longa duração, o que minimiza os riscos de abuso/adição quando comparados às formulações de liberação imediata.

O mecanismo de ação do modafinil e do seu R-enantiômero (armodafinil) ainda não é totalmente elucidado, mas sabe-se que eles ativam neurônios do núcleo túbero-mamilar e do hipotálamo lateral, liberando histamina e orexinas, e diminuindo a liberação do ácido gama-aminobutírico (GABA). Ao contrário da lisdexanfetamina e do metilfenidato, sua afinidade pelo transportador de dopamina (DAT) é baixa, o que provavelmente é compensado pela alta concentração plasmática do fármaco. Quanto menos intenso for o pico sérico (efeito *high*) e maior a meia-vida do fármaco, menor o risco de adição. A Tabela 1 apresenta os fármacos e suas propriedades.

TABELA 1 Fármacos e suas propriedades

Fármaco	Via de metabolismo	Pico sérico (C máx.)	Meia-vida
Lisdexanfetamina	Primeira passagem intestinal/hepática	3,5 horas (dexanfetamina)	17 horas (dexanfetamina)
Metilfenidato (liberação imediata)	Carboxilesterase CES1A1	1 a 2 horas	3 horas (metilfenidato)
Metilfenidato (LA)	Carboxilesterase CES1A1	2 horas e 6 horas (2 picos separados por 4 horas)	3 horas (metilfenidato)
Metilfenidato (OROS)	Carboxilesterase CES1A1	6 a 8 horas	3 horas (metilfenidato)
Modafinil	CYP 450 (3A4 – indução 2C19 – inibição)	2 a 4 horas	15 horas
Armodafinil	CYP 450 (3A4 – indução 2C19 – inibição)	2 a 4 horas	15 horas

C máx.: concentração máxima.

INDICAÇÕES CLÍNICAS

Embora as principais indicações clínicas sejam o transtorno de déficit de atenção e hiperatividade e narcolepsia, os psicoestimulantes são utilizados:

- Como estratégia de potencialização no tratamento de quadros depressivos uni e bipolares graves e/ou refratários, especialmente quando o alvo são sintomas residuais como fadiga, sonolência excessiva, apatia e prejuízo cognitivo;
- O fato de serem medicações com latência de resposta muito curta justifica seu uso em unidades de terapia intensiva, onde um aumento no tempo de internação do paciente em razão de sintomas depressivos é particularmente problemático.

Modo de utilização

As diretrizes para utilização estão sumarizadas na Tabela 2.

Depressão: guia prático

TABELA 2 Diretrizes para utilização dos psicoestimulantes

Fármaco	Apresentação	Faixa terapêutica	Posologia
Lisdexanfetamina	Cápsulas de 30, 50 e 70 mg	30 a 70 mg	1 vez/dia
Metilfenidato	Comprimidos de 10 mg	5 a 60 mg	2 a 3 vezes/dia
Metilfenidato (LA)	Cápsulas de 10, 20, 30 e 40 mg	20 a 60 mg	1 vez/dia
Metilfenidato (OROS)	Comprimidos revestidos de 18, 36 e 54 mg	18 a 72 mg	1 vez/dia
Modafinil	Comprimidos de 100 e 200 mg	100 a 400 mg	1 vez/dia
Armodafinil	Comprimidos de 50, 150 e 250 mg	150 a 250 mg	1 vez/dia

Interações medicamentosas

- A lisdexanfetamina e o metilfenidato têm baixo potencial de interação via citocromo P450 (CYP);
- O modafinil é extensamente metabolizado pela fração 3A4 do CYP, do qual também é indutor, assim como da fração 1A2;
- O modafinil também exibe outras interações em virtude da inibição das frações 2D6 e 2C19 do CYP;
- Recomenda-se descontinuar o tratamento com inibidores da monoaminoxidase (IMAO) com no mínimo 14 dias de antecedência à introdução tanto do metilfenidato quanto da lisdexanfetamina devido ao risco de crise hipertensiva. Esse risco é menor com o uso de modafinil e armodafinil, sendo viável a associação sob estrita monitoração da pressão arterial;
- Merecem destaque as seguintes interações com modafinil e armodafinil:
  - » Redução da eficácia de contraceptivos orais e de anticonvulsivantes devido à indução da fração 3A4 e 1A2 do CYP;
  - » Aumento da concentração de antidepressivos como a fluoxetina, sertralina, escitalopram, vortioxetina, venlafaxina e tricíclicos, devido à inibição da fração 2D6 e 2C19 da CYP.

Contraindicações

- Metilfenidato: hipersensibilidade ao metilfenidato, hipertireoidismo descompensado, distúrbios cardiovasculares preexistentes, incluindo hipertensão arterial sistêmica grave, angina, doença arterial oclusiva, insuficiência cardíaca, doença cardíaca congênita hemodinamicamen-

te significativa, cardiomiopatias, infarto do miocárdio, arritmias potencialmente fatais, canalopatias (distúrbios causados por disfunção dos canais iônicos), glaucoma, feocromocitoma, diagnóstico ou histórico familiar de síndrome de Tourette;
- Modafinil e armodafinil: hipersensibilidade ao modafinil/armodafinil, hipertensão arterial sistêmica não controlada e arritmias cardíacas;
- Lisdexanfetamina: hipersensibilidade conhecida ou reação de idiossincrasia a aminas simpatomiméticas, arteriosclerose avançada, doença cardiovascular sintomática, hipertensão arterial sistêmica moderada a grave, hipertireoidismo descompensado, glaucoma, agitação psicomotora e histórico de abuso de drogas.

Efeitos adversos

- São comuns aos psicoestimulantes os seguintes efeitos colaterais: cefaleia, náusea e inapetência.
- Os efeitos adversos cardiovasculares provocados pela lisdexanfetamina e metilfenidato são essencialmente secundários à estimulação noradrenérgica periférica e incluem tremor, taquicardia e hipertensão. O risco de isquemia miocárdica, infarto agudo do miocárdio e acidente vascular encefálico não se mostram significativos, considerando-se o uso dessas medicações em doses terapêuticas.
- Já a ação dopaminérgica central explica o risco de efeitos colaterais psiquiátricos como as psicoses.
- O risco de ciclagem a curto prazo (10 semanas) em pacientes bipolares e de suicídio em uni e bipolares não se mostrou aumentado com o uso adjuvante de psicoestimulantes no tratamento da depressão.

CONSIDERAÇÕES FINAIS 🖋

O uso dos psicoestimulantes na depressão tanto uni quanto bipolar apresenta dados controversos quanto à eficácia quando considerada a sintomatologia depressiva como um todo. Quando se trata de sintomas residuais, como hipersonolência diurna e fadiga, os dados de eficácia são mais consistentes e essa classe de fármacos constitui uma importante estratégia de potencialização do tratamento antidepressivo.

Dado o potencial de abuso e os riscos inerentes ao uso de doses acima da faixa terapêutica preconizada, os psicoestimulantes devem ser usados com cautela.

 BIBLIOGRAFIA CONSULTADA

1. Adler LA, Alperin S, Leon T, Faraone SV. Pharmacokinetic and pharmacodynamic properties of lisdexamfetamine in adults with attention-deficit/hyperactivity disorder. J Child Adolesc Psychopharmacol. 2017;27(2):196-9.
2. Chandasana H, Kast J, Bittman JA, Derendorf H. Quantitative determination of armodafinil in human plasma by liquid chromatography-electrospray mass spectrometry: application to a clinical study. Biomed Chromatogr. 2018;32(11):e4342.
3. Faraone SV. The pharmacology of amphetamine and methylphenidate: relevance to the neurobiology of attention-deficit/hyperactivity disorder and other psychiatric comorbidities. Neurosci Biobehav Rev. 2018;87:255-70.
4. Gajewski M, Weinhouse G. The use of modafinil in the intensive care unit. J Intensive Care Med. 2016;31(2):142-5.
5. Giacobbe P, Rakita U, Lam R, Milev R, Kennedy SH, McIntyre RS. Efficacy and tolerability of lisdexamfetamine as an antidepressant augmentation strategy: a meta-analysis of randomized controlled trials. J Affect Disord. 2018;226:294-300.
6. Goss AJ, Kaser M, Costafreda SG, Sahakian BJ, Fu CH. Modafinil augmentation therapy in unipolar and bipolar depression: a systematic review and meta-analysis of randomized controlled trials. J Clin Psychiatry. 2013;74(11):1101-7.
7. Lyseng-Williamson KA, Keating GM. Extended-release methylphenidate (Ritalin LA). Drugs. 2002;62(15):2251-9; discussion 60-1.
8. McIntyre RS, Lee Y, Zhou AJ, Rosenblat JD, Peters EM, Lam RW, et al. The efficacy of psychostimulants in major depressive episodes: a systematic review and meta-analysis. J Clin Psychopharmacol. 2017;37(4):412-8.
9. Stahl SM. Stahl's essential psychopharmacology: neuroscientific basis and practical applications. 4.ed. United States of America: Cambridge University Press; 2013.
10. Stahl SM. Stahl's essential psychopharmacology: prescriber's guide. 5.ed. United States of America: Cambridge University Press; 2014.
11. Szmulewicz AG, Angriman F, Samamé C, Ferraris A, Vigo D, Strejilevich SA. Dopaminergic agents in the treatment of bipolar depression: a systematic review and meta-analysis. Acta Psychiatr Scand. 2017;135(6):527-38.
12. Wynn GH, Oesterheld JR, Cozza KL, Armstrong SC. Manual clínico sobre os princípios das interações medicamentosas para a prática médica. Rio de Janeiro: MedLine; 2010.

CAPÍTULO 36

Eletroconvulsoterapia

Eric Cretaz

● INTRODUÇÃO

Introduzida em 1938 por Ugo Cerletti, a eletroconvulsoterapia (ECT) é uma técnica pioneira de neuromodulação que consiste na indução de atividade convulsiva generalizada mediante estímulo elétrico. Inicialmente utilizada para o tratamento de esquizofrenia, seu uso expandiu, sendo que atualmente existem diversas indicações de ECT, como em quadros neuropsiquiátricos diversos, de catatonia a depressão, sendo que a última será o foco deste capítulo.

O estigma que ainda paira sobre a eletroconvulsoterapia é injustificado. Quando surgiu, a ECT era praticamente a única alternativa eficaz e segura no tratamento de doenças psiquiátricas diversas e foi responsável pela diminuição da população hospitalar, visto que graças a esse tratamento era possível estabilizar seus quadros e permitir o retorno à sociedade. Embora no início o procedimento fosse realizado sem qualquer tipo de anestesia, é preciso lembrar que as técnicas anestésicas disponíveis em 1938 não eram comparáveis às atuais e seu uso poderia aumentar consideravelmente o risco do procedimento.

A despeito de relatos de uso de ECT de forma punitiva e/ou indiscriminada, desde o seu surgimento havia indicações claras para seu uso. Esses episódios, por mais lamentáveis que fossem, eram exceções, e não a regra, e ocorriam com maior frequência em instituições psiquiátricas de reputação duvidosa. No entanto, com o desenvolvimento da psicofarmacologia a partir da década de 1950, a ECT caiu no ostracismo (embora nunca tenha desaparecido por completo), em grande parte por conta de sensacionalismo.

A partir da década de 1970, no entanto, a ECT volta a atrair o interesse de pesquisadores. Surge a chamada técnica modificada de eletroconvulsoterapia, que incorpora avanços como anestesia geral com relaxante muscular, monitoração de sinais vitais, suporte clínico e uso de parâmetros elétricos menos agressivos, como o pulso breve e a carga titulada.

Assim, a ECT continua a ser uma das ferramentas mais importantes do arsenal terapêutico da psiquiatria moderna, ainda que subutilizada. Trata-se de uma técnica segura, com complicações raras e sem evidências de que as aplicações possam causar dano neuronal ou lesões cerebrais. O estímulo elétrico dura apenas alguns segundos e, conforme descrito, é realizado sob anestesia geral. A recuperação é rápida, permitindo que o procedimento seja realizado até em regime ambulatorial.

MECANISMOS DE AÇÃO

Os primeiros relatos de convulsões sendo utilizados para o tratamento de alterações de comportamento datam do século XVI. Diversas hipóteses foram formuladas ao longo dos anos para explicar o mecanismo por trás da ECT, e, embora ainda pairem dúvidas sobre o assunto, é certo que a indução de uma crise convulsiva generalizada é fundamental a esse processo.

Dentre os diversos mecanismos identificados, o aumento da atividade GABA, o aumento da liberação de fatores neurotróficos como o BDNF e a ocorrência de neurogênese em regiões como o hipocampo parecem ser componentes importantes de seu efeito terapêutico.

INDICAÇÕES

A depressão é a indicação mais comum de ECT. Como em qualquer tratamento, a boa resposta à eletroconvulsoterapia está sempre associada ao uso correto e com indicações precisas. Infelizmente, existe uma tendência em utilizar a ECT como "último recurso", o que leva a duas distorções. Em primeiro lugar, pacientes que teriam indicação de ECT podem levar muito tempo para iniciar o tratamento, visto que frequentemente seus médicos esgotam outros recursos farmacológicos e não farmacológicos antes de encaminhá-los para esse tratamento. Em segundo lugar, muitas vezes pacientes que não possuem indicação clara para serem submetidos à ECT acabam sendo encaminhados por seus psiquiatras não saberem mais como lidar com seus casos.

Na primeira situação, prolonga-se desnecessariamente o tempo de tratamento e expõe-se o paciente a sofrimento desnecessário, além de, possivelmente, comprometer sua resposta, visto que um dos fatores preditivos de má resposta é justamente a duração do tratamento. Na segunda, pacientes encaminhados para ECT sem indicação precisa tendem a apresentar resposta insatisfatória e são submetidos desnecessariamente a um procedimento invasivo.

A ECT é considerada um tratamento de segunda linha para a depressão maior, uma vez que, apesar de sabidamente efetiva, está associada a prejuízos cognitivos e por se tratar de procedimento invasivo. Mesmo assim, em algumas situações, a ECT passa a ser considerada um tratamento de primeira linha (Tabela 1):

- Pacientes deprimidos com risco importante de suicídio;
- Depressão com sintomas psicóticos;
- Depressão resistente ao tratamento;
- Pacientes deprimidos que não toleram o tratamento farmacológico;
- Depressão com características catatônicas;
- Deterioração da condição física secundária ao episódio depressivo;
- Histórico de boa resposta a ECT em episódios depressivos anteriores;
- Solicitação do paciente.

ECT e suicídio

No caso da ideação suicida, é importante frisar que a ECT está indicada quando o risco de suicídio é decorrente do episódio depressivo. Outras condições, como os transtornos de personalidade do *cluster* B, abuso de álcool e outras substâncias psicoativas e reações agudas ao estresse, frequentemente cursam de forma comórbida com um episódio depressivo e estão relacionadas a ideação suicida. Nestes casos não está claro se a ECT é efetiva, e de fato existem evidências de que sua eficácia pode ser até inferior aos casos sem a comorbidade.

Depressão: guia prático

TABELA 1 Indicações de primeira linha de ECT na depressão

Situação	Nível de evidência
Risco importante de suicídio	Nível 1
Depressão com sintomas psicóticos	Nível 1
Depressão resistente ao tratamento	Nível 1
Intolerância ao tratamento farmacológico	Nível 3
Sintomas catatoniformes	Nível 3
Resposta prévia à ECT	Nível 3
Deterioração da condição física	Nível 3
Depressão durante a gestação	Nível 3
Solicitação do paciente	Nível 4

Fonte: CANMAT 2016.

ECT e resistência ao tratamento farmacológico

Em relação à resistência ao tratamento farmacológico, essa indicação também merece alguns cuidados. A resistência ao tratamento é um fenômeno frequente, acometendo de 30 a 60% dos indivíduos em tratamento para depressão, mas ainda mal compreendido. Elementos de naturezas diversas estão envolvidos, como questões psicodinâmicas e psicossociais, comorbidades clínicas e psiquiátricas, aspectos metabólicos, permeabilidade da membrana hematoencefálica, entre outros. Curiosamente, existem evidências de que um histórico prévio de má resposta a tratamento farmacológico possa predizer resposta menos efetiva à ECT. Assim, é aconselhável esmiuçar mais a fundo o caso de um paciente resistente ao tratamento antes de indicá-lo para ECT, levando em consideração os fatores preditivos de boa e má resposta, que serão detalhados mais adiante.

● CONTRAINDICAÇÕES

Em relação às contraindicações, é interessante notar que não existem contraindicações absolutas à ECT. Isso não significa, contudo, que todo e qualquer paciente está apto a ser submetido a esse tratamento, já que existem diversas contraindicações relativas, sendo necessário pesar os riscos e os benefícios do tratamento de forma individualizada, levando em consideração comorbidades clínicas e outras condições de base do paciente. Além disso, é importante discutir a questão com o paciente e/ou seus familiares.

Contraindicações mais importantes

- Hipertensão e processos expansivos intracranianos;
- Infarto agudo do miocárdio ou acidente vascular cerebral recentes;
- Feocromocitoma;
- Aneurismas instáveis.

Contraindicações menos graves e mais frequentes

- Hipertensão arterial sistêmica descompensada;
- Arritmias;
- Processos inflamatórios das vias aéreas;
- Fraturas recentes.

A fim de contornar essas contraindicações e permitir que o procedimento seja realizado com segurança, é de suma importância avaliação clínica completa do paciente antes de iniciar o tratamento. Sempre que necessário, exames complementares devem ser solicitados, direcionados às condições clínicas em questão, bem como a avaliação de especialistas.

● FATORES PREDITIVOS DE RESPOSTA

A eletroconvulsoterapia é um dos tratamentos mais efetivos para depressão existentes. As taxas de resposta (ou seja, redução de 50% na pontuação de escalas que avaliam a intensidade de sintomas depressivos) variam de 70 a 80%, enquanto as taxas de remissão (redução de escores em escalas abaixo da pontuação mínima necessária para caracterizar um episódio depressivo) chegam a 50%.

Em comparação com outras formas de tratamento, a ECT se mostra superior à psicofarmacoterapia de forma geral, sendo sua efetividade superior em 20% a antidepressivos tricíclicos e em 45% a inibidores da monoaminoxidase.

Comparado com medicações antidepressivas, o efeito da ECT é consideravelmente rápido. A maioria dos pacientes atinge remissão ou resposta após 6 a 15 aplicações. Considerando que geralmente o paciente é submetido a 2 a 3 sessões por semana, pode-se estimar o tempo de resposta em 2 a 8 semanas. Não há diferença significativa em termos de taxas de resposta ou remissão entre pacientes que recebem aplicações 2 ou 3 vezes por semana. A resposta tende a ser mais rápida com 3 sessões semanais, mas à custa de mais prejuízos cognitivos. Além disso, a ideação suicida tende a melhorar rapidamente, remitindo em 38% dos pacientes após 1 semana e chegando a 90% de remissão ao término do tratamento.

Certos fatores podem impactar de forma positiva ou negativa a resposta à ECT (Tabela 2).

TABELA 2   Fatores preditivos de resposta a ECT

Boa resposta	Má resposta
Idade avançada	Comorbidade com TP *borderline*
Características melancólicas	Duração do episódio
Pensamentos suicidas	Maior número de episódios anteriores
Sintomas psicóticos	Histórico de resistência ao tratamento
Gravidade geral do quadro	
Resposta precoce ao tratamento	

TP: transtorno de personalidade.

Preditores positivos de resposta

Parecem estar associados à boa resposta: idade do paciente (idosos apresentam resposta mais robusta do que indivíduos jovens), presença de sintomas psicóticos, pensamentos suicidas, depressão com características melancólicas (lentificação psicomotora, tristeza, adinamia) e melhora precoce dos sintomas após o inicio das sessões. Curiosamente, esses achados sugerem que a ECT parece ser mais efetiva justamente em pacientes mais graves.

Preditores negativos de resposta

Por outro lado, algumas características sugerem resposta inferior à ECT, quando presentes. Apesar da resistência ao tratamento farmacológico ser uma indicação frequente, alguns estudos sugerem que pacientes com má resposta prévia ao tratamento apresentem resposta inferior também à ECT. Possivelmente relacionado é o achado de que pacientes com episódios mais longos e com maior número prévio de episódios também cursam com prognóstico menos favorável a esse tratamento. Além disso, certas comorbidades, como transtorno de personalidade *borderline* também cursam com resposta mais pobre.

● ECT E DEPRESSÃO BIPOLAR

A depressão bipolar é um quadro de difícil manejo, com resposta muitas vezes insuficiente aos tratamentos de primeira linha. Além disso, é mais frequente a presença de sintomas psicóticos e de ideação suicida em comparação com a depressão unipolar. O uso de antidepressivos é controverso e muitas vezes arriscado pelo risco de virada maníaca e indução de ciclagem rápida. Dessa forma, a eletroconvulsoterapia pode ser uma ferramenta útil no manejo desses casos.

De forma geral, as indicações de ECT em episódios depressivos no transtorno bipolar são similares à depressão unipolar. Segundo o CANMAT, ela seria um tratamento de segunda linha na depressão bipolar, embora em condições como risco de suicídio, presença de sintomas psicóticos, deterioração da condição clínica secundária ao grau depressivo e características catatônicas, seu uso deve ser considerado de forma mais precoce.

Pesa a favor da ECT o fato de que as viradas maníacas durante o tratamento são raras, consideravelmente menos frequentes do que com drogas antidepressivas. Além disso, a presença de características mistas e ciclagem rápida não contraindica seu uso e não interfere na resposta.

A eficácia é similar à depressão unipolar, com taxas de remissão entre 50 e 70%. É importante notar que a eficácia parece ser um pouco inferior em episódios depressivos no transtorno bipolar tipo II, em que as taxas de remissão giram em torno de 50%. Curiosamente, alguns estudos sugerem que a resposta seja até mais rápida na depressão bipolar do que na depressão unipolar.

● EFEITOS ADVERSOS

O manejo dos efeitos adversos da eletroconvulsoterapia é um dos principais desafios da área e é um dos principais focos da pesquisa em ECT.

Apesar disso, é importante ressaltar que se trata de um procedimento bastante seguro quando aplicado em condições apropriadas, sendo que complicações graves ou sequelas são extremamente raras. É importante ainda frisar que não existem evidências de que esse tratamento possa causar qualquer tipo de lesão neuronal.

Exemplos gerais de efeitos adversos

- Sintomas somáticos após aplicações de ECT são comuns: como náuseas, mialgia e cefaleia, acometendo até 85% dos pacientes. Trata-se de condições de fácil manejo e que respondem bem à medicação sintomática, como antieméticos e analgésicos;
- Alguns pacientes podem apresentar crises reentrantes ou prolongadas, que podem ser interrompidas com benzodiazepínicos parenterais e com a mudança do agente hipnótico para propofol;
- Benzodiazepínicos também são empregados para o controle de episódios de agitação pós-ECT.

Efeitos adversos no sistema cardiovascular

Induz nos primeiros segundos após a aplicação uma fase de aumento da atividade parassimpática, seguida por outra fase que cursa com aumento da atividade simpática, a qual persiste por alguns minutos. Por esse motivo é importante manter o paciente sob monitoração de ECG e níveis pressóricos durante e após o procedimento;

- A fim de mitigar os possíveis efeitos da fase parassimpática, recomenda-se o uso de atropina ou glicopirolato durante a indução anestésica;
- Picos hipertensivos e arritmias podem ocorrer durante a fase simpática e podem ser tratados com betabloqueadores e vasodilatadores, caso necessário.

Efeitos adversos na cognição

O mais comum efeito adverso da ECT é a ocorrência de déficits cognitivos. Pode-se dividir esses déficits em quatro categorias diferentes: confusão mental pós-procedimento, prejuízos de atenção e função executiva, amnésia anterógrada e amnésia retrógrada:

- Estado confusional pós-ECT: costuma durar alguns minutos a partir do despertar do paciente, na maioria dos casos remitindo após cerca de 30 minutos;
- Função executiva e atenção: os prejuízos, por outro lado, podem perdurar por até 2 semanas, mas são geralmente sutis e pouco limitantes. No entanto, é recomendável que neste período o paciente abstenha-se de dirigir veículos automotores ou realizar atividades que demandem alto funcionamento cognitivo;
- Amnésia anterógrada: também pode perdurar por algumas semanas após o término do tratamento e pode causar amnésias lacunares, dificultando a fixação de memórias no período em que o paciente é submetido à ECT;
- Amnésia retrógrada: é a que mais causa preocupação a pacientes e familiares. Apesar de rara, pode perdurar por períodos longos, como meses após o término das sessões.

De forma geral, portanto, a perda cognitiva induzida pela ECT é transitória e, para a maioria dos pacientes, pouco significativa. De fato, um número considerável de pacientes chega a relatar melhora cognitiva após o tratamento, sugerindo que os déficits induzidos pela técnica sejam menos graves comparados aos déficits cognitivos causados pela depressão.

Certas medidas podem ser empregadas a fim de minimizar déficits cognitivos:

- Titulação da carga empregada nas sessões permite que o estímulo utilizado fique em uma faixa ideal, uma vez que cargas mais elevadas tendem a causar mais prejuízos e cargas próximas ao limiar convulsivo podem ser menos efetivas;
- Uso de pulso ultrabreve está associado a menos prejuízos amnésticos e de orientação, mas a resposta tende a ser mais lenta;
- Eletrodos posicionados unilateralmente sobre o hemisfério contradominante mostram-se menos agressivos do que eletrodos bitemporais do ponto de vista cognitivo.

CONSIDERAÇÕES FINAIS

A ECT é um capítulo importante da história da psiquiatria moderna. Se por um lado ela foi o primeiro tratamento eficaz para diversas doenças, por outro lado sua história é permeada por polêmicas e estigma, em grande parte infundados.

A ECT permanece, 80 anos após sua introdução, como um dos tratamentos mais eficazes para depressão, sendo de especial valia em casos graves, com risco importante de suicídio, sintomas psicóticos e em pacientes resistentes ao tratamento.

Seus efeitos adversos são em grande parte benignos e autolimitados, com raros relatos de déficits cognitivos persistentes. Avanços nas técnicas de aplicação minimizam esses efeitos adversos, como o uso de pulso ultrabreve e eletrodos unilaterais.

A ECT não deve ser encarada como um recurso a ser utilizado em último caso, quando todas as outras medidas foram exauridas. Ela tem indicações claras e precisas na depressão. A visão equivocada da ECT como "medida final" faz com que pacientes que se beneficiariam do tratamento demorem mais do que o necessário para recebê-lo, assim como pode levar a indicações inapropriadas.

BIBLIOGRAFIA CONSULTADA

1. Andrade C, Arumugham SS, Thirthalli J. Adverse effects of electroconvulsive therapy. Psychiatr Clin North Am. 2016;39(3):513-30.
2. Carvalho A, McIntyre R. Treatment-resistant mood disorders. Oxford University Press; 2015.
3. Haq AU, Sitzmann AF, Goldman ML, Maixner DF, Mickey BJ. Response of depression to electroconvulsive therapy: a meta-analysis of clinical predictors. J Clin Psychiatry. 2015;76:1374-84.
4. Kellner CH, Fink M, Knapp R, Petrides G, Husain M, Rummans T, et al. Relief of expressed suicidal intent by ECT: a consortium for research in ECT study. Am J Psychiatry. 2005;162(5):977-82.
5. Kellner CH, Obbels J, Sienaert P. When to consider electroconvulsive therapy (ECT). Acta Psychiatr Scand. 2020;141(4):304-15.
6. Milev RV, Giacobbe P, Kennedy SH, Blumberger DM, Daskalakis ZJ, Downar J, et al.; CANMAT Depression Work Group. Canadian Network for Mood and Anxiety Treatments (CANMAT) 2016 Clinical Guidelines for the Management of Adults with Major Depressive Disorder: Section 4. Neurostimulation Treatments. Can J Psychiatry. 2016;61(9):561-75.
7. Pinna M, et al. Clinical and biological predictors of response to electroconvulsive therapy (ECT): a review. Neurosci. Lett. 2018;669:32-42.

8. Rasmussen KG. Do patients with personality disorders respond differentially to electroconvulsive therapy? A review of the literature and consideration of conceptual issues. J ECT. 2015;31(1):6-12.
9. van Diermen L, van den Ameele S, Kamperman AM, Sabbe BCG, Vermeulen T, Schrijvers D, et al. Prediction of electroconvulsive therapy response and remission in major depression: meta-analysis. The British Journal of Psychiatry. 2018;212:71-80.
10. Weiner RD, Reti IM. Key updates in the clinical application of electroconvulsive therapy. International Review of Psychiatry. 2017;29:2:54-62.
11. Yatham LN, Kennedy SH, Parikh SV, Schaffer A, Bond DJ, Frey BN, et al. Canadian Network for Mood and Anxiety Treatments (CANMAT) and International Society for Bipolar Disorders (ISBD) 2018 guidelines for the management of patients with bipolar disorder. Bipolar Disord. 2018;20(2):97-170.

CAPÍTULO 37

Eletroestimulação transcraniana

Eric Cretaz

INTRODUÇÃO

Os primeiros relatos do uso terapêutico da eletricidade datam do século I, quando Scribonius Largus relatou o uso de descargas elétricas do peixe torpedo (*Torpedo sinuspersici*) para aliviar as dores de cabeça do imperador romano Claudius. A partir do século XVIII o estudo da eletricidade difundiu-se pela Europa do iluminismo, com demonstrações e experimentos de natureza variada. Não tardou para que os primeiros experimentos utilizando correntes elétricas com finalidade terapêutica fossem realizados, visando ao tratamento de condições variadas como dor, epilepsia e impotência sexual. Nascia a eletroterapia ou galvanização.

Nesse período, alguns indivíduos submetidos a esse tratamento relatavam melhora de certas faculdades mentais. Possivelmente inspirados por esses relatos, médicos e cientistas na época testaram o uso de correntes elétricas, tanto contínuas quanto alternadas, no tratamento de melancolia e outras alterações de comportamento, com resultados variados. Seu uso, no entanto, declinou no início do século XX, especialmente com o advento da ECT e da psicofarmacologia.

Somente nos últimos anos do século XX a pesquisa em estimulação elétrica transcraniana (EET) tomou novo fôlego, impulsionada por alguns relatos animadores de seu efeito na depressão e por avanços na compreensão do sistema nervoso central. Pode-se dividir a técnica em três modalidades distintas:

- Estimulação transcraniana por corrente alternada (ETCA), em que a corrente é pulsada e bidirecional;
- Estimulação transcraniana por ruído randômico (ETRR), similar à anterior, porém sem padrão estabelecido.
- Estimulação transcraniana por corrente contínua (ETCC), em que a corrente é unidirecional e permanece constante durante a aplicação.

Dessas três, a mais estudada é a ETCC.

ETCC E SUAS PROPRIEDADES

A ETCC é uma técnica de neuromodulação não invasiva, ou seja, não é necessário o uso de anestesia, como na ECT, nem de abordagens cruentas, como na estimulação cerebral profunda. Consiste na aplicação sobre o escalpo de uma corrente contínua de baixa intensidade, que por sua vez é capaz de modular a excitabilidade cortical.

A ETCC gera alterações de potencial de repouso da membrana neuronal e indução de plasticidade sináptica, mediados pelos campos elétricos induzidos pelos eletrodos. Uma vez que na ETCC a corrente é unidirecional e contínua, obrigatoriamente existe um eletrodo positivo (ou ânodo), que atrai o fluxo de elétrons, e um eletrodo negativo (ou cátodo), de onde se origina esse fluxo. O posicionamento desses eletrodos é importante, visto que eles apresentam efeitos diferentes sobre as regiões estimuladas.

A estimulação pelo ânodo (ou estimulação anódica) aumenta a excitabilidade cortical na região subjacente ao eletrodo, enquanto a estimulação pelo cátodo (ou catódica) tem o efeito inverso, diminuindo a excitabilidade cortical. O campo elétrico gerado pela corrente que atravessa esses eletrodos gera um estímulo subliminar e não induz despolarização da membrana neuronal, ao contrário de outras técnicas de neuromodulação, como a EMT e a eletroconvulsoterapia. Esses efeitos não se restringem à fase aguda, contudo. Aplicações mais longas de ETCC parecem induzir plasticidade sináptica, interferindo na atividade de vias glutamatérgicas e GABAérgicas. Portanto, é plausível considerar a utilização dessa técnica em condições variadas, como depressão, esquizofrenia, distúrbios cognitivos e reabilitação.

● ETCC E DEPRESSÃO

O tratamento da depressão é um dos focos de pesquisa em ETCC na atualidade. Embora os primeiros resultados publicados se mostrassem heterogêneos e por vezes pouco animadores, estudos mais recentes têm apresentado resultados positivos. Uma metanálise recente demonstrou resultados modestos, porém significativamente melhores do que o Sham ETCC (aplicação simulada de ETCC com a finalidade de cegar o paciente em relação à intervenção, grosseiramente equivalente ao placebo), com taxas de resposta e remissão de 30% e 19%, contra 18% e 11% no grupo Sham.

Um dado interessante dessa metanálise é o fato de que o efeito terapêutico da ETCC parece se prolongar e até se mostrar mais robusto após o fim da fase aguda de tratamento. Tal achado sugere que a ação antidepressiva da ETCC seja mediada por alterações de neuroplasticidade que ocorrem a longo prazo e perduram mesmo após o término das sessões.

Estudos comparando o uso de antidepressivos, ETCC e placebo/Sham demonstram que a ETCC é superior ao placebo, porém não necessariamente superior ao uso de psicofármacos. Um achado interessante é o fato de que a combinação entre sertralina e ETCC foi superior ao uso de cada um deles de forma isolada, sugerindo que a associação com drogas antidepressivas pode potencializar a resposta ao método.

Em relação a episódios depressivos no transtorno bipolar, apenas um estudo controlado avaliou os efeitos da ETCC, com resultados positivos. Nesse caso, a técnica foi utilizada de forma adjuvante ao tratamento farmacológico, mostrando-se bem tolerada pelos pacientes e abrindo uma possível nova fronteira de investigação.

A ETCC é geralmente reservada para o tratamento de pacientes resistentes ao tratamento farmacológico ou que não toleram o uso de psicofármacos. No entanto, até o momento não existem indicações precisas para seu uso, ao contrário, por exemplo, da ECT. Embora seu uso esteja regulamentado no Brasil pela ANVISA, ainda não tem aprovação na Food and Drug Administration (FDA) norte-americana e, na última edição do CANMAT Depression Work Group de 2016, foi considerado como um tratamento de terceira linha para depressão.

SEGURANÇA E EFEITOS ADVERSOS

- Vantagens: uma delas em relação a outros tratamentos para a depressão é a sua segurança. Tal característica é de especial valia em se tratando de populações especiais, como idosos, que podem ser particularmente sensíveis a efeitos adversos de psicofármacos. Além disso, o risco de lesões neuronais pela ETCC é praticamente inexistente, visto que seria necessário utilizar correntes elétricas com ordens de magnitude mais intensas para induzir qualquer tipo de dano;
- Contraindicações: a principal contraindicação da ETCC é a presença de placas ou implantes metálicos e aparelhos eletrônicos próximos ao local da estimulação, que poderiam desviar a corrente, esquentar ou serem danificados pela passagem da corrente. Outras contraindicações incluem lesões dermatológicas do escalpo e descontinuidade da calota craniana na região a ser estimulada;
- Efeitos adversos: são bem tolerados e autolimitados:
  - » Mais comuns: hiperemia no local dos eletrodos, prurido e sensação de ardor ou formigamento no local da aplicação;
  - » Menos comuns: sintomas como cefaleia, fadiga e fosfenos. Raros relatos apontam o surgimento de lesões dermatológicas após as aplicações. Por fim, é interessante notar que o risco de virada maníaca com a ETCC é bastante baixo, provavelmente não superior ao placebo.

APLICAÇÃO DA ETCC

Até o momento não existe uma definição objetiva acerca dos melhores parâmetros a serem utilizados no tratamento da depressão. Os parâmetros que parecem influenciar em sua resposta clínica são: posição, polaridade e área dos eletrodos, intensidade da corrente em miliamperes (mA), duração, número e frequência das sessões.

A maioria dos estudos utiliza uma montagem em que o ânodo é posicionado sobre o couro cabeludo do paciente de forma a se posicionar acima, ou ao menos próximo, do córtex pré-frontal dorsolateral esquerdo (CPFDL-E), equivalente a F3 no sistema de EEG 10-20, enquanto o cátodo é posicionado sobre o córtex pré-frontal dorsolateral direito (CPFDL-D) ou, eventualmente, sobre alguma região que não se sobrepõe ao córtex. Os eletrodos são embebidos em solução condutora (gel ou solução fisiológica) e afixados utilizando faixas elásticas ajustáveis, a fim de promover o contato adequado com o couro cabeludo.

Essa montagem está relacionada a achados de neuroimagem que sugerem justamente hipoativação do córtex pré-frontal dorsolateral esquerdo e relativo aumento da atividade da mesma região à direita em indivíduos deprimidos. Dessa forma, ao posicionar o ânodo, que tem ação excitatória, sobre o CPFDL-E, postula-se que a atividade dessa região aumente, bem como a ação inversa com o cátodo contralateral, reestabelecendo padrões normais de atividade.

Em relação aos parâmetros elétricos, trabalhos mais antigos usavam correntes de 1 mA que, nos últimos anos, foi suplantada por 2 mA. As sessões costumam durar de 20 a 30 minutos, sendo realizadas diariamente. Geralmente os pacientes são submetidos a pelo menos dez aplicações de ETCC durante o curso do tratamento.

CONSIDERAÇÕES FINAIS

Considerando-se os desafios do tratamento da depressão maior, quadro em que até 1/3 dos pacientes não consegue atingir remissão mesmo após o uso de três medicamentos antidepressivos diferentes, a investigação de novas abordagens terapêuticas é de suma importância.

A ETCC desponta como uma técnica com potencial animador no tratamento da depressão, em especial nos já mencionados casos de refratariedade ao tratamento usual e em pacientes que não toleram tais tratamentos. Os resultados publicados até o momento apontam eficácia moderada no tratamento dos sintomas depressivos, porém superiores ao placebo e com efeitos a longo prazo.

Mais estudos são necessários a fim de estabelecer o regime ideal de tratamento (intensidade da corrente, posicionamento de eletrodos e número e frequência de sessões), bem como estabelecer indicações precisas para seu uso.

BIBLIOGRAFIA CONSULTADA

1. Borrione L, Moffa AH, Martin D, Loo CK, Brunoni AR. Transcranial direct current stimulation in the acute depressive episode: a systematic review of current knowledge. J ECT. 2018;34(3):153-63.

2. Brunoni AR (org). Principios e práticas do uso da neuromodulação não invasiva em psiquiatria. Porto Alegre: Artmed; 2017.
3. Brunoni AR, Moffa AH, Sampaio-Junior B, Borrione L, Moreno ML, Fernandes RA, et al. Trial of electrical direct-current therapy versus escitalopram for depression. N Engl J Med. 2017;376(26):2523-33.
4. Brunoni AR, Sampaio-Junior B, Moffa AH, Aparício LV, Gordon P, Klein I, et al. Noninvasive brain stimulation in psychiatric disorders: a primer. Braz J Psychiatry. 2019;41(1):70-81.
5. Brunoni, AR, Valiengo L, Baccaro A, Zanão TA, Oliveira JF, Goulart A, et al. The sertraline vs electrical current therapy for treating depression clinical study: results from a factorial, randomized, controlled trial. JAMA Psychiatry. 2013;70(4):383-91.
6. Milev RV, Giacobbe P, Kennedy SH, Blumberger DM, Daskalakis ZJ, Downar J; CANMAT Depression Work Group. Canadian Network for Mood and Anxiety Treatments (CANMAT) 2016 Clinical Guidelines for the Management of Adults with Major Depressive Disorder: Section 4. Neurostimulation Treatments. Can J Psychiatry. 2016;61(9):561-75.
7. Moffa AH, Brunoni AR, MD, Nikolin S, Loo CK. Transcranial direct current stimulation in psychiatric disorders: a comprehensive review. Psychiatr Clin N Am. 2018;41:447-63.
8. Moffa AH, Martin D, Alonzo A, Bennabi D, Blumberger DM, Benseñor IM, et al. Efficacy and acceptability of transcranial direct current stimulation (tDCS) for major depressive disorder: an individual patient data meta-analysis. Prog Neuropsychopharmacol Biol Psychiatry. 2019;99:109836.
9. Philip NS, Nelson B, Frohlich F, Lim KO, Widge AS, Carpenter LL. Low-intensity transcranial current stimulation in psychiatry. Am J Psychiatry. 2017;174(7):628-39.
10. Sampaio-Junior B, Tortella G, Borrione L, Moffa AH, Machado-Vieira R, Cretaz E, et al. Efficacy and safety of transcranial direct current stimulation as an add-on treatment for bipolar depression: a randomized clinical trial. JAMA Psychiatry. 2018;75(2):158-66.

CAPÍTULO 38

Psicoterapia

Alaise Silva Santos de Siqueira

● INTRODUÇÃO

A psicoterapia (*psykhē* – mente; *therapeuein* – curar) é um tipo de terapia cuja finalidade é abordar questões relacionadas à mente, assim como problemas psicológicos como depressão, ansiedade, dificuldades em relacionamentos, medo intenso, entre outras questões inerentes à condição humana. Há um número substancial de situações, pensamentos e sentimentos que podem desencadear a necessidade de um acompanhamento psicológico. Deve-se considerar iniciar ou encaminhar um paciente para psicoterapia diante de cenários, como:

- Tratamento de um distúrbio psiquiátrico, com o objetivo de reduzir ou melhorar os sintomas e o funcionamento;
- Necessidade de mudança de pensamentos, comportamentos ou relacionamentos não adaptativos;
- Fornecer suporte na vigência de crise, período difícil ou problema crônico que prejudiquem o funcionamento;
- Aumentar a capacidade do paciente de fazer mudanças comportamentais, por exemplo, emagrecer, parar de fumar ou aumentar a adesão ao tratamento médico;
- Ajudar em um problema relacional;
- Aumentar a cooperação familiar com o tratamento.

A psicoterapia é um processo dialético efetuado entre um profissional, o psicoterapeuta (psicólogo, psicanalista ou psiquiatra), e o paciente. Embora existam muitas psicoterapias, a maioria é derivação de alguns tipos básicos. As psicoterapias dentro de cada uma dessas categorias compartilham um conjunto de técnicas semelhantes e um modelo explicativo. Existem ao menos três grandes áreas relacionadas às psicoterapias:

- Psicoterapia psicodinâmica;
- Cognitivo-comportamental;
- Existencial humanista.

CLASSIFICAÇÃO DE ACORDO COM A PERSPECTIVA TEÓRICA

- Psicoterapias psicodinâmicas: explicam os problemas psíquicos com base em conflitos inconscientes originados na infância. Sua finalidade é a superação desses conflitos. Dessa forma, esses tipos de psicoterapias trabalham com métodos interpretativos, buscando compreender o presente a partir do passado. As formas de interpretação podem ocorrer a partir de livres associações, dos fenômenos transferenciais, dos atos falhos, dos sonhos, etc.;
- Psicoterapias cognitivo-comportamentais: têm por objetivo o restabelecimento da capacidade do paciente de controlar seu comportamento e de influenciar suas emoções e percepções. Tais terapias buscam explicar os transtornos mentais com base na história de aprendizado do indivíduo e nas interações dele com seu meio. Para isso, utiliza-se de métodos como treinamentos, condicionamento operante, habituação, reestruturação cognitiva, diálogo socrático, métodos psicofisiológicos, entre outros;
- Psicoterapias existenciais humanistas: esses tipos de terapias explicam os transtornos psíquicos como fruto da divergência entre a autoimagem e a experiência pessoal. Buscam estimular as forças de autorrealização do indivíduo, tendo como premissa que todo ser humano possui em si uma força interna que, se não for vedada por influência externa, o conduz à sua plena realização. Essas terapias focam na experiência atual da pessoa e utilizam métodos de trabalho que proporcionem ao paciente desenvolver-se conforme as suas necessidades.

ABORDAGENS PSICOTERÁPICAS

Psicanálise

A psicanálise (1900) é indicada para quem deseja identificar a origem de seus medos e angústias, para se conhecer melhor e para amadurecer emocionalmente. As sessões acontecem com uma frequência aproximada de 3 vezes por semana, em geral com uso do divã, mas não obrigatoriamente. Cada sessão tem de 45 a 50 minutos e não há prazo estipulado para o término do tratamento, podendo durar por anos. Seu fundador foi o neurologista austríaco Sigmund Freud (1856-1939).

Junguiana ou psicologia analítica

A terapia de orientação junguiana (1913) é baseada nas ideias de Carl G. Jung (1875-1961) e tem como principal objetivo auxiliar o indivíduo a resgatar aquilo que é a sua essência, ou seja, viver de acordo com aquilo que ele realmente é. Seu diferencial é dado pelo foco no papel das experiências simbólicas na vida humana, adotando uma abordagem prospectiva para as questões apresentadas na terapia. As sessões têm normalmente a frequência de um ou dois encontros por semana, com duração de 45 a 50 minutos.

Gestalt terapia

A terapia Gestalt foi desenvolvida por Fritz Perls Gestalt (1893-1970) na década de 1940 para ser uma alternativa à psicanálise mais tradicional. É uma abordagem psicoterapêutica centrada no paciente, que busca ajudá-lo a se concentrar no presente. Em vez de falar sobre situações passadas, o paciente é encorajado a experimentar demandas atuais por meio de reencenação. Portanto, passa a entender o que realmente está acontecendo em sua vida no momento atual e aprende a tornar-se mais consciente de seus próprios padrões de pensamento. Cada sessão tem o tempo de 45 a 50 minutos e o tratamento pode durar meses a anos, conforme a evolução do tratamento.

Análise do comportamento ou Behaviorismo

A análise do comportamento (1976) é uma ciência natural, formulada pelo psicólogo americano B. F. Skinner (1904-1990), que estuda o comportamento humano a partir da interação entre organismo/ambiente. A análise do comportamento se divide em três partes:

- Braço teórico, filosófico e histórico, que é chamado de Behaviorismo radical;
- Braço empírico classificado como Análise experimental do comportamento;
- Braço ligado à criação e administração de recursos de intervenção social, chamado de Análise aplicada do comportamento.

Fenomenologia

A fenomenologia é um método de investigação que tem o propósito de apreender o fenômeno. Fundada por Edmund Husserl (1859-1938) no início do século XX, a proposta principal do movimento é a de "voltar às coisas mesmas", ou seja, ir aos fenômenos. A aplicação do método fenomenológico na psicoterapia é uma tentativa de compreensão do homem, antes de colocá-lo como objeto de estudo. As sessões podem durar de 30 a 50 minutos e não há prazo estipulado para o término do acompanhamento.

Terapia breve

Baseia-se em tratar brevemente um conflito específico que esteja acontecendo, pode ser de teoria psicanalítica, cognitivo-comportamental ou psicodramática. Pode ser realizada individualmente, em casal, em grupo ou com familiares. Pode ser realizada em consultórios, hospitais ou instituições diversas. Busca resolver problemas pontuais, como sintomas de ansiedade, transtorno de estresse pós-traumático, entre outros. As sessões têm duração média de 45 minutos e o tratamento tem a duração de 5 a 20 sessões.

PSICOTERAPIAS NO TRATAMENTO DA DEPRESSÃO

A psicoterapia é bastante eficaz no tratamento dos transtornos depressivos. Essa modalidade de intervenção tem obtido bons resultados relacionados com:

- Melhora nos relacionamentos sociais;
- Diminuição do número de queixas;
- Incremento nos recursos de enfrentamento;
- Aceitação de mudanças de planos e adequação de estratégias para realização dos mesmos.

Existem muitos tipos de psicoterapia com métodos e níveis variados de apoio psicológico. A escolha do tipo mais adequado de psicoterapia baseia-se em parte no problema ou diagnóstico específico do paciente.

Terapia de reminiscência

O objetivo da terapia de reminiscência é ajudar o indivíduo à medida que ele busca um propósito e significado na vida antes da morte. Baseia-se na teoria do desenvolvimento de Erikson (1902-1994), que diz que o estágio final do desenvolvimento psicossocial é acompanhado por sentimentos de integridade ou desespero. Na depressão, os pacientes usam a narrativa como um meio de reduzir os sintomas depressivos.

Terapia de suporte

O objetivo é construir uma sólida aliança entre terapeuta e paciente, assim como estruturar a autoestima do indivíduo por meio de uma abordagem empática e não ameaçadora. A terapia de suporte é frequentemente utilizada para fazer com que o paciente se sinta o mais confortável possível, incluindo, por exemplo, medicamentos para alívio da dor e outros cuidados médicos. Adicionalmente, fornece apoio psicológico e espiritual para os pacientes e seus familiares.

Terapia de solução de problemas

Utiliza o método de resolução de problemas para ensinar o indivíduo deprimido como solucionar problemas de maneira mais eficaz, gerenciar melhor sua vida diariamente, assim como formas de melhorar o seu humor. Esta terapia foi idealizada por D'Zurilla e Golfried em 1971 e geralmente é administrada em um período de 12 semanas.

Terapia psicodinâmica

A terapia psicodinâmica baseia-se na ideia de que existem estados e processos mentais inconscientes, tendo por objetivo trazê-los à superfície para que possam ser examinados e compreendidos. É baseada na ideia de que experiências da infância, conflitos não resolvidos do passado e relacionamentos anteriores influenciam significativamente a situação atual. Seu andamento pode ser por tempo limitado ou por tempo indeterminado. A terapia por tempo limitado geralmente varia de 12 a 24 sessões, uma vez por semana, durante 3 a 6 meses.

Terapia interpessoal

A terapia interpessoal é baseada na identificação de problemas interpessoais e no trabalho com esses problemas por meio de uma abordagem comportamental/educacional. Foi desenvolvida na década de 1970 por Gerald Klerman e Myrna Weissman para tratar o transtorno depressivo maior. É uma intervenção empiricamente validada para transtornos depressivos e é mais eficaz quando usada em combinação com medicamentos psiquiátricos. É um tratamento com tempo limitado e destina-se a ser concluída no prazo de 12 a 16 semanas.

Terapia cognitiva baseada na atenção plena (*mindfulness*)

Foi desenvolvida pela primeira vez em 2000. Consiste tipicamente em um programa de grupo (8 a 15 pacientes) composto por oito sessões semanais, cada uma com duração de 2 horas. É geralmente usada para retardar ou prevenir a recorrência de depressão maior, mas também pode melhorar síndromes e sintomas depressivos agudos. As intervenções incluem meditação e atenção plena enquanto se alonga ou caminha. A terapia também usa algumas técnicas da terapia cognitivo comportamental (TCC), que incluem aprender sobre sintomas depressivos e pensamentos disfuncionais, e criar um plano de comportamento para evitar recaídas.

Terapia cognitivo-comportamental

A TCC foi desenvolvida por Aaron Beck na década de 1960 para tratar a depressão e, posteriormente, foi modificada para tratar uma ampla variedade de distúrbios, incluindo ansiedade, insônia, transtorno de estresse pós-traumático, psicose, uso/abuso de substâncias, fobias, transtornos de personalidade e transtorno obsessivo-compulsivo. Na TCC, os pacientes são ensinados a identificar as conexões entre seus pensamentos, sentimentos e ações, assim como aprendem habilidades para gerenciar com mais eficácia suas emoções.

A TCC na depressão é um processo que ajuda os pacientes com mudanças nas crenças e nos comportamentos que geram certos estados de humor. É efetiva no tratamento da depressão, seja leve, moderada ou grave.

Psicoterapias de base tecnológica

A psicoterapia *on-line* é uma área promissora para aumentar a acessibilidade aos serviços de saúde no país. É uma prática relativamente nova, em que um psicólogo/psicoterapeuta realiza consultas, aconselhamento e orientação psicológica pela internet. Tem como principais pontos positivos: o paciente não precisar se deslocar até o consultório do profissional e a flexibilidade dos horários, além dos valores das sessões serem mais acessíveis. O atendimento pode ocorrer em tempo real, como em conversas por videoconferência, telefônicas e salas de bate-papo, ou em um formato assíncrono, com atraso de tempo, por meio de mensagens ou trocas de e-mails.

● DURAÇÃO DO TRATAMENTO E REMISSÃO DOS SINTOMAS

Ao realizar um encaminhamento, é necessário o acompanhamento da adesão e eficácia do acompanhamento psicológico, da mesma forma que é feito com o tratamento medicamentoso. Essa atitude é importante pois pode ocorrer o abandono precoce da psicoterapia geralmente após a remissão dos primeiros sintomas, fato que também pode ocorrer com a farmacoterapia.

É importante o alerta para recaídas, esclarecendo-se de forma realista os possíveis desencadeantes, destacando o novo aprendizado para lidar e confrontar com a nova situação.

A melhora do paciente na psicoterapia varia dependendo do distúrbio ou problema, da sua gravidade e complexidade e do tratamento específico fornecido em cada caso. A intervenção deve ser reavaliada e outras opções clínicas devem ser consideradas, caso a melhora não ocorra dentro da duração planejada do tratamento.

Não há evidências convincentes entre as principais psicoterapias de que uma seja superior às demais; dessa forma, a escolha na maioria das vezes é feita a partir do encaminhamento ou com base na disponibilidade e na preferência do paciente.

A TCC e a psicoterapia interpessoal são frequentemente sugeridas para o tratamento inicial da depressão, porque foram mais amplamente estudadas do que outros tipos de psicoterapias.

CONSIDERAÇÕES FINAIS

A depressão é um dos transtornos psiquiátricos mais prevalentes no mundo. Tratamentos farmacológicos somados às psicoterapias têm mostrado resultados eficientes no tratamento da depressão. As psicoterapias apresentam resultados positivos, como redução dos sintomas, aumento no repertório social e melhora nas relações sociais, além de terem sido amplamente estudadas nos transtornos psiquiátricos, sendo, portanto, indicadas para o tratamento do transtorno depressivo.

BIBLIOGRAFIA CONSULTADA

1. American Psychiatric Association. Practice Guideline for the Treatment of Patients with Major Depressive Disorder. 3.ed. 2010. Disponível em: http://psychiatryonline.org/guidelines.aspx.
2. Cuijpers P, Karyotaki E, Weitz E, et al. The effects of psychotherapies for major depression in adults on remission, recovery and improvement: a meta-analysis. J Affect Disord. 2014;159:118.

400 Depressão: guia prático

3. Cuijpers P, Sijbrandij M, Koole SL, Andersson G, Beekman AT, Reynolds CF. The efficacy of psychotherapy and pharmacotherapy in treating depressive and anxiety disorders: a meta-analysis of direct comparisons. World Psychiatry. 2013;12(2):137-48.
4. Jonghe F, Kool S, van Aalst G, Dekker J, Peen J. Combining psychotherapy and antidepressants in the treatment of depression. J Affect Disord. 2001;64(2-3):217-29.
5. Kamenov K, Cabello M, Coenen M, Ayuso-Mateos JL. How much do we know about the functional effectiveness of interventions for depression? A systematic review. J Affect Disord. 2015;188(1):89-96.
6. Lebow JL. Twenty-first century psychotherapies: contemporary approaches to theory and practice. Hoboken: John Wiley & Sons; 2008.
7. Simon GE, Perlis RH. Personalized medicine for depression: can we match patients with treatments? Am J Psychiatry. 2010;167:1445.
8. Williams M, Teasdale J, Segal ZV, Kabat-Zin J. The mindful way through depression: freeing yourself from chronic unhappiness. New York: Guilford Press; 2007.

CAPÍTULO 39

Intervenção familiar

Adriana Mattos Fráguas

● INTRODUÇÃO

A depressão é considerada hoje uma enfermidade que acomete 1/4 da população mundial, em algum momento de sua vida, constituindo-se um grande problema psiquiátrico e de saúde pública de nossa época. Estima-se que será a segunda maior doença incapacitante.

É uma doença que, mesmo que ocorra em apenas um indivíduo, pode impactar e comprometer o funcionamento do casal e até da família.

O objetivo deste capítulo é apresentar a terapia familiar (TF) como um recurso de intervenção para pessoas com depressão. Existem diversas linhas teóricas que trabalham com família: psicanálise, psicodinâmica, cognitivo-comportamental e sistêmica. Será abordada a terapia familiar relacional sistêmica, apresentando um pequeno histórico, desde que surgiu nos Estados Unidos, nos anos 1950, até os dias de hoje, com as inúmeras escolas de TF, suas linhas teóricas e distintas abordagens. Também serão abordados o conceito de família e as mudanças que atravessam ao longo do ciclo de vida.

● TERAPIA FAMILIAR

É uma metodologia que observa, compreende e atua no indivíduo, na família e em suas interações, não apenas no intrapsíquico do indivíduo.

O foco está nas relações que constituem o indivíduo, o casal e a família. Ou seja, intrapsíquico e inter-relacional.

A TF surgiu nos Estados Unidos, mais precisamente em Palo Alto, na Califórnia, na década de 1950, quando alguns pesquisadores de distintas áreas do conhecimento (psiquiatria, psicanálise, biologia, antropologia, física e teoria da comunicação) uniram-se para investigar os transtornos mentais. Nesse contexto pós-guerra, as famílias passavam por transformações em suas configurações, seja para acolher os membros que voltavam da guerra deprimidos ou para lidar com a perda dos que não retornavam. No cenário existiam também muitas famílias de imigrantes que precisaram fugir de seus países, abandonando suas origens e seus lugares de pertencimento. Lutavam por sua sobrevivência e pela adaptação a um novo estilo de vida. Os estudiosos observaram a relação e a comunicação entre os membros dessas famílias; perceberam como as conversas eram perturbadoras, não existindo compreensão e acolhimento. Esses autores identificaram padrões típicos de comunicação e funcionamento, que geravam tipos específicos de sintomas. Aprofundaram-se nessas pesquisas e conseguiram contribuir e ampliar o estudo dos transtornos mentais. Ou seja, o quanto as relações familiares disfuncionais interferem no sintoma, amplificando ou mesmo mantendo aquele determinado quadro disfuncional.

Outras contribuições foram sendo incluídas: da antropologia, que privilegiava o funcionalismo, em vez do evolucionismo e da teoria dos sistemas, quando Von Bertallanfy relacionou a função ao contexto e descreveu as retroalimentações negativas como tentativas do elemento daquele sistema de voltar ao funcionamento normal. Gregory Bateson, antropólogo inglês, trouxe essa visão para a TF, comparando as famílias a sistemas abertos em equilíbrio, e os sintomas a retroalimentações negativas. Os comportamentos sintomáticos passaram a ser compreendidos como uma tentativa de proteção daquele determinado sistema familiar com pouca flexibilidade a mudanças.

A cibernética também contribuiu com a noção de circularidade, o que significa que a família passa a ser vista como uma unidade, e o problema, pertencente a um contexto relacional, e as relações interpessoais consideradas.

A teoria dos sistemas reconhece a interdependência dos sistemas biológico, psicológico, individual, familiar e comunitário.

A TF, de acordo com essas construções, vê o indivíduo na sua complexidade, interferindo e sofrendo interferências do meio. Considera que qualquer intervenção em um dos membros do sistema familiar gera alterações no outro e vice-versa. Os principais pesquisadores até então foram: Gregory Bateson, Don Jackson, Paul Watzlawick, Virginia Satir, Jay Haley e outros tantos importantes, como Karl Whitaker, Natan Ackerman, Murray Bowen e Salvador Minuchin. O movimento chegou na Europa, primeiramente na Itália, e depois surgiram outros centros de estudo e pesquisa: Bélgica, França, Escandinávia, Inglaterra e Nova Zelândia. Outros nomes significativos foram: Mara Pallazzoli, Maurizio Andolfi, Mony Elkaim, Tom Andersen, Michael White, Harry Goolishian, David Epston, Harlene Anderson, entre outros.

O resultado dessa evolução culminou em uma terapia familiar, com diferentes escolas e distintos modelos de intervenção, que vem se transformando e se atualizando, com novos autores.

Terapia familiar no Brasil

No Brasil, a TF teve início no final dos anos 1960, quando alguns profissionais brasileiros foram construindo sua prática e tecendo a história da TF. Surgindo centros formadores de TF, ligados ou não às universidades, em São Paulo, Rio de Janeiro e em outras capitais. Em seguida, surgiram em várias regiões do Brasil. Em 1993, foi criada a Associação Paulista de Terapia Familiar (APTF) e em 1994, a Associação Brasileira de Terapia Familiar (ABRATEF), que congrega profissionais de todas as regiões do Brasil.

Hoje, conta-se com uma rede extensa de profissionais que atendem famílias em instituições públicas ou privadas e em consultório particular.

● FAMÍLIA

Segundo o Houaiss, a definição de família é: "núcleo de pessoas ligadas por laços afetivos ou consanguinidade, que geralmente compartilham o mesmo espaço e mantêm entre si uma relação solidária".

A família possui algumas regras específicas que regem as funções e as distribuições de papéis no próprio grupo. Compartilha o mesmo sistema de crenças e lealdades. Na família, não existe apenas o presente, mas o passado e o futuro; constrói-se uma história, que é recebida como herança de gerações anteriores e transmitida como legado para as posteriores.

Espera-se que a família, como unidade, mantenha a estabilidade que define sua identidade e promova mudanças e crescimento, nas diferentes etapas do ciclo vital.

No interior da família, os indivíduos podem constituir subsistemas, formados por geração, gênero, interesse e função, havendo diferentes níveis de poder, situação em que os comportamentos de um membro afetam e influenciam os outros membros.

Os indivíduos, os casais e as famílias passam por fases de desenvolvimento ao longo de seu ciclo de vida. Isto compreende a formação do jovem casal, a chegada dos filhos, a carreira e reinserção da mulher no mercado de trabalho, adolescência dos filhos, envelhecimento dos pais e o próprio, momento do ninho vazio, morte dos parceiros e viuvez.

Essas fases são entendidas como crises, pois geram perturbações e exigem que a família e os indivíduos se organizem para atender as demandas daquele evento específico e continuar seu desenvolvimento. Quando bem sucedidas, resultam em crescimento e podem ser traduzidas como processos de aprendizagem.

Existem também as crises traumáticas, que não são previstas no nexo histórico e acontecem independentes do momento do ciclo vital. Como eventos traumáticos, citam-se: morte prematura de alguém da família, perda de um filho, viuvez precoce, processo de falência, doença incapacitante de um pai ou mãe e diagnóstico médico de alguma doença. Consideram-se também as separações, que podem ocorrer em distintas fases, novos casamentos e filhos de novas uniões. Algumas dessas situações exigem esforços da família e de seus membros para lidar com os desafios e conseguirem se reorganizar como unidade familiar, retomando seu processo evolutivo. No entanto, nem sempre se dão conta dessas adaptações e, muitas vezes, os movimentos para adaptarem-se às novas condições geram mais sintomas e sofrimento.

A família e a depressão

Quando alguém da família recebe um diagnóstico de depressão ou qualquer outro diagnóstico médico, tanto o indivíduo como a família sofrem um impacto e vivem esse momento como assustador e solitário. Muitas vezes, a família tem dificuldade em falar sobre a doença, sobre os medos que surgem e sobre a angústia que vivem. Sofrem isoladamente e em silêncio.

No momento da crise, a família vive uma experiência que ameaça sua coerência e sobrevivência como unidade familiar. Sendo assim, é possível que se considere o sintoma da depressão como um sinalizador dos conflitos nos vínculos familiares.

Incluir a família na terapêutica é um recurso de conforto para o paciente, para os membros da família e também para a equipe de saúde que está envolvida. Estudos sugerem a TF, ou intervenção familiar, como um recurso eficiente no tratamento da depressão, além do acompanhamento médico e/ou psicoterapia individual. A presença da família pode funcionar como um recurso auxiliar desde a identificação dos sintomas, que muitas vezes não é percebido pelo próprio paciente. Facilita também a adesão ao tratamento e todas as prescrições. Estudos correlacionados sugerem que o suporte do cônjuge, ou da família, contribuem para diminuir os riscos da depressão e evitar recaídas. Por outro lado, podem interferir de forma a comprometer e/ou agravar os sintomas, uma vez que os esforços dos seus membros, mesmo que com a intenção de aliviar o sofrimento, nem sempre resultam em medida eficaz. É um momento delicado e gerador de sofrimento, não só para o paciente, como também para os integrantes da família.

Intervenção terapêutica familiar

Ao se pensar em uma intervenção terapêutica, é necessário considerar os aspectos biológicos, psicológicos, interpessoais, sociais e de gênero. Inúmeros fatores podem desencadear a depressão, diferindo de pessoa para pessoa, independentemente de gênero, idade ou momento do ciclo de vida.

Para o terapeuta de família, intervir junto à família nesse momento de crise significa:

- Dar voz ao sofrimento de cada um e a vivência da não compreensão;
- Compreender o significado dessa vivência para cada um, relacionando com seu momento de ciclo vital, individual e familiar;
- Levantar, junto à família, por quais situações difíceis passaram e como lidaram com essas crises. Quais os recursos utilizados?

- Quais as histórias de depressão na família? Que fantasmas e mitos rondam essa família quando o tema é depressão? Quais os legados geracionais?
- Avaliar a rede relacional de pertencimento dessa família. Quais as relações significativas e importantes para essas pessoas? Com quem essa família conta como rede de apoio? Os avós ou os filhos são presentes? Tem amigos?

Os objetivos da terapia familiar são:

- Intervir, junto com a família, para que ela consiga atravessar esse momento de dor e sofrimento, e possa retomar seu processo evolutivo como família, sem maiores comprometimentos ao seu desenvolvimento. Espera-se que o indivíduo, identificado como paciente e portador do sintoma, possa encontrar saídas criativas e construir outras maneiras de estar no mundo com menos sofrimento;
- Ajudar a família para que entre em contato com seus aspectos saudáveis e se aproprie dos recursos de resiliência e que essa experiência se torne um aprendizado para lidar com crises e eventos que desafiam os membros e os ajudam a crescer como seres humanos;
- Funcionar como um facilitador da comunicação na rede de cuidado desse paciente, ou seja, na relação entre o médico, a família e demais profissionais de saúde envolvidos.

Dentre as várias abordagens, uma possibilidade de intervenção nesses momentos de crise é a terapia Breve ou terapia Focal, que por ter um número limitado de sessões facilita a escolha dessa modalidade terapêutica nas instituições. O número de sessões pode variar de 8 a 10 encontros. A frequência pode ser quinzenal, e o foco sobre o que vai ser trabalhado é acordado entre a família e o terapeuta no primeiro encontro. Os atendimentos podem ser feitos na instituição, no hospital ou mesmo em casa, se fizer parte da realidade daquela família no momento.

● O CASAL E A DEPRESSÃO

O casal, assim como a família, passa por diversas fases de desenvolvimento ao longo de seu ciclo de vida, que compreendem: formação do jovem casal, nascimento dos filhos, adolescência e saída dos filhos de casa, o casal na meia-idade e o casal na idade tardia. Cada uma dessas fases consiste em um desafio para os cônjuges, pois demandam adaptações e negociações para que eles possam dar conta dos desafios e assim conseguir com que se desenvolvam e cresçam como indivíduos e como unidade familiar. Também permite que construam e reconstruam planos, projetos, contratos e recontratos na relação. No entanto, eventos não esperados, como separações, viuvez, novos casamentos, nascimento de outros filhos em novas relações e doença em um dos membros do casal, podem exigir mais recursos desse sistema familiar para adaptar-se às novas demandas.

Muitas vezes, as atitudes do cônjuge no sentido de aliviar o sofrimento nem sempre são eficazes e surgem relatos de falta de entendimento e compreensão, por um lado, e sentimentos de frustração e impotência, por parte do parceiro. As transformações nem sempre são imediatas. É muito difícil e frustrante lidar com a falta de vontade e de prazer na vida, presentes em alguém próximo. A depressão distancia os parceiros, que relatam sentimentos de solidão, distanciamento e incompreensão.

Terapia de casal e depressão

A terapia de casal é um instrumento que facilita nesse momento de crise, quando o casal atravessa esses desafios, à medida que cria contextos conversacionais, em que esses assuntos podem ser compartilhados e divididos.

Considerando terapia de casal como uma terapêutica de intervenção em casos de depressão, pode-se citar um estudo realizado em Londres, que comparou a terapia de casal *versus* medicação como conduta terapêutica para depressão. Foram selecionadas, aleatoriamente, 77 pessoas portadoras de depressão maior, segundo critérios médicos. Destas, 40 pessoas foram acompanhadas em terapia de casal e 37 receberam medicação para depressão. O grupo que se submeteu às drogas teve acesso a um programa educativo com esclarecimentos sobre a medicação, juntamente com seu parceiro. Dois terapeutas de casal e família fizeram todo o acompanhamento terapêutico dos casais. O índice de desistência diferiu nos dois grupos: 56,8% das pessoas tratadas com medicamentos e 15% dos sujeitos que estavam em terapia. Observou-se que, para este grupo, a terapia de casal foi mais aceita que o medicamento antidepressivo e tão eficiente quanto a medicação, se não mais, nas fases de recuperação e manutenção do quadro depressivo. A análise também mostrou que o alto custo da terapia de casal foi compensado por menor procura por outros serviços de saúde por parte do paciente.

● O CASAL E A DEPRESSÃO NO ENVELHECER

O indivíduo pode ser diagnosticado com depressão em qualquer momento no decorrer de seu ciclo de vida. No entanto, a depressão tardia é relativamente comum, considerando os sintomas de alcance físico, emocional e cognitivo. A depressão pode ocorrer de uma forma silenciosa, o que é ainda mais preocupante quando ocorre no idoso.

Ao se olhar com cuidado para esse momento tardio da vida, depara-se com a grande incidência de sintomas de depressão, que podem coincidir com a saída dos filhos de casa, proximidade da aposentadoria, perdas de pessoas significativas próximas, falta de projetos próprios ou que incluam o outro e perda das capacidades vitais. Além disso, há os desafios de conciliar e compreender os tempos e as necessidades de cada um, que nem sempre são os mesmos. Embora alguns casais tenham mais tempo juntos, por conta de aposentadoria, diminuição da jornada de trabalho ou ausência dos filhos, isso não significa maior companheirismo, mais intimidade e nem maior habilidade para conversar sobre a vida e compartilhar projetos. Sendo assim, neste contexto, é difícil encontrar empatia para conversar sobre o impacto do diagnóstico de depressão em um dos dois.

Terapia de casal, idosos e depressão

O terapeuta de casal tem como função:

- Criar contextos para que as conversas possam acontecer;
- Dar voz aos sonhos e desejos;
- Construir, junto com o casal, planos e projetos para o futuro, individuais e comuns;
- Lidar com o que o sintoma da depressão desencadeia e mobiliza no outro, como medo da morte, da separação e da viuvez;
- Trabalhar com a angústia da solidão, com o sentimento de não ser compreendido e sobre os aspectos sombrios da depressão.

É relativamente comum se deparar na clínica com os sintomas da depressão em ambos os membros do casal, embora, em algumas situações, apenas um dos parceiros é diagnosticado. Os estudos com pacientes idosos também confirmaram que a depressão em um dos cônjuges aumenta o risco de depressão no outro.

Ao se trabalhar com o par, é comum o outro perceber que esse momento, desencadeado pela depressão do parceiro, fez emergir um quadro de depressão, que provavelmente estava encoberto, talvez protegido pela dinâmica do casal. É muito rico quando o casal se propõe a trabalhar junto e assim acessarem os recursos criativos, resgatarem as competências como indivíduos, como casal e demais funções, como pais e até avós. Surge a possibilidade de se reconhecerem e construírem projetos comuns, respeitando as singularidades, desejos e tempos de cada um.

Na literatura são encontrados poucos estudos que observam as intervenções diádicas ou familiares em casais idosos com diagnóstico de depressão. Alguns fatores podem ter contribuído, como o grande número de viuvez, a dificuldade em reunir os membros da família e o fato de estarem mais isolados socialmente, se comparados a grupos de outras faixas etárias.

CONSIDERAÇÕES FINAIS

A terapia familiar e de casal é um recurso eficiente para o tratamento de pacientes com depressão e outras enfermidades, aliados a um acompanhamento médico, geriátrico ou psiquiátrico.

Considerando que o viver humano acontece em conversações, acredita-se que os encontros conversacionais, gerados no momento entre o terapeuta e a família, são geradores de mudanças e transformações. A família, no trabalho terapêutico, restaura e recupera sua força enquanto unidade familiar funcional e de pertencimento. A terapia possibilita o resgate do pertencimento familiar daquela pessoa que se sente à margem daquele núcleo. A família redescobre a força individual e grupal.

Segundo Mony Elkaim, "as famílias são semelhantes a árvores, cujos galhos desabrocham na primavera. Acontece que às vezes um dos ramos não dá botões, ou então nenhum botão se abre, nenhuma flor desabrocha. O galho parece seco, como se privado da seiva para se desenvolver. O terapeuta de família funciona como um jardineiro, que oferece ou traz um bom adubo, a boa terra, água suficiente e ajuda a encontrar a direção do sol. Então, a seiva existente no tronco poderá circular e irrigar cada um dos ramos, inclusive aqueles que parecem atrofiados". Ou seja, a intervenção familiar é uma indicação que facilita o desenvolvimento das pessoas daquele núcleo familiar, não só em situações imprevistas, como também nos eventos esperados do ciclo vital, nos quais existe sofrimento e infelicidade.

 BIBLIOGRAFIA CONSULTADA

1. Aisen E. Outcome research in family therapy. Advances in Psychiaric Treatment. 2002;8:230-8.
2. Berg CA, Upchurch R. A developmental contextual model of couples coping with chronic ilness across the adult life span. Psycol Bull. 2007;133(6):920-54.
3. Bolka et al. Systematic review of dyadic and family oriented interventions for late-life depression. J Geriatr Psychiatry. 2016;31(9):963-73.
4. Elkaim M. Como sobreviver à própria família. São Paulo: Integrare; 2008.
5. Leff J, Vearnals S, Brewin CR, Wolf, Alexander B, Aisen E, et al. The London depression intervention trial. Randomised controlled trial of antidepressants v. couple therapy in treatment and maintenance of people with depression living with a partner: clinical outcomes and costs. Br J Psychiatry. 2000;177-284.
6. McGoldrick M, Carter B. As mudanças no ciclo de vida familiar. Porto Alegre: Artes Médicas; 1995.
7. Martire LM, Schulz R, Reynolds CF, Morse JQ, Butters MA, Hinrichesen GA. Impact of close family members on older adult´s early response to depression treatment. Psycol Aging. 2008;23(2):447-52.
8. Miklowitz D, Goldstein MJ, Rea MM. Family-focused treatment versus individual treatment for bipolar disorder: results of a randomized clinical trial. Journal of Consulting and Clinical Psychology. 2003;71(3):482-92.
9. Minuchin S, Nichols MP. A cura da família: histórias de esperança e renovação contadas pela terapia familiar. Porto Alegre: Artes Médicas; 1995.
10. Nichols MP. Terapia familiar: conceitos e métodos. Porto Alegre: Artes Médicas; 1998.
11. Osorio LC, Valle MEP (orgs.). Manual de terapia familiar. Vols. I e II. Porto Alegre: Artmed; 2011.
12. Zeig J, Gilligan SG. Terapia breve: mitos, métodos y metaforas. Buenos Aires: Amorrortu Editora; 1990.

CAPÍTULO 40

Intervenções no estilo de vida

Renato Soleiman Franco

● INTRODUÇÃO

Talvez um dos aspectos mais desafiadores no tratamento da depressão são as intervenções no estilo de vida, que envolvem participação ativa dos pacientes (e muitas vezes dos familiares), habilidade de comunicação e gerenciamento da equipe que promove os cuidados. Pode-se considerar como estilo de vida os hábitos diários das pessoas, assim como fatores cotidianos que impactam tanto na prevenção quanto no tratamento de determinadas condições clínicas ou determinadas doenças.

Intervenções ligadas a nutrição, atividade física, controle de peso, tabagismo, entre outras medidas que façam parte do cotidiano das pessoas, têm sido incluídas nas práticas de estilo de vida. Em relação à depressão, uso de álcool e outras drogas (incluindo tabaco), dieta pouco saudável, baixa qualidade de sono, peso aumentado e sedentarismo estão entre os fatores relacionados aos estados depressivos, sendo tanto causa como consequência, mesmo em adolescentes.

Intervenções focadas em dieta, exercício e autocuidado acabam sendo as mais clássicas, no entanto, a forma de aplicação dessas intervenções pode ser bastante heterogênea. Podem ser intervenções mais simples e pouco estruturadas, como aconselhamento periódico em consultas sobre alimentação, exercícios e hábitos saudáveis, como também grupos estruturados e bem definidos, como apoio psicológico específico e atividade física orientada. No entanto, essas estratégias têm mostrado resultados diferentes.

412 Depressão: guia prático

Há cinco aspectos essenciais nas práticas relacionadas ao estilo de vida: atividade física regular, nutrição adequada, controle do peso, prevenção ao tabagismo e redução do estresse/saúde mental. Como a redução do estresse e tabagismo têm sido temas abordados de forma mais sistemática, neste capítulo será discutido o papel da atividade física, nutrição e controle de peso na depressão.

● ATIVIDADE FÍSICA

Será utilizado aqui o termo atividade física, mas categoricamente considera-se atividade física qualquer trabalho muscular que requer energia adicional (inclui trabalhos domésticos, de lazer, entre outros); já o exercício é uma prática mais organizada, repetida e voltada para melhoria ou manutenção da aptidão física.

A atividade física tem impacto positivo tanto no tratamento como na prevenção de diversas doenças crônicas (incluindo a depressão). Esse impacto acontece em diferentes países; um estudo conduzido no Brasil apontou para *odds ratio* de 1,45 (intervalo de confiança de 95%, 1,02-2,06) em homens jovens, de 2,38 (intervalo de confiança de 95%, 1,4-4,03) em adultos e de 5,35 (intervalo de confiança de 95%, 2,14-13,37) em idosos.

Podem-se considerar três principais classes de exercícios:

- Exercícios aeróbicos: aqueles nos quais há trabalho com aumento da frequência cardíaca e respiratória com objetivo de aumentar o limiar aeróbico;
- Exercícios de resistência: cujo foco é o condicionamento muscular por meio de diferentes tipos de contração, como a isométrica e a dinâmica;
- Exercícios mente-corpo: em geral, exercícios de baixo impacto combinados com respiração ou meditação (ioga, *tai-chi*, entre outros).

Há poucos estudos que comparam as diferentes modalidades dos exercícios nas diversas apresentações da depressão. Entretanto, os benefícios dos exercícios são baseados em evidências científicas. Por exemplo, mulheres que realizaram atividades físicas na gestação, no puerpério ou após o puerpério, incluindo exercícios de baixa intensidade como caminhadas, tiveram menor chance de desenvolver depressão pós-natal.

Entre as intervenções no estilo de vida, a prática de atividades e os exercícios têm sido considerados como modalidades de tratamento, em especial para sintomas leves de depressão até casos moderados, nos quais se pode até considerar a prática de atividades como monoterapia nas semanas iniciais (sendo fundamental sempre monitorar a piora do quadro e a adesão). As taxas de abandono e adesão não são tão diferentes quando comparadas ao uso de antidepressivos e psicoterapia, visto que essas taxas estão em torno de 20 a 25%.

Assim, práticas de exercício físico devem ser estimuladas. Por causa da dificuldade em se definir qual seria a melhor modalidade de exercício, deve-se compartilhar essa decisão com os pacientes. É essencial definir metas/planos alcançáveis, bem como a atividade que o paciente aceita melhor.

Os estudos mostram intervenções que variam entre 1 e 5 dias por semana, sendo que a maioria está entre 3 e 4 dias por semana e com atividade aeróbica com duração de aproximadamente 60 minutos. Apesar de ser evidenciado o benefício do exercício em diversos estudos, ensaios mais bem desenhados são necessários para conclusões mais assertivas.

Assim, a prática regular de atividade física (cerca de 30 minutos diários, 5 vezes/semana, preferencialmente de moderada/alta intensidade) deve ser encorajada, pois parece ter grandes benefícios. No entanto, programas de maior duração (60 a 75 minutos) também são eficazes, assim como atividades leves, de baixa intensidade e curta duração (15 minutos), que já demonstram algum impacto.

● NUTRIÇÃO

Uma dieta saudável que inclua legumes, frutas, comidas não processadas, baixo consumo de doces e proteínas animais em quantidades adequadas e com variedades está inversamente associada aos sintomas depressivos, no entanto, o papel de cada uma das dietas no tratamento da depressão ainda não é conhecido. Seria necessário comparar as diferentes dietas e isolar inúmeras variáveis, sendo que, para isso, mais estudos de boa qualidade precisariam ser realizados.

O estado nutricional e a dieta fazem parte tanto da avaliação do paciente com depressão como são possíveis alvos de intervenção. Alterações do apetite, da vontade e a mudança do padrão alimentar afetam os pacientes com sintomas depressivos de formas diferentes e, com frequência, trazem repercussão à saúde. Neste item, serão discutidos o uso de diversos nutrientes (conhecidos como suplementos) e a sua correlação com a depressão.

Uma metanálise que avaliou o uso de inositol, vitamina D, ácido fólico, vitamina B12, S-adenosil-L-metionina (SAMe), ácidos graxos insaturados (ômega-3 e zinco) mostrou que os artigos com melhores níveis de evidência são aqueles que relatam sobre o uso de ácido fólico, ômega-3 e zinco. Já para vitamina D, vitamina B12 e SAMe, há muito pouca informação para que se tenha uma conclusão e indicação de uso. Parece haver consenso de que não há benefício para o uso de acido fólico e dois estudos indicaram o mesmo para o inositol.

No caso do ômega-3 e do zinco, há tendência para creditar eficácia ao uso dessas substâncias, entretanto, são necessários estudos mais robustos para indicação mais precisa. Quanto ao zinco, estudos mostram correlação inversa entre os seus níveis séricos e sintomas depressivos; a dose utilizada nos estudos foi de 25 mg/dia. Os estudos com o uso do ômega-3 variam bastante quanto à dose (1, 2 e 4 g/dia). Apesar da recomendação de alguns estudos e revisões, uma metanálise da Cochrane (2015) não sugere benefícios clínicos com a sua suplementação.

Apesar da magnitude do efeito da vitamina D ser muito pequena na metanálise, há correlação negativa entre nível de vitamina D e sintomas depressivos, assim como alguns ensaios clínicos mostram sua eficácia. Nesse estudo houve aumento do nível sério de vitamina D de 23,55 (± 4,03) para 46,85 (± 14,14), com uma melhora significativa no grupo que suplementou vitamina D (1.000 UI de vitamina D3). No entanto, o estudo avaliou somente as primeiras 4 semanas e não há dados se esses benefícios se mantêm. Há relatos de doses mais altas (50.000 UI) de vitamina D3 com benefício avaliado nos 3 primeiros meses de tratamento, em especial para homens e mulheres com quadros depressivos graves.

Quanto ao rastreio populacional e uso de vitamina D para o tratamento da hipovitaminose, é importante considerar o posicionamento de 2018 da Sociedade Brasileira de Patologia Clínica/Medicina Laboratorial e da Sociedade Brasileira de Endocrinologia e Metabologia. Não há evidência para o rastreio populacional em massa, a não ser em determinadas condições, como idade acima de 60 anos, história de quedas frequentes, gestantes e lactantes, osteoporose, doenças osteometabólicas, doença renal crônica, síndromes de má absorção, medicações que possam interferir na formação e degradação da vitamina D (p.ex., antirretrovirais, glicocorticoides e anticonvulsivantes), diabetes, indivíduos que não se expõem ao sol, obesidade e indivíduos com pele escura.

No caso do SAMe, os estudos ainda têm tamanho de efeito pequeno e diferem quanto à administração; por isso, é difícil recomendar seu uso. Há ainda uma grande variação quanto à dose, por exemplo, 150 a 800 mg (injetável) e 800 a 3.200 mg (via oral). No entanto, alguns estudos mostram resultados positivos com a sua suplementação.

As conclusões sobre o uso de suplementos alimentares devem ser cautelosas, pois estudo recente mostrou que não houve diferença entre uso de suplemento (SAMe; ácido fólico; ômega-3; 5-HTP e picolinato de zinco) e placebo, quando adicionados ao tratamento usual.

É importante lembrar de que há casos em que folato, vitamina B12 e vitamina D encontram-se em níveis deficitários. Nessas situações é importante seguir a avaliação clínica e adequada suplementação, conforme condição subjacente. Além disso, a suplementação que tenha efeito em outras condições crônicas associadas à depressão deve ser avaliada considerando essas condições e as especificidades de cada caso.

CONTROLE DE PESO

O impacto do peso corporal na depressão perpassa desde os critérios diagnósticos até a influência da imagem corporal no aparelho psíquico e do próprio peso, além das condições metabólicas no funcionamento cerebral. A correlação entre índice de massa corpórea (IMC) e sintomas depressivos mostra um efeito interessante em amostras populacionais. O sobrepeso (IMC 25 a 29,9 kg/m^2) em homens parece ter efeito protetor contra a depressão; já em mulheres, há efeito contrário e sobrepeso passa a ser fator associado à depressão.

No caso da obesidade (IMC ≥ 30 kg/m^2), tanto em homens quanto em mulheres, há associação com depressão. No entanto, o *odds ratio* é bastante diferente, 1,07 (IC 95% 0,95-1,19) para homens e 1,41 (IC 95% 1,23-1,63) para mulheres. A associação com depressão é ainda maior nos casos de IMC > 40. No entanto, não somente o sobrepeso, mas o baixo peso (IMC < 18,5 kg/m^2) também está associado a sintomas depressivos. Apesar da correlação entre obesidade e baixo peso com sintomas depressivos, o *odds ratio* dos estudos que avaliaram mudança no peso não evidenciou associação entre variação do peso com sintomas depressivos.

Um estudo de metanálise, específico sobre a população de obesos em programas de controle de peso, mostrou associação positiva entre perda de peso e diminuição dos sintomas depressivos, em especial quando a redução do peso é acompanhada de mudanças no estilo de vida (com ênfase para exercícios e alimentação saudável). Desse modo, mesmo que estratégias medicamentosas sejam necessárias para a redução do peso corporal, se o alvo for o manejo dos sintomas depressivos, será essencial a mudança de hábitos de vida.

Em pacientes com sintomas depressivos classificados como leves ou no máximo moderados pelo inventário de Beck, os sintomas depressivos reduzem significativamente com a diminuição do peso corporal. Apesar desses resultados, estudos mais antigos mostraram associação contrária, com exacerbação dos sintomas com a perda de peso.

CONSIDERAÇÕES FINAIS

Orientar e promover hábitos de vida saudáveis em pacientes com depressão é um desafio. Pessoas com sintomas depressivos, em geral, apresentam prejuízo da volição e visão pessimista do futuro. Esses aspectos combinados com os estados de fadiga, além dos demais sintomas da depressão, tornam a mudança dos hábitos de vida uma tarefa difícil. No entanto, adesão ao tratamento medicamentoso e estratégias de psicoterapia não parecem ser tão inferiores à mudança de hábitos.

Os benefícios de alimentação saudável, exercícios ou atividade física e controle do peso corporal envolvem a melhora da saúde integral e devem ser alvo do plano de tratamento/cuidado de pessoas com quadros depressivos. Adaptar cada plano de cuidado às necessidades e possibilidades, compartilhando o cuidado e seus objetivos, devem ser feitos em uma visão realista. O profissional de saúde deve ter muita cautela, esperar o momento certo e se dedicar em compartilhar os planos de ação com os pacientes. Traçar metas alcançáveis, consultas de reavaliação frequentes e envolvimento de áreas do conhecimento podem ajudar no tratamento.

Deve-se tomar cuidado para que o plano de cuidado não fique demasiado complexo, visto que existem casos nos quais 6 a 7 profissionais diferentes realizam o cuidado e, em geral, de forma descoordenada. Nessas situações, pode ser importante ter um profissional clínico de referência (como um médico de família e comunidade ou um especialista em clínica médica ou geriatria) que possa integrar e gerenciar/coordenar esse cuidado. Caso o psiquiatra, ou outro profissional, opte por coordenar esse cuidado, é essencial que esse profissional de saúde tenha uma visão global e possa auxiliar seu paciente de maneira adequada. Em casos mais simples, o próprio profissional deve se qualificar quanto aos hábitos de vida saudáveis, assim como, orientar e propor estratégias que melhorem o desfecho clínico dos pacientes.

 BIBLIOGRAFIA CONSULTADA

1. Alghamdi S, Alsulami N, Khoja S, Alsufiani H, Tayeb HO, Tarazi FI. Vitamin D supplementation ameliorates severity of major depressive disorder. J Mol Neurosci. 2020;70(2):230-5.
2. Appleton KM, Sallis HM, Perry R, Ness AR, Churchill R. Omega-3 fatty acids for depression in adults (Intervention Review). Cochrane Collab. 2015;11(5):1-135.
3. Bailey AP, Hetrick SE, Rosenbaum S, Purcell R, Parker AG. Treating depression with physical activity in adolescents and young adults: a systematic review and meta-analysis of randomised controlled trials. Psychol Med. 2018;48(7):1068-83.
4. Cairns KE, Yap MBH, Pilkington PD, Jorm AF. Risk and protective factors for depression that adolescents can modify: a systematic review and meta-analysis of longitudinal studies. J Affect Disord. 2014;169:61-75.
5. De Berardis D, Orsolini L, Serroni N, Girinelli G, Iasevoli F, Tomasetti C, et al. A comprehensive review on the efficacy of S-Adenosyl-L-methionine in major depressive disorder. CNS Neurol Disord Drug Targets. 2016;15(1):35-44.
6. de Oliveira GD, Oancea SC, Nucci LB, Vogeltanz-Holm N. The association between physical activity and depression among individuals residing in Brazil. Soc Psychiatry Psychiatr Epidemiol. 2018;53(4):373-83.
7. Fabricatore AN, Wadden TA, Higginbotham AJ, Faulconbridge LF, Nguyen AM, Heymsfield SB, et al. Intentional weight loss and changes in symptoms of depression: a systematic review and meta-analysis. Int J Obes. 2011;35(11):1363-76.
8. Fuller NR, Burns J, Sainsbury A, Horsfield S, da Luz F, Zhang S, et al. Examining the association between depression and obesity during a weight management programme. Clin Obes. 2017;7(6):354-9.
9. Jung SJ, Woo HT, Cho S, Park K, Jeong S, Lee YJ, et al. Association between body size, weight change and depression: systematic review and meta-analysis. Br J Psychiatry. 2017;211(1):14-21.
10. Khoraminya N, Tehrani-Doost M, Jazayeri S, Hosseini A, Djazayery A. Therapeutic effects of vitamin D as adjunctive therapy to fluoxetine in patients with major depressive disorder. Aust N Z J Psychiatry. 2013;47(3):271-5.
11. Kołomańska-Bogucka D, Mazur-Bialy AI. Physical activity and the occurrence of postnatal depression – a systematic review. Med. 2019;55(9).
12. Li Z, Li B, Song X, Zhang D. Dietary zinc and iron intake and risk of depression: a meta-analysis. Psychiatry Res. 2017;251:41-7.

13. Miller KJ, Gonçalves-Bradley DC, Areerob P, Hennessy D, Mesagno C, Grace F. Comparative effectiveness of three exercise types to treat clinical depression in older adults: a systematic review and network meta-analysis of randomised controlled trials. Ageing Res Rev. 2020;58.
14. Rippe JM. Lifestyle medicine: the health promoting power of daily habits and practices. Am J Lifestyle Med. 2018;12(6):499-512.
15. Saboya PP, Bodanese LC, Zimmermann PR, Da Silva Gustavo A, Macagnan FE, Feoli AP, et al. Lifestyle intervention on metabolic syndrome and its impact on quality of life: a randomized controlled trial. Arq Bras Cardiol. 2017;108(1):60-9.
16. Sarris J, Byrne GJ, Stough C, Bousman C, Mischoulon D, Murphy J, et al. Nutraceuticals for major depressive disorder- more is not merrier: an 8-week double-blind, randomised, controlled trial. J Affect Disord. 2019;245:1007-15.
17. Schefft C, Kilarski LL, Bschor T, Köhler S. Efficacy of adding nutritional supplements in unipolar depression: a systematic review and meta-analysis. Eur Neuropsychopharmacol. 2017;27(11):1090-109.
18. Schuch FB, Stubbs B. The role of exercise in preventing and treating depression. Curr Sports Med Rep. 2019;18(8):299-304.
19. Sociedade Brasileira de Patologia Clínica/Medicina Laboratorial e Sociedade Brasileira de Endocrinologia e Metabologia. Disponível em: http://bibliotecasbpc.org.br/index.php?P=4&C=0.2.

CAPÍTULO 41

Terapias da medicina integrativa

Marcus Kiiti Borges

INTRODUÇÃO

Apesar dos avanços da psicofarmacologia nas últimas 6 décadas, o manejo da depressão e de outros transtornos do humor continua a desafiar os médicos e outros profissionais da saúde. Evidências mostram que o tratamento farmacológico combinado com abordagem psicossocial tanto para o transtorno depressivo maior (TDM) quanto para o transtorno depressivo persistente (distimia) produz melhores resultados, reduzindo as taxas de recaída e recorrência. Entretanto, cerca de 1/3 dos pacientes com TDM torna-se resistente a diferentes formas de terapia, incluindo as psicoterapias. Muitos não respondem aos tratamentos em razão da presença de comorbidades, dificuldade de acesso aos serviços especializados e baixa adesão às terapias disponíveis. Já outros pacientes mostram-se insatisfeitos com os tratamentos convencionais e buscam outras formas de intervenções, em particular as terapias da Medicina Alternativa e Complementar (MAC).

DEFINIÇÃO E CLASSIFICAÇÃO DAS TERAPIAS INTEGRATIVAS

A MAC também é chamada de Medicina Integrativa (MI) ou Medicina Alternativa, Integrativa e Complementar (MAIC), sendo este termo o mais recente. Os tratamentos da MAIC variam amplamente e podem ser definidos como "um grupo de diversos sistemas, práticas e produtos médicos e de saúde, que geralmente não são considerados como parte da medicina convencional". O *National Center for Complementary and Alternative Medicine* (NCCAM) classifica as modalidades de terapias integrativas em cinco categorias: sistemas médicos completos, suplementos ou dietas, práticas corpo-mente, práticas baseadas na manipulação do corpo e terapias energéticas (Tabela 1).

TABELA 1   Classificação das terapias integrativas de acordo com o NCCAM

Categoria	Exemplos de modalidades de terapias
Sistemas médicos completos	Medicina Tradicional Chinesa, Medicina Ayurvédica e Homeopatia
Suplementos ou dietas	Ervas, nutrientes (vitaminas, minerais, óleos) e probióticos
Práticas corpo-mente	Meditação, ioga, *tai chi* e *qi gong*
Práticas baseadas na manipulação do corpo	Quiropraxia, osteopatia e massagens
Terapias energéticas	Reiki e terapias baseadas no toque

Dados publicados em 2015 mostram que 1/3 dos americanos já utilizava essas terapias. Estimativas são ainda maiores (33 a 44%) quando ocorrem os sintomas neuropsiquiátricos (ansiedade, depressão, insônia, dor de cabeça, déficits de atenção e memória), mais comuns nessa população. A Tabela 2 mostra a variedade das terapias, mas vale ressaltar que muitas delas não são recomendadas na prática clínica e psiquiátrica.

● PRÁTICA CLÍNICA DAS TERAPIAS DA MAIC PARA TDM

Os principais motivos para a procura de terapias da MAIC são:

- Desenvolvimento de efeitos colaterais intoleráveis aos antidepressivos de primeira linha;
- Pacientes que apresentam condição para a qual não existem tratamentos eficazes;
- Paciente não pode arcar com os custos dos medicamentos mais "modernos";
- Em razão de múltiplas e complexas condições médicas associadas à depressão;
- Paciente não tem acesso ao tratamento considerado padrão;

TABELA 2 Muitas terapias integrativas envolvem o corpo, a mente e o espírito

Corpo	Mente	Espírito
Acupuntura	Arteterapia	Análise de Reik
Aikido	Análise existencial	Curandeiros
Aromaterapia	Análise de Fromm	Cientologia
Biofeedback	Análise de Horney	Ciência cristã
Dançaterapia	Análise transacional	Cultos de cura
Drenagem linfática	Análise de Jung	Cura através do toque
Dieta macrobiótica	Astrologia	Cura divina
Entomoterapia	Autossugestão consciente	Cura espiritual
Fitoterapia	Ciência intuitiva	Eckankar
Frenologia	Cromoterapia	Edgar Cayce
Homeopatia	Florais de Bach	Espiritualistas
Hidroterapia	Gestalt terapia	Evangelistas
Ioga	Grafologia	Gurdjieff
Iridologia	Hipnose	Medicina profética
Laserterapia	Logoterapia (de Frankl)	Medicina islâmica
Medicina Tradicional Chinesa	Naturopatia	Meditação
Medicina Ayurvédica	Musicoterapia	Radiestesia
Mel terapia	Orgonoterapia	Terapia baseada na fé
Moxaterapia	Radiestesia	Terapia racional
Osteopatia	Risoterapia	Terapia de Reich
Ozonioterapia	Teoria de Adler	Terapia primal
Picada de abelha	Teoria psicossocial do	Terapia Pecci-Hoffman
Quiropraxia	desenvolvimento (de Erikson)	Poder da mente
Quiropodologia	Teoria de Maslow	Poder da fé
Reflexologia	Terapia com imagem guiada	Zen
Reiki	Terapia da polaridade	
Sauna	Terapia da visualização	
Shiatsu	Terapia de Clay	
Sonoterapia	Terapia com *hobbies*	
Tai Chi	Terapia de Mensendieck	
Técnica de Alexander	Terapia de Rank	
Terapia com minerais	Terapia de Sullivan	
Terapia com água mineral	Terapia dos sonhos	
Terapia tântrica	Terapia paradoxal	
Ventosaterapia	Terapia sexual (sexologia)	

- Paciente se sente mais confortável com terapias da MAIC;
- Pacientes que não respondem ao tratamento com antidepressivos;
- Pacientes que desejam novas opções de tratamento;
- Para atenuar efeitos ou reações adversas de medicamentos;
- Pacientes resistentes aos tratamentos convencionais.

● PRINCIPAIS RECOMENDAÇÕES BASEADAS EM EVIDÊNCIAS

Em geral, a MAIC é segura e bem tolerada pelos pacientes, sendo recomendada no tratamento da depressão com abordagem holística. Além disso, pesquisas com nível de evidência sobre o tema vêm crescendo substancialmente na última década.

Uma revisão da literatura concluiu que as terapias da MAIC podem ser úteis como complemento às terapias convencionais para tratamento inicial e prevenção da recorrência da depressão, com poucos efeitos adversos.

Uma revisão integrativa concluiu que o aumento do uso da MAIC é proporcional à gravidade da depressão e que os fatores psicossociais associados ao uso da MAIC nos transtornos depressivos e em outros transtornos mentais graves ainda não foram estabelecidos.

Um protocolo publicado pela *American College of Physicians* encontrou 45 estudos clínicos randomizados (ECR) que compararam o uso de antidepressivos, psicoterapias, principalmente a terapia cognitivo-comportamental (TCC), as práticas complementares e de exercícios físicos, no tratamento inicial da depressão. Os resultados mostraram ainda eficácia limitada, principalmente das práticas corpo-mente, se comparadas com os tratamentos farmacológicos e/ou psicoterápicos modernos.

Já na seção do CANMAT (2016) relacionada a terapias da MAIC para depressão maior, cada recomendação é informada pelo nível de evidência para cada linha de tratamento classificada, usando critérios específicos (Tabela 3).

TABELA 3 Recomendações para terapias corpo-mente (movimento/meditação)

Intervenção	Indicação	Recomendação	Evidência	Mono/terapia adjuvante
Exercício físico	TDM leve a moderado	1ª. linha	Nível 1	Monoterapia
	TDM moderado a grave	2ª. linha	Nível 1	Terapia adjuvante
Terapia com luz intensa	TDM sazonal	1ª. linha	Nível 1	Monoterapia
	TDM leve a moderado	2ª. linha	Nível 2	Mono/terapia adjuvante
Ioga	TDM leve a moderado	2ª. linha	Nível 2	Adjuvante
Acupuntura	TDM leve a moderado	3ª. linha	Nível 2	Adjuvante
Privação de sono	TDM moderado a grave	3ª. linha	Nível 2	Adjuvante

TDM: transtorno depressivo maior.

Uma revisão sistemática publicada recentemente mostrou uma visão geral sobre o papel da MAIC na depressão maior, incluindo e revisando 26 metanálises. Um total de 36 ECR e controlados, com mais de 7.100 adultos com depressão (sendo que a maioria apresentava TDM) foi analisado. Os resultados mostraram que as evidências são conflitantes e de menor qualidade quando analisadas as taxas de remissão e recaída. Além disso, evidências de qualidade moderada mostraram que o *mindfulness-based cognitive therapy* (MBCT) foi superior ao tratamento medicamentoso com antidepressivo em pacientes com transtorno depressivo persistente.

Evidências de baixa qualidade sugerem que tamanhos de efeitos foram maiores e mais significativos com a eletroacupuntura em comparação com o uso de antidepressivos isoladamente e como tratamento adjuvante aos antidepressivos, dependendo da gravidade da depressão. Já ao se avaliar as taxas de remissão, evidências de baixa qualidade revelaram efeitos comparáveis da eletroacupuntura e com o uso de antidepressivos. Outros efeitos maiores e significativos, baseados em evidências de baixa qualidade, foram encontrados para *mindfulness-based stress reduction* (MBSR) *versus* tratamento convencional, musicoterapia com o uso de antidepressivos, TCC "adaptado pela fé" *versus* TCC e S-adenosil metionina (SAMe) *versus* antidepressivos (como terapia padrão).

Outros tratamentos, como acupuntura manual, aromaterapia, *biofeedback*, ervas (*crocus sativus*, cúrcuma longa, ervas tradicionais chinesas, *lavandula angustifolia*, *echium amoenum* e *rhodiola rosea*), homeopatia, hipnose, terapia com luz intensa, massagem, terapias de movimento/meditação (dançaterapia, *Qi Gong*, *Tai Chi* e ioga) mostram nível de evidência, porém necessitam futuramente de estudos de boa qualidade.

CONSIDERAÇÕES FINAIS

Terapias mente-corpo, especialmente ioga, podem mostrar benefícios até mesmo para os pacientes com sintomas depressivos moderados a graves. Vários estudos também apoiam a eficácia das terapias com luz intensa, meditação, exercícios físicos e acupuntura para o TDM. Entretanto, ensaios clínicos randomizados (ECR) mais robustos são necessários para fornecer melhores evidências quanto ao uso (isolado ou combinado) da MAIC para o tratamento dos transtornos depressivos.

BIBLIOGRAFIA CONSULTADA

1. Clarke TC, Black LI, Stussman BJ, Barnes PM, Nahin RL. Trends in the use of complementary health approaches among adults: United States, 2002-2012. Natl Health Stat Report. 2015;(79):1-16.
2. Gartlehner G, Gaynes BN, Amick HR, Asher GN, Morgan LC, Coker-Schwimmer E, et al. Comparative benefits and harms of antidepressant, psychological, complementary, and exercise treatments for major depression: an evidence report for a clinical practice guideline from the American College of Physicians. Ann Intern Med. 2016;164(5):331-41.
3. Haller H, Anheyer D, Cramer H, Dobos G. Complementary therapies for clinical depression: an overview of systematic reviews. BMJ Open. 2019;9(8):e028527.
4. Ijaz S, Davies P, Williams CJ, Kessler D, Lewis G, Wiles N. Psychological therapies for treatment-resistant depression in adults. Cochrane Database Syst Rev. 2018;5:CD010558.
5. Machmutow K, Meister R, Jansen A, Kriston L, Watzke B, Härter MC, et al. Comparative effectiveness of continuation and maintenance treatments for persistent depressive disorder in adults. Cochrane Database Syst Rev. 2019;5:CD012855.
6. National Center for Complementary and Alternative Medicine. What is complementary and alternative medicine? [Internet] 2012 May [cited 2016 June 21]. Disponível em: https://nccih.nih.gov/sites/nccam.nih.gov/files/D347_05-25-2012.pdf
7. Purohit MP, Wells RE, Zafonte RD, Davis RB, Phillips RS. Neuropsychiatric symptoms and the use of complementary and alternative medicine. PM R. 2013;5(1):24-31.
8. Qureshi NA, Al-Bedah AM. Mood disorders and complementary and alternative medicine: a literature review. Neuropsychiatr Dis Treat. 2013;9:639-58.
9. Ravindran AV, Balneaves LG, Faulkner G, Ortiz A, McIntosh D, Morehouse RL, et al.; CANMAT Depression Work Group. Canadian Network for Mood and Anxiety Treatments (CANMAT) 2016 Clinical Guidelines for the Management of Adults with Major Depressive Disorder: Section 5. Complementary and Alternative Medicine Treatments. Can J Psychiatry. 2016;61(9):576-87.
10. Sim K, Lau WK, Sim J, Sum MY, Baldessarini RJ. Prevention of relapse and recurrence in adults with major depressive disorder: systematic review and meta-analyses of controlled trials. Int J Neuropsychopharmacol. 2015;19(2).
11. Solomon D, Adams J. The use of complementary and alternative medicine in adults with depressive disorders. A critical integrative review. J Affect Disord. 2015;179:101-13.

CAPÍTULO 42

Depressão, plataformas digitais e aplicativos

Rodrigo da Silva Dias

INTRODUÇÃO

A saúde vem sendo impactada pela transformação digital de várias formas. A introdução de novas tecnologias está abrindo novas oportunidades dadas as características dos transtornos mentais em si e dos tipos de serviços de saúde da área.

A tecnologia está ajudando todo o ecossistema de assistência à saúde e foca cada vez mais na busca da melhor experiência do paciente e do médico. Além de expandir a área de atuação rompendo algumas barreiras físicas e novos elementos, vem garantindo maior acesso à saúde. Os prontuários eletrônicos, por disponibilizarem dados de forma estruturada e serem acessados remotamente, garantem maior precisão de informações, contribuindo para o avanço da personalização da assistência e eficiência do processo de decisão, por exemplo.

Outra contribuição está na geração de conhecimento, por meio do armazenamento de quantidades inimagináveis de dados (*big data*) e a análise desses dados (*analyctics*), tanto na assistência como na infraestrutura ligada na atenção à saúde e sua evolução. Ao apresentar alguns conceitos e atividades, o objetivo deste capítulo é descrever um panorama geral desse novo ecossistema, a saúde mental digital, citando algumas iniciativas focadas em depressão.

TELEPSIQUIATRIA

A telepsiquiatria, também conhecida como telessaúde mental, é a prática de serviços psiquiátricos por meio de tecnologias de telecomunicações, como: dispositivos móveis, telefone, e-mail, bate-papo (*chat*), texto e videoconferência bidirecional a distância.

É considerada um dos elementos-chave para melhorar o tratamento e expandir os cuidados em saúde mental para os grandes desafios da Organização Mundial da Saúde (OMS), na Iniciativa Global de Saúde Mental.

A prática primária de telepsiquiatria inclui algumas modalidades, como: avaliações psiquiátricas, psicoterapia (individual, em grupo e família), educação do paciente e sua rede de apoio, equipe de assistência e gerenciamento do tratamento.

Geralmente, a telepsiquiatria é realizada em instalações médicas e tem sido usada em hospitais, ambulatórios e instituições de longa permanência para idosos (ILPI), mas também em instituições e escolas correcionais e militares. Com as várias possibilidades tecnológicas disponíveis, houve grande aumento na oferta de assistência em telepsiquiatria.

As atividades de telepsiquiatria não se restringem ao atendimento ao paciente. Isso também inclui treinamento, supervisão e avaliação de equipes e gerentes de saúde, especializados ou não em saúde mental. Graças a sua onipresença, a telepsiquiatria pode ser disponibilizada em situações extremas, como zonas de guerra e abrigos humanitários, permitindo que barreiras culturais e étnicas sejam minimizadas.

Abrange também outras atividades, como consultas a prestadores de cuidados primários, outras especialidades, gerentes de saúde e troca de informações médicas (textos, imagens, vídeos, etc.). O ecossistema de telepsiquiatria já estabeleceu padrões técnicos e de segurança com certificações apropriadas (p.ex., HIMSS, HIPAA), permitindo a adoção dessa prática em ambientes da saúde pública e privada.

Diferentemente do tratamento presencial, a abordagem em telepsiquiatria é escalonável, facilmente acessível, barata e padronizada, e pode reduzir o medo de estigmatização, pois pode ser usada de forma privada e conforme sua conveniência.

Atualmente, observa-se amplo escopo de atuação em funções isoladas ou associadas. Esses sistemas abordam a capacidade de resposta, personalização, análise e apresentação de dados, e seguem as possibilidades de ação do campo de *mobile-health*, também conhecido como *mHealth*, como descrito na Figura 1.

O grau de sofisticação dos sistemas ofertados até o momento variam também. Burger et al. relatam que variam desde estratégias *off-line* (sem acesso à internet) até o contexto responsivo (interação em tempo real).

No ambiente *off-line*, a função é executada por humanos e tem como exemplo a troca de e-mail. Em uma estratégia informativa, o diário de informações é transmitido por algum meio eletrônico, como um texto em formato .pdf (*portable document format*), por exemplo, que garante o acesso ao seu conteúdo, independentemente da forma como foi gerado.

O próximo passo de complexidade já permite a entrada de dados de modo interativo pelo usuário, que não se preocupa em como esses dados serão organizados e disponibilizados. São os diários e questionários preenchidos e armazenados diretamente na rede.

No seguinte passo de complexidade os sistemas coletam metadados. Estes são dados de múltiplas fontes, associados ou não, à ferramenta de coleta de dados e que trazem informações de gestão e utilização destas, além de contribuir para tomada de decisões. Um exemplo é a coleta de dados sobre o processo de digitação, tempo e velocidade, que podem ser variáveis, ao se responder um questionário *on-line*.

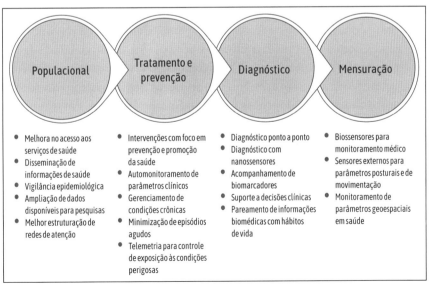

FIGURA 1 Possibilidade de aplicações de *mHealth*.

428 Depressão: guia prático

O nível mais avançado leva em consideração o contexto em que ocorre uma interação em tempo real à medida que os dados são alimentados no sistema. Nesse caso, o sistema responde fazendo comentários de acordo com as informações coletadas, explicitando sua capacidade de compreensão do conteúdo. Um exemplo pode ser descrito com a interação por meio de uma caixa de diálogo, que após ele relatar uma piora dos níveis de sofrimento, envia no ambiente da plataforma o seguinte texto: "parece que seus sintomas aumentaram de intensidade desde a sua última avaliação".

Atualmente, observam-se muitos sistemas para tratar ou prevenir a depressão e cada um tem sua particularidade. Segundo Burger et al., existem duas grandes linhas de abordagem:

1. Linha voltada para a intervenção clínica e estudos comparativos focados em sua eficácia. Os sistemas de intervenção clínica têm como foco a redução dos sintomas depressivos. As abordagens utilizadas para intervenção são diversas:
   » A terapia cognitivo-comportamental é a mais utilizada, sendo possível também encontrar enfoques comportamentais e cognitivos isoladamente;
   » As psicoterapias interpessoais, psicodinâmicas e positivas seguem em frequência. Outras abordagens e inovações são encontradas;
2. Linha com perspectiva tecnológica (persuasiva), focada na funcionalidade, com elementos tecnológicos persuasivos ou modalidade de comunicação que atuam sobre a depressão. Os sistemas com perspectiva tecnológica atuam com foco no suporte para o aumento da adesão ao tratamento da depressão, incluindo a intervenção em diferentes contextos:
   » No campo do planejamento, a personalização tem destaque seguida de orientação para atividades de organização;
   » No campo de suporte à execução, mais uma vez a personalização se destaca, seguido de gestão pessoal, organização, desempenho de papéis e enfrentamento de gatilhos de desestabilização;
   » O campo de monitorização acaba por atrair grande atenção em razão de sua visibilidade ao se dedicar ao seguimento de atividade física, avaliação de contextos ambientais, evolução e avaliação dos sintomas.

>> Podem focar especificamente no desempenho social, tanto no desempenho de papéis pessoais como profissionais, de modo direto ou indireto.

● SISTEMAS FOCADOS EM DEPRESSÃO

Foram avaliados 259 sistemas voltados para depressão na revisão de Burger et al. Esses autores incluíram sistemas que abordaram a depressão desenvolvidos a partir do ano 2000 e excluíram iniciativas que incluíram crianças, adolescentes, comorbidades psiquiátricas e mulheres no período perinatal (gravidez e puerpério):

- Entre os selecionados, 75,7% tinham funcionalidades ativas e 6,2% tinham conteúdo responsivo também disponível em *smartphones*;
- Trocas de e-mails estavam presentes em 43,2%, sendo que 20% incluíam e-mail e telefones, e 6,6% incluíam trocas de mensagens de texto;
- Assistentes virtuais foram observados em 1,9%, realidade virtual em 0,8% e 2,3% estavam conectados a alguma rede social;
- Quase metade (47,5%) era sistema autônomo;
- Profissionais de saúde (psiquiatras e psicólogos) foram responsáveis por orientações e seguimento em 24,3%, sendo que 10% ofereceram associação com atendimento presencial associado;
- Considerando as funções descritas no item Telepsiquiatria, em média os sistemas ofertaram uma mediana de oito funções, divididos em seis módulos com duração de 9 semanas;
- Funções de intervenção foram observadas em 95% e de suporte em 91,5% dos sistemas;
- Mensagens de texto, como suporte executivo, ocorreram em 82,6%;
- 67,6% tiveram funcionalidades de suporte social, com apenas 8,5% ofertando suporte de planejamento;
- Os sistemas, na sua maioria (69,9%), focaram apenas em depressão, sendo que 9,3% focaram em comorbidades, como doenças físicas específicas como câncer e esclerose múltipla, e 16,6% incluíram ansiedade também;
- As técnicas de abordagem cognitivo-comportamental estavam presentes em 84,9% dos sistemas, sendo que 62,6% usaram a abordagem

comportamental, 58,9% a abordagem cognitiva e 50,4% abordagens combinadas;

- A proposta preventiva foi observada em 29,3%, terapêutica em 69,5% e apenas 1,2% foram focados em manutenção de um estado não depressivo;
- Apenas 21,1% dos sistemas eram responsivos às atividades e informações geradas pelos usuários;
- A grande maioria dos sistemas (86,9%) foi avaliada apenas uma vez e de modo comparativo (77,2%). Essa comparação foi mais frequente com um grupo controle em 41,7% das vezes, seguida de perto por comparação com um grupo de lista de espera em 39,4% e 28,6% comparado com o tratamento usual;
- Dentre os instrumentos de pesquisa de sintomas depressivos, o questionário Personal Health Questionnaire (PHQ) foi o mais frequente (34,7%), seguido pelo Beck Depression Inventory (BDI, 28,6%) e o Center of Epidemiological Studies – Depression (CES-D, 22%), sendo que em 12% dos estudos nenhuma medida de sintomas depressivos foi feita.

Burger et al. concluíram que os sistemas focados em depressão apresentaram pouca ou nenhuma evolução, sendo que 2/3 dos sistemas avaliados não foram retestados e sua evolução não acrescentou qualquer grau de sofisticação. A grande maioria (81%) teve natureza informativa e seus ensaios clínicos focaram exatamente na eficácia informativa, sendo que aproximadamente 25% dos sistemas apresentaram alguma atividade responsiva à inclusão de dados do usuário. A adesão aos sistemas pareceu estar associada à presença de orientação humana, independentemente da sofisticação do sistema, quanto a responsividade e conteúdo, e ser maior com sistemas guiados do que nos abertos, sem um protocolo definido.

APLICATIVOS E DEPRESSÃO

A popularização dos aplicativos, também conhecidos como *apps*, está associada ao crescimento do uso dos *smartphones*. Esses aparelhos são dotados de um sistema operacional semelhante aos que existem em computadores pessoais, permitindo ao seu usuário acesso a diversas funcionalidades especializadas.

Na saúde mental, o uso de *apps* e *smartphones* impulsionou a telepsiquiatria e promovem maior interação entre os profissionais de saúde e os pacientes por meio de textos, voz, imagens (incluindo fotos e vídeos) e gráficos. São uma valiosa ferramenta para maior engajamento do paciente nos cuidados de sua saúde, mudanças de comportamento e estilo de vida, de modo mais personalizado.

Segundo a revisão de Torous et al., estima-se que existam aproximadamente 10 mil *apps* focados em saúde mental, com os mais variados focos: autogestão, estímulo cognitivo, treinamento de habilidades, suporte social, rastreamento de sintomas, coleta de dados passiva, auxílio diagnóstico e tratamento.

Os *apps*, por trazerem portabilidade, imediatismo, acessibilidade, conveniência e anonimato, conseguem levar algum tipo de assistência para populações que não têm condições econômicas, que moram em locais com difícil acesso e a pessoas que temem a estigmatização, em diferentes contextos e condições. Além disso, abrem muitas possibilidades dentro do campo da terapia digital (*digital therapeutics*), que estão ainda em desenvolvimento e validação.

Marshal et al., em uma revisão de *apps* para depressão e ansiedade, avaliou 293 *apps* nos principais sistemas operacionais (Android e iOS). Dentre eles, apenas 3,4% tiveram pesquisas para avaliar sua eficácia, que foram realizadas pelos próprios desenvolvedores, e 1% foi validado por não desenvolvedores. Em 30,4%, especialistas em saúde mental acompanharam o desenvolvimento; 20,48% tinham afiliação com órgão governamental, instituição acadêmica ou estabelecimento médico; e 74,06% eram gratuitos.

Cabe ressaltar que além de poucos estudos, existem diferenças entre os *apps* por utilizarem diferentes abordagens e tipo de dados coletados. No momento, os estudos estão focados nas validações das tecnologias, usabilidade e efetividade dos *apps*. Ainda não há estudos comparativos para dizer quais *apps* ou transtornos mentais poderiam ser mais bem acompanhados ou mais eficazes.

A adoção de um estilo de vida saudável tem sido incentivada no tratamento dos transtornos mentais, tanto como estratégia de prevenção como de manutenção. Abordam-se frequentemente questões como sono, manejo de estresse e uso de álcool. Além disso, para intervenções em hábitos e rotinas, a coleta de informações em ambiente e tempo real (*ecolo-*

432 Depressão: guia prático

gical momentary assessmet) é uma das abordagens mais adequadas. A dinâmica deve incluir a coleta de dados periódica (p.ex., refeições, sono), avisos/alarmes e estratégias de jogos (gamificação), que também são motivacionais e aumentam a adesão.

A principal indicação, com base na literatura, está na conscientização e incentivo aos autocuidados. Neste campo, pode-se promover um ajuste de linguagem e estabelecimento de rotinas na base da pirâmide de bem-estar em saúde mental. Entretanto, o uso de *apps* tem sido feito frequentemente por pacientes sem prescrição médica e com uma demanda que muitas vezes não leva em conta a qualidade.

A escolha do *app* é influenciada pela aptidão do uso de ferramentas digitais de um modo geral, tanto por pacientes quanto por médicos. Como os *apps* são mais uma forma de intervenção terapêutica considerada coadjuvante pela falta de maiores evidências, toda a rede de assistência em saúde mental (médicos, psiquiatras, psicólogos, nutricionistas, educadores físicos, etc.) também podem indicar *apps*. Portanto, a consciência do paciente e a atenção do profissional, em conjunto, poderão avaliar e escolher qual o *app* mais adequado para aquele momento.

Por serem específicos, muitos *apps* conseguem oferecer motivação e utilidade de modo limitado, não sendo utilizados por muito tempo. Segundo Chandrashekar, o *app* deve trazer características motivadoras como respostas em tempo real, lembretes e abordagem em forma de jogos para manter a adesão e o engajamento do paciente. Seu desenho e elaboração devem levar em conta o menor esforço cognitivo, a fim de facilitar o seu uso, deixando-o mais intuitivo possível.

O uso de figuras em vez de textos, sentenças curtas e linguagem coloquial são exemplos de características que melhoram a experiência do paciente. Como observados nos sistemas, *apps* com modelos de intervenção, especialmente com abordagem da terapia cognitivo-comportamental, são possibilidades com alguma evidência.

Os *apps* deveriam também abordar a possibilidade de focar em mais de um transtorno mental ou condição clínica associada devido à frequente presença de comorbidades. Por fim, o uso de vários *apps* ao mesmo tempo, dentro de uma plataforma única, que aborde a sintomatologia inicial e preferências pessoais, parece ser um dos caminhos promissores, mesmo que se utilize um *app* de cada vez.

BIBLIOGRAFIA CONSULTADA

1. American Psychiatric Association, 2018. Disponível em: https://www.psychiatry.org/patients-families/what-is-telepsychiatry. Acesso 04/10/2018.
2. Bhugra et al. The WPA-Lancet Psychiatry Commission on the Future of Psychiatry. The Lancet Psychiatry. 2017;4(10):775-818.
3. Burger F, Neerincx MA, Brinkman WP. Technological state of the art of electronic mental health interventions for major depressive disorder: systematic literature review. J Med Internet Res. 2020;22(1):e12599.
4. Chandrashekar P. Do mental health mobile apps work: evidence and recommendations for designing high efficacy mental health mobile apps. mHealth. 2018;4:6.
5. Collins PY, Patel V, Joestl SS, March D, Insel TR. Grand challenges in global mental health. Nature. 2011;475:27-30.
6. Dias RS, Novaes M. Fundamental of telemedicine and telehealth. Shashi Gogia, IMIA Working Group of Telehealth; 2019.
7. Kwasny MJ, Schueller SM, Lattie E, Gray EL, Mohr DC. Exploring the use of multiple mental health apps within a platform: secondary analysis of the intellicare field trial. JMIR Mental Health. 2019;6(3):e11572.
8. Marshall et al. The digital psychiatrist: in search of evidence-based apps for anxiety and depression. Front Psychiatry. 2019;10:831.
9. McKay FH, Wright A, Shill J, Stephens H, Uccellini M. Using health and well-being apps for behavior change: a systematic search and rating of apps. JMIR Mhealth Uhealth. 2019;7(7):e11926.
10. Rocha TAH, Fachini LA, Thumé E, Silva NC, Barbosa ACQ, Carmo M, et al. Saúde móvel: novas perspectivas para a oferta de serviços em saúde. Epidemiologia e Serviços de Saúde, 2016;25:159-70.
11. Schröder J, Berger T, Westermann S, Klein JP, Moritz S. Internet interventions for depression: new developments. Dialogues Clin Neurosci. 2016;18(2):203-12.
12. Torous J, Nicholas J, Larsen ME, Firth J, Christensen H. Clinical review of user engagement with mental health smartphone apps: evidence, theory and improvements. Evid Based Ment Health. 2018;21(3):116-9.
13. Yu JS, Khun E, Miller KE, Taylor K. Smartphone apps for insomnia: examining existing apps usability and adherence to evidence-based principles for insomnia management. Transl Behav Med. 2019;9(1):110-9.
14. Weisel et al. Standalone smartphone apps for mental health – a systematic review and meta-analysis. Nature Digital Medicine. 2019;2:118.

CAPÍTULO 43

Internação psiquiátrica

Débora Pastore Bassitt

● INTRODUÇÃO

A prevalência de depressão durante a vida é de 16,9% no Brasil, sendo que os casos graves correspondem a 30% do total. O tratamento pode ser feito em regime ambulatorial, mas uma parcela precisa de internação: sintomas graves e que não podem ser controlados ambulatorialmente, risco de suicídio, autoagressão ou recusa alimentar. Segundo a lei da reforma da atenção psiquiátrica (Lei n.10.261, de 6 de abril de 2001), nessas circunstâncias, a internação é um recurso que pode ser usado mesmo quando o paciente não concorda em razão do comprometimento do discernimento. A internação então é dita involuntária, deve ser ratificada por mais de um médico e uma notificação deve ser enviada ao Ministério Público.

● CRITÉRIOS DE INTERNAÇÃO

Os pacientes com depressão recorrente ou em fase depressiva de transtorno bipolar constituem grande parte dos pacientes internados em enfermarias psiquiátricas. São pacientes com quadro depressivo grave e que, com frequência, apresentam sintomas psicóticos. Boa parte deles já estava em tratamento em regime ambulatorial, onde o tratamento não foi efetivo.

Como já dito, há indicação de internação quando os pacientes apresentam: alterações comportamentais que levam a risco de morte, como tentativa de suicídio, ideação suicida, negativismo com recusa alimentar, levando a desnutrição e desidratação, e quando há retardo ou agitação psicomotora importantes.

A internação também pode ser indicada quando sintomas da doença, mesmo que moderados, não são satisfatoriamente controlados ambulatorialmente, seja por falha na adesão ao tratamento ou por refratariedade.

● PROCEDIMENTOS

Na admissão deve ser feita anamnese psiquiátrica completa, com caracterização do quadro atual e pregresso e levantamento cuidadoso dos tratamentos anteriores. Deve ser checado se houve manejo inadequado (quando as medicações não são administradas por tempo suficiente e com dose suficiente); má adesão ao tratamento (seja por problemas familiares ou por recusa do paciente); de fato, refratariedade (falta de resposta ao tratamento).

A partir daí deve ser feito o planejamento do tratamento psiquiátrico. Além disso, é fundamental uma avaliação clínica sumária para verificar se há doenças clínicas descompensadas e condições que possam estar contribuindo para o quadro depressivo.

Quando o início do quadro psiquiátrico é tardio ou atípico e há sinais ou sintomas que sugerem doenças clínicas, uma investigação mais ampla é necessária, com a realização de:

- Exames laboratoriais (hemograma, bioquímica, dosagem de ácido fólico, vitamina B12, T4 livre, TSH e sorologias);
- Exames de imagem (tomografia computadorizada ou ressonância magnética de crânio, SPECT) e eletroencefalograma.

Na admissão, também é importante a avaliação da equipe multiprofissional, que inclui enfermagem, assistência social, nutrição, terapia ocupacional e psicologia.

TRATAMENTO

A internação propicia o controle de causas de falha de tratamento:

A. Manejo da não adesão à medicação com administração supervisionada;

B. Ajuste de dose mais rápido e testes de associações de medicações com possíveis efeitos colaterais; assim pacientes não refratários respondem ao tratamento.

Para implementação de tratamento, devem ser seguidos os passos de protocolos baseados em evidências, como o CANMAT, no qual se inicia monoterapia com um antidepressivo de primeira linha por 4 semanas; posteriormente é feita troca por antidepressivo de segunda ou terceira linha ou de eficácia superior, ou é feita associação com antipsicóticos, estabilizadores de humor ou outros antidepressivos. Se não houver resposta ao tratamento medicamentoso implementado (depressão refratária), pode ser realizada eletroconvulsoterapia (ECT). Este tratamento também é indicado como primeira escolha quando o quadro depressivo é grave, com sintomas psicóticos, negativismo e ideação suicida.

Além disso, de acordo com o artigo 2º da Lei n.3.088, de 23 de dezembro de 2011, item 3.3 – atenção hospitalar: "*o cuidado ofertado deve estar articulado com o projeto terapêutico individual desenvolvido pelo serviço de referência do usuário e a internação deve ser de curta duração até a estabilidade clínica*".

Esse projeto inclui, além do tratamento psiquiátrico, atendimento de toda a equipe de saúde mental. Cabe a cada membro da equipe avaliação e atendimento das várias necessidades dos pacientes, que são discutidas para a elaboração do plano terapêutico individual. O funcionamento de todos os profissionais em equipe permite que o diagnóstico seja feito de maneira abrangente e precisa, a partir do qual é feito o planejamento terapêutico multiprofissional, com direcionamento para atividades e solicitação de avaliações específicas (Tabela 1).

TABELA 1 Procedimentos e objetivos da equipe multiprofissional

Profissional	Procedimentos	Objetivos
Enfermagem	Assistência integral ao paciente Preparação para consultas e exames Controle ambiental	Prevenir quedas e infecções Reconhecer sinais de alerta de piora clínica e psiquiátrica Manejo comportamental por meio de contingenciamento do ambiente
Equipe multidisciplinar	Orientação familiar	Suporte e acolhimento aos familiares Psicoeducação e esclarecimento de dúvidas gerais sobre o diagnóstico e a doença Levantamento de necessidades de atenção específica Preparação para a alta
Nutrição	Elaboração dos cardápios individualizados	Identificar clientes/pacientes portadores de patologias e deficiências associadas à nutrição, para o atendimento nutricional adequado
Psicologia	Avaliações neuropsicológicas	Diagnosticar déficits cognitivos ou transtornos de personalidade
Psicologia	Grupos: • Leitura de revistas • Pintura de mandalas • Interação com *clown* • Grupo de música	Observação e estimulação de: • Capacidade cognitiva • Capacidade de interação social Identificação de demanda para atendimento psicoterapêutico individual Estimulação de autoconhecimento e expressão e modulação afetiva e emocional
Serviço social	Atendimento individual e grupal das famílias	Orientação quanto às questões pertinentes a saúde, previdência social e outros direitos sociais Articulação e discussão do caso com os serviços da rede de apoio Mapeamento dos equipamentos sociais e de saúde Encaminhamento aos recursos sociais, conforme demanda
Terapia ocupacional	Grupos de estimulação cognitivo-funcional: • Material lúdico • Vida prática (culinária)	Estimulação cognitivo – funcional: • Funções executivas • Habilidades de comunicação • Desempenho para papéis ocupacionais • Sensibilizar para ampliação/realização de atividades de vida diária • Organização do cotidiano
Terapia ocupacional	Avaliação funcional	Diagnosticar déficits da capacidade para realizar atividades de vida diária

CONSIDERAÇÕES FINAIS

A internação psiquiátrica é indicada na vigência de episódios depressivos graves, quando há risco à vida ou alteração comportamental importante. Na internação é importante avaliação psiquiátrica e clínica para implementação de plano de tratamento adequado. A atuação da equipe multiprofissional é fundamental para que haja sucesso do tratamento, com remissão dos sintomas, recuperação da funcionalidade e reinserção biopsicossocial efetiva dos pacientes.

BIBLIOGRAFIA CONSULTADA

1. Barros DM, Serafim AP. Parâmetros legais para a internação involuntária no Brasil. Rev Psiq Clín. 2009;36(4):175-7.
2. Bottino CMC, Barcelos-Ferreira R, Ribeiz SRI. Treatment of depression in older adults. Curr Psychiatry Rep. 2012;14(4):289-9.
3. Foster R. Clinical laboratory investigation and psychiatry: a practical handbook. Nova York: Informa Healthcare; 2008.
4. Hirata ES, Cordas TA, Salzano F, Ferreira WC. Atendimento de alta complexidade em psiquiatria. In: Miguel EC, Gentil V, Gattaz WF (eds.). Clínica psiquiátrica. Barueri: Manole; 2011. p.1882-903.
5. Kennedy SH, Lam RW, McIntyre RS, Tourjman SV, Bhat V, Blier P, et al. Canadian Network for Mood and Anxiety Treatments (CANMAT) 2016 Clinical Guidelines for the Management of Adults with Major Depressive Disorder: Section 3. Pharmacological Treatments. Can J Psychiatry. 2016;61(9):540-60.
6. Kirchberger I, Maleckar B, Meisinger C, Linseisen J, Schmauss M, Baumgärtner J. Long-term outcomes in patients with severe depression after in-hospital treatment – study protocol of the depression long-term Augsburg (DELTA) study. BMJ Open. 2019;9(12):e032507.
7. Milev RV, Giacobbe P, Kennedy SH, Blumberger DM, Daskalakis ZJ, Downar J, et al. CANMAT Depression Work Group. Canadian Network for Mood and Anxiety Treatments (CANMAT) 2016 Clinical Guidelines for the Management of Adults with Major Depressive Disorder: Section 4. Neurostimulation Treatments. Can J Psychiatry. 2016;61(9):561-75.
8. Viana MC, Andrade LH. Lifetime prevalence, age and gender distribution and age-of onset of psychiatric disorders in the São Paulo metropolitan area, Brazil: results from the São Paulo megacity mental health survey. Rev Bras Psiquiatr. 2012;34:249-60.

ÍNDICE REMISSIVO

A

abordagem
  holística 422
  psicossocial 419
aborto 218
abuso sexual 218
acidente vascular encefálico 55
adaptação social 258
agorafobia 180
alterações psicóticas 24
alucinações 125
anamnese clínica 23
anatomia cerebral 55
anedonia 154
ansiedade 179, 351
ansiolíticos 351
antidepressivos 303
  inibidores da
    monoaminoxidase 303
  tricíclicos 131, 302
antipsicóticos 333
apatia 163
apoio social 255
artrite 142
asma 142
atividade física 411
autoagressão 434
autocompreensão 268
autocuidado 411
avaliação cardiológica 43

C

câncer 142
capacidade
  civil 256
  de decisão 201
  laboral 256
cetamina 320
comportamento suicida 264
controle de peso 411
Covid-19 294
crises psicóticas 32

D

dano cerebral 32
delírios 125
delirium 282
demência 56, 282
  por corpos de Lewy 187
  vascular 187
depressão 12
  atípica 131
  geriátrica 116, 243
  na perimenopausa 220
  perinatal 219
  pós-natal 220
  psicótica 125
  subsindrômica 97
  vascular 116
desejo sexual hipoativo 227
desemprego 126
desesperança 268
desorganização do
  pensamento 287
diabetes 3
dieta saudável 301
diminuição da libido 227
disforia 154
disfunção
  erétil 227
  sexual 227
dispareunia 227
distimia 14, 89
distúrbios
  de humor 209
  do sono 157, 208
  ejaculatórios 227
doença(s)
  cardiovascular 3, 114
  cerebrovascular 55, 158
  de Alzheimer 3, 56
  de Huntington 143, 187
  de Parkinson 143, 187
  do sistema nervoso 153
  endocrinológicas 144
  gastrointestinais 143
  neurológicas 143
  psiquiátricas 202

pulmonares 143
reumatológicas 143
dor
  aguda 198
  crônica 142, 199

E

eletrocardiograma 43
eletroconvulsoterapia 129, 375
eletroencefalograma 42
eletroterapia 386
entrevista psiquiátrica 21
envelhecimento 245, 276
enxaqueca 155
epilepsia 143, 156, 352
episódio(s)
  depressivo 14
  maníacos 169
escala
  Cornell de depressão em demência 37
  de depressão de Hamilton 33
  de depressão de Montgomery-Asberg 34
  de depressão do Centro de Estudos Epidemiológicos 37
  de depressão geriátrica 36
esclerose lateral amiotrófica 164
esclerose múltipla 143
esquizofrenia 125
estabilizador do humor 339
estado de humor depressivo 13
estilo de vida 411
estimulação elétrica transcraniana 386
estressores psicossociais 108
exame(s)
  do estado mental 24
  laboratoriais 40

440 Índice remissivo

F

fadiga 32
fibromialgia 203
flexibilidade mental 258
fobia específica 180

H

hábitos saudáveis 411
higiene do sono 212
hipertensão 3
hipomania 169
hipotireoidismo 136
hospitalização 271

I

ideação suicida 16, 99, 209
ideias suicidas 265
impulsividade 266
impulso suicida 266
inflexibilidade 268
inibidores
 da recaptação
 de serotonina e
 noradrenalina 307
 seletivos da recaptação de
 serotonina 305
insônia 154, 208
internação 434
introversão 219
inventário de depressão de
 Beck 34
irritabilidade 67
isolamento social 190

L

liberdades individuais 22
luto 277
 patológico 279

M

mania 169
maturidade emocional 255
memória 25
mindfulness 423

N

negativismo 436
neuroimagem 41

neuromodulação 375
neuroticismo 219
normalidade afetiva 169
nutrição 411

O

obesidade 3

P

pandemia 294
patologia
 neurodegenerativa 163
pensamentos suicidas 154
perfeccionismo 268
períodos depressivos 169
pessimismo 268
plano suicida 265
polifarmácia 108
polissonografia 210
população idosa 114
processo de luto 277
psicanálise 394
psicoestimulantes 369
psicofarmacologia 419
psicoterapia 94, 392, 419

Q

qualidade do sono 208
Questionário sobre a saúde
 do paciente 35

R

racionalidade 260
recusa alimentar 434
referências obsessivo-
 -compulsivas 24
regulação emocional 256
relações familiares 276
responsabilidade penal 256
risco de suicídio 23

S

sedentarismo 411
segurança ambiental 22
síndrome(s)
 depressiva 13, 153
 demenciais 32, 286
sintomas
 afetivos 99

cognitivos 99
 neuropsicológicos 114
 neuropsiquiátricos 187
 psicóticos 99
 somáticos 99
suicídio 32, 259, 264
suporte social 271

T

tabagismo 218, 411
telepsiquiatria 426
tentativa de suicídio 91,
 99, 265
terapia(s)
 cognitivo-
 comportamental 422
 de orientação junguiana
 394
 familiar 401
 Gestalt 394
 integrativas 420
 ocupacionais 163
transtorno(s)
 bipolar 67, 169
 de ansiedade
 generalizada 180
 de ansiedade social 180
 de déficit de atenção/
 hiperatividade 67
 de humor 67
 de oposição e desafio 67
 de pânico 180
 de personalidade 91
 depressivo maior 14, 76
 disfórico pré-menstrual
 14, 220
 disruptivo da
 desregulação do humor
 14
 mental depressivo 13
 obsessivo-compulsivo
 188
 por uso de álcool 109
 por uso de substâncias
 91
trauma 8

V

violência doméstica 259
vivências traumáticas 24